# Natural Orifice Specimen Extraction Surgery
# (NOSES)
## Colorectal Cancer

# Chirurgie d'Extraction des Pièces Opératoires par les Orifices Naturels
## (Cancers Colorectaux)

**Éditeur**

**Xishan Wang & Joël Leroy**

# 经自然腔道取标本手术学
## 结直肠肿瘤

主编　王锡山　若埃尔·勒鲁瓦

人民卫生出版社
·北京·

**图书在版编目（CIP）数据**

经自然腔道取标本手术学.结直肠肿瘤:法文 / 王锡山,（法）若埃尔·勒鲁瓦主编.—北京:人民卫生出版社,2020.10

ISBN 978-7-117-30478-8

I.①经⋯ Ⅱ.①王⋯ ②若⋯ Ⅲ.①结肠-肿瘤-外科手术-法文②直肠肿瘤-外科手术-法文 Ⅳ.①R730.56

中国版本图书馆 CIP 数据核字（2020）第 180054 号

| | | |
|---|---|---|
| **人卫智网** | www.ipmph.com | 医学教育、学术、考试、健康，购书智慧智能综合服务平台 |
| **人卫官网** | www.pmph.com | 人卫官方资讯发布平台 |

经自然腔道取标本手术学
结直肠肿瘤（法文版）
Jing Ziran Qiangdao Qu Biaoben Shoushuxue
Jiezhichang Zhongliu（Fawen Ban）

主　　编：王锡山　若埃尔·勒鲁瓦
出版发行：人民卫生出版社（中继线 010-59780011）
地　　址：北京市朝阳区潘家园南里 19 号
邮　　编：100021
E - mail：pmph @ pmph.com
购书热线：010-59787592　010-59787584　010-65264830
印　　刷：北京盛通印刷股份有限公司
经　　销：新华书店
开　　本：889×1194　1/16　印张：18
字　　数：532 千字
版　　次：2020 年 10 月第 1 版
印　　次：2020 年 12 月第 1 次印刷
标准书号：ISBN 978-7-117-30478-8
定　　价：498.00 元

打击盗版举报电话：010-59787491　E-mail：WQ @ pmph.com
质量问题联系电话：010-59787234　E-mail：zhiliang @ pmph.com

## Sentences from Professor Wang: traduction française du chinois

1    Se reposer sur les connaissances, sur l'expérience et sur les habitudes de pensée courantes, voilà parfois le plus grand obstacle à l'innovation. C'est aussi une excuse pour refuser de reconnaître les arguments des autres.

我们现有的知识和经验以及惯性思维，往往是我们创新的最大敌人，也是我们否认别人的理由。

The knowledge, experience and inertial thinking we currently possess are at times the greatest enemy of innovation, and a justification for the denial of others.

2    Allez à la conquête du monde avec votre savoir-faire, allez à la conquête de l'avenir avec vertu.

用技术赢得天下，靠德行赢得未来。

Lead the way with skill, win the future with virtue.

3    Reconnaissez à leur valeur les réussites de vos pairs, posez un regard critique sur vos propres insuffisances.

用欣赏的眼光看待别人的成绩，用挑剔的目光看待自己的不足。

Be appreciative of others' achievements; be critical with one's own deficiencies.

4    C'est le courage de vous remettre en question qui fait de vous un vrai chirurgien.

一个外科医生敢于否定自己的那一天才是真正成长起来。

The courage to question oneself makes one a real surgeon.

5    La perfection du corps humain compense les insuffisances de la médecine et notre trop grande confiance en nous-mêmes.

人类机体的完美弥补了医学的不足和我们的自以为是。

The perfection of the human body makes up for the shortage of medicine and our self–righteousness.

**Xishan Wang**

3

# Résumé du contenu

Ce livre combine la riche expérience clinique et un grand nombre d'images chirurgicales, démontrant la théorie des techniques chirurgicales dites « NOSES » et en particulier plus de 10 techniques différentes pour les cancers colorectaux.

Ce livre comprend deux parties: la première partie décrit principalement le mode de développement des techniques « NOSES » et leurs pratiques actuelles, afin que le lecteur puisse avoir une meilleure compréhension du concept de « NOSES ». La seconde partie décrit plus de 10 procédures chirurgicales différentes de « NOSES » de manière détaillée, y compris tous les points techniques clés et les compétences chirurgicales nécessaires pour pratiquer les techniques « NOSES ». Les indications et contre-indications sont également présentées. Enfin, chaque chapitre contient également une analyse détaillée et complète des difficultés techniques et des questions clés concernant la chirurgie laparoscopique pour la prise en charge du cancer colorectal.

Ce livre a également inséré un grand nombre de vidéos opératoires en HD. Le lecteur peut simplement scanner le code bidimensionnel à l'aide de téléphones mobiles, de tablettes PC et d'autres terminaux mobiles, pour regarder les vidéos de « NOSES » incluses. Ces vidéos présentent les procédures chirurgicales clés et les points techniques de « NOSES », pour une meilleure compréhension des interventions réalisés.

Ce livre est destiné non seulement aux chirurgiens colorectaux, mais aussi aux chirurgiens digestifs expérimentés et en formation.

Nous espérons sincèrement que ce livre facilitera l'échange des connaissances et suscitera l'intérêt pour l'adoption de ces nouvelles techniques.

# Avant-propos 1

L'amélioration du niveau de vie et les changements de régime alimentaire ont augmenté la fréquence, la morbidité et la mortalité du cancer colorectal, ce qui en fait l'une des tumeurs malignes les plus courantes. Actuellement, la prise en charge du cancer colorectal en Chine s'améliore, en particulier avec la voie mini-invasive laparoscopique.

Au cours des deux dernières décennies, le professeur Wang s'est engagé dans la recherche fondamentale, le diagnostic clinique et le traitement du cancer colorectal. Grâce à son travail, il a acquis une expérience clinique significative ainsi qu'un grand nombre de résultats de recherche associés au cancer colorectal. En tant que chercheur clinicien innovant, il possède des connaissances académiques uniques, en particulier dans le domaine de la chirurgie mini-invasive, de la chirurgie de préservation du sphincter anal, de la résection multiple d'organes pour les cancers localement avancés et de la chirurgie de préservation des fonctions organiques.

En 2013, le professeur Wang a commencé à mettre en œuvre la technologie « NOSES », qu'il a actuellement standardisé en plus de 10 approches chirurgicales différentes pour le traitement du cancer colorectal. La procédure, qui consiste à retirer les pièces opératoires via un orifice naturel, permet d'éviter une incision abdominale et de permettre un meilleur résultat minimal invasif. De plus, les « NOSES » peuvent être réalisées en utilisant des outils laparoscopiques conventionnels plutôt que des équipements avancés. Personnellement, j'ai appris cette technique à travers plusieursmeetings et ai publié mon expérience car je crois que cette technologie a un grand potentiel et une grande valeur pour la Chine.

Aujourd'hui, je suis très heureux d'apprendre que le professeur Wang a écrit un livre pour présenter la technique « NOSES ». Ce travail chirurgical spécialisé est disponible pour les chirurgiens colorectaux ayant une expérience chirurgicale laparoscopique. Le livre permet une explication complète et détaillée de chaque procédure de « NOSES » et peut être considéré comme une aide technique pour les chirurgiens.

Je crois fermement que l'avènement de ce livre améliorera efficacement le niveau global de la chirurgie mini-invasive pour le traitement du cancer colorectal.

**Jie He**
**Académicien de l'Académie des Sciences Chinoise Directeur du Centre National du Cancer**
**Doyen de l'Hôpital du Cancer, Académie Chinoise des Sciences Médicales Pékin, Chine**

# Avant-propos 2

J'ai eu la chance de recevoir le livre intitulé « NOSES » Colorectal Cancer édité par le professeur Wang Xishan. Ce livre a démontré pleinement toutes les technologies innovantes liées aux « NOSES ». Après l'avoir lu, je pense que ce livre mérite d'être recommandé à tous, et « NOSES » est également une merveilleuse technologie mini-invasive à apprendre. Le livre a développé le concept complet et les procédures chirurgicales détaillées de « NOSES », technique chirurgicale qui est également connu comme « la chirurgie mini-invasive des chirurgies mini-invasives ». En outre, le livre montre également le nouveau concept du traitement du cancer colorectal et des techniques en chirurgie laparoscopique, ce qui en fait une forte valeur pratique.

Le professeur Wang Xishan est un universitaire innovant, engagé dans la recherche clinique et fondamentale sur le cancer colorectal. Au cours des dernières années, son équipe a proposé de nombreuses idées nouvelles et de nouvelles technologies dans le domaine de la chirurgie mini-invasive. « NOSES » est l'un des chefs-d'œuvre, qui combine parfaitement la plate-forme d'équipement laparoscopique conventionnelle et le concept de « NOTES ». Par conséquent, cette technique est non seulement propice à l'apprentissage et à la compréhension pour les chirurgiens, mais améliore également considérablement la sécurité de la chirurgie colorectale. Avec l'aide du professeur Wang Xishan, de nombreux chirurgiens dans toute la Chine ont commencé à effectuer des « NOSES » et à obtenir des résultats excellents à court terme.

« Tant que la direction est bonne, nous n'avons pas peur de la route qui va au loin » La médecine a besoin d'innovation; les chirurgiens doivent également continuer à apprendre et à mettre à jour leurs idées. Je suis tellement heureux de voir que le professeur Wang Xishan montre non seulement beaucoup de détails techniques liés aux « NOSES », mais propose également des indications et contre-indications strictes des « NOSES » pour le traitement du cancer colorectal. Par conséquent, je recommande vivement aux jeunes médecins de lire ce livre pour apprendre les techniques « NOSES ».

Je crois que le livre pourra fournir à un grand nombre de chirurgiens colorectaux une référence de base efficace et importante, pour que davantage de patients puissent bénéficier de ces techniques. Compte tenu de cela, je recommande fortement ce livre à tout le monde.

**Shu Zheng**
**Ancien Président de l'Université Médicale du Zhejiang**
**Consultant du Comité Spécial sur le Cancer Colorectal de l'Association Chinoise contre le Cancer**
**Ancien Vice-Président de la Société Internationale du Cancer Colorectal**
**Hangzhou, Chine**

# Avant-propos 3

Ces dernières années, la chirurgie mini-invasive, comme la chirurgie laparoscopique et robotique, se sont rapidement développées en chirurgie générale, provoquant une révolution des techniques chirurgicales. De même, la chirurgie colorectale en Chine a également fait des progrès et des percées sans précédent alors que le traitement mini-invasif gagne en popularité. En conséquence, la chirurgie laparoscopique est devenue la principale forme de traitement des maladies colorectales.

Actuellement, les chirurgiens ont accordé plus d'attention aux « NOTES », une technologie considérée comme le plus haut niveau de traitement chirurgical mini-invasif pour de nombreuses pathologies chirurgicales. En 2010, le professeur Wang a terminé pour la première fois une intervention « NOTES » dans le traitement du cancer du rectum, ce qui lui a valu de nombreux éloges dans le domaine. Son accomplissement a grandement encouragé les chirurgiens à poursuivre une chirurgie mini-invasive. Cependant, « NOTES » fait toujours face à de nombreux défis, car il est cliniquement difficile à réaliser. Pour résoudre ce problème, le professeur Wang a effectué une technique alternative mini-invasive appelée « NOSES » et a montré des effets mini-invasifs comparables de cette méthode à « NOTES ». L'émergence de la technologie « NOSES » révolutionne le concept actuel de la technique laparoscopique, entrainant éventuellement une nouvelle réflexion dans le traitement du cancer colorectal.

D'une simple technique chirurgicale, « NOSES » a progressivement évolué vers un concept théorique complet. Il est louable que le professeur Wang ait compilé un aperçu complet des techniques « NOSES » dans un livre de techniques chirurgicales. Je suis ravi que le professeur Wang partage le manuscrit de ce livre, dont j'ai bénéficié en le lisant. Le livre présente plus de 10 approches chirurgicales « NOSES » différentes pour le traitement du cancer colorectal. La portée de cette technique couvre tous les sites du cancer colorectal, ce qui en fait non seulement un concept théorique complet, mais aussi une grande innovation technologique. Contrairement à d'autres techniques de chirurgie mini-invasive, « NOSES » a un grand potentiel de développement. Premièrement, « NOSES » possède un large éventail d'indications pour le cancer colorectal, permettant à de nombreux patients en phase précoce de bénéficier cette approche chirurgicale. Deuxièmement, en raison du développement étendu et de la vulgarisation de la technologie laparoscopique, la plupart des chirurgiens ont une expérience en chirurgie laparoscopique, fournissant un préalable favorable et une base solide pour la mise en œuvre de « NOSES ». Enfin, « NOSES » possède d'excellents effets mini-invasifs et peut également être appliqué aux maladies colorectales bénignes, permettant à plus de patients de bénéficier de ces procédures.

« Un feu débutant peut provoquer un feu de prairie », je crois que l'avènement de ce livre va provoquer une révolution, propulsant le traitement mini-invasif des maladies colorectales vers de nouveaux sommets.

**Minhua Zheng**

**Chef du groupe de chirurgie laparoscopique et endoscopique**

**Branche chirurgicale de l'Association médicale chinoise**

**Chef du groupe de chirurgie laparoscopique**

**Comité spécial sur le Cancer Colorectal de l'Association contre le Cancer de Chine**

**Directeur de la Chirurgie Gastro-intestinale, Hôpital Ruijin**

**Shanghai Jiao Tong University School of Medicine**

**Shanghai, Chine**

# Avant-propos 4

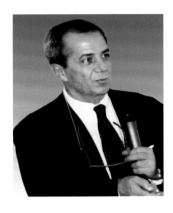

**Antonio Longo**

chirurgien général, directeur du Centre Européen de Colo-Proctologie et des Maladies Pelviennes, Italie

Avec le développement rapide de la chirurgie mini-invasive dans le traitement des maladies gastro-intestinales, de nouvelles techniques et méthodes chirurgicales pour réduire les traumatismes chirurgicaux ont été introduites et sont devenues des problèmes très préoccupants dans la pratique clinique actuelle. La chirurgie d'extraction d'échantillon d'orifice naturel (« NOSES »), en évitant l'incision abdominale, a été considérée comme une approche chirurgicale bien établie. Actuellement, « NOSES » représente l'option la moins invasive dans le traitement chirurgical des maladies gastro-intestinales. De plus, de plus en plus de résultats de recherche sont publiés à l'appui de l'application de « NOSES » avec des résultats acceptables à court et à long terme.

En 2018, une organisation universitaire internationale, l'Alliance internationale de « NOSES », a été créée dans le but d'améliorer la pratique clinique de « NOSES » dans le monde. Je suis honoré d'être membre de cette organisation internationale. Après cela, nous avons publié un consensus de « NOSES » pour le cancer colorectal ensemble, qui a systématiquement intégré les variations techniques de « NOSES » pour le cancer colorectal. En 2019, sous la direction du professeur Wang, un nouveau consensus de « NOSES » pour le cancer gastrique a été publié par des dizaines d'experts internationaux en chirurgie, fournissant une base théorique pour une croissance saine des « NOSES » impliquées dans le domaine de la chirurgie gastro-intestinale.

Pour autant que je sache, de nombreux chirurgiens en Europe ont effectué des « NOSES » dans le traitement des maladies colorectales. Cependant, le chirurgien général n'a pas l'habitude de travailler de manière transanale, ce qui peut décourager la population de « NOSES ». De plus, les pièges potentiels des « NOSES » soulevés avec cette nouvelle technique suscitent toujours des préoccupations de longue date, notamment en termes de résultats bactériologiques et de résultats oncologiques. À mon avis, le développement de dispositifs chirurgicaux plus spécialisés sera une bonne direction pour « NOSES ». Les dispositifs chirurgicaux spécialisés pour « NOSES » pourraient être utilisés pour réduire la difficulté de la chirurgie et le risque de complications.

Afin de mieux standardiser le développement de la technologie « NOSES », le professeur Wang et de nombreux experts ont publié plusieurs monographies NOSES, afin d'élaborer des techniques chirurgicales standard de « NOSES ». Il y a deux ans, j'ai lu le livre « NOSES Colorectal Cancer » écrit par le professeur Wang, ce livre a présenté en détail toutes sortes de techniques « NOSES » dans le traitement du CRC, ce qui m'a beaucoup profité.

Comparé à la chirurgie ouverte et à la chirurgie laparoscopique conventionnelle pour tumeur gastro-intestinale, « NOSES » existait à propos de nombreuses variations techniques concernant l'extraction des échantillons et la reconstruction intestinale intrapéritonéale. Aujourd'hui, je suis très surpris et excité d'entendre que le professeur Wang s'apprête à publier le deuxième livre de « NOSES-Tumeur gastro-intestinale ». Ce nouveau livre résume une grande variété de nouvelles techniques et expériences concernant les « NOSES » dans le traitement des tumeurs gastro-intestinales. Je crois fermement qu'ils pourraient être disponibles pour être recommandés à une communauté chirurgicale plus large et permettre à plus de patients d'en bénéficier dans le monde.

# Avant-propos 5

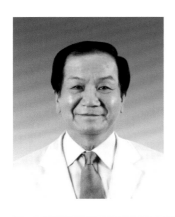

**Prof. HoKyung CHUN**

Président, International Society of University Colon & Rectal Surgeons (ISUCRS). Président, Asia Pacific Federation of Coloproctology (APFCP). Président Eurasian Colorectal Technologies Association (ECTA)

Les cliniciens de l'Université Johns Hopkins furent les premiers à parler de l'utilisation de la chirurgie endoscopique transluminale à travers un orifice naturel (« NOTES ») en 2004. Développée à partir d'expérimentations animales, elle est devenue une chirurgie mini-invasive plus avancée que la chirurgie laparoscopique et robotique, et c'est une procédure idéalement minimale invasive.

Au cours de l'été 2007, le groupe d'étude coréen « NOTES » a été créé et une conférence académique a lieu deux fois par an pour discuter du développement et de l'application des techniques laparoscopiques et endoscopiques dans « NOTES ». Ces activités ont joué un rôle important dans la promotion de la technique « NOTES » en Corée. Cependant, la technique « NOTES » présente encore de nombreux problèmes, notamment des difficultés techniques élevées, une forte dépendance aux plateformes technologiques et à la sélection des patients dont le nombre est limité, etc. Par conséquent, il faudra beaucoup de temps pour que cette technique soit largement diffusée dans la pratique clinique.

Sur la base des techniques chirurgicales laparoscopiques conventionnelles, « NOSES » combine le concept « sans incision » des « NOTES » et la technique d'extraction des échantillons par orifice naturel. « NOSES » présente à la fois la faisabilité élevée de la chirurgie laparoscopique et l'aspect mini-invasif des « NOTES ». En évitant l'incision de la paroi abdominale, cette technique a réduit l'effet douleur, permet une récupération rapide, a un bon résultat cosmétique au niveau de la paroi abdominale, entraine moins de troubles psychologiques et de bien d'autres avantages. Ces avantages sont essentiels à la santé physique et psychologique des patients, en particulier ceux atteints de cancer.

Au cours de l'été 2012, j'ai rendu visite au professeur Wang Xishan pour la première fois et j'ai appris qu'il avait effectué le premier cas de « NOTES » laparoscopiques pour le cancer du rectum dans le monde en 2010. J'ai été étonné de la mise en œuvre de cette technique mini-invasive très difficile avec le niveau limité de l'équipement technique à cette époque, ce qui a provoqué ma grande admiration pour l'esprit d'innovation du professeur Wang Xishan. Lorsque j'ai rencontré à nouveau le professeur Wang Xishan à Pékin en 2016, il a mentionné qu'il avait commencé à réaliser des procédures « NOSES colorectales » en 2013. En seulement trois ans, le professeur Wang a réussi plus de 300 procédures « NOSES colorectales ». Il les a également classés et intégrés pour former un système technique et théorique complet. J'ai été très agréablement surpris par sa réussite, ce qui m'a aidé à acquérir une meilleure compréhension des techniques « NOSES ».

À l'heure actuelle, le professeur Wang Xishan a publié de nombreuses monographies sur « NOSES », qui jouent un rôle important dans la promotion et le développement de « NOSES ». Pour faciliter le développement de « NOSES » en Corée, j'ai eu l'honneur de traduire en coréen la monographie du professeur Wang Xishan sur "NOSES pour le cancer colorectal". Depuis sa publication, ce livre a été hautement apprécié dans le milieu chirurgical en Corée. Il a également joué un rôle important dans la standardisation de la technique colorectale « NOSES » en Corée.

Maintenant, je suis heureux d'apprendre que le professeur Wang Xishan et des dizaines d'experts internationaux ont collaboré à la rédaction de la deuxième édition de la monographie anglaise de "NOSES for Gastrointestinal Cancer", qui couvre toutes les techniques « NOSES pour le cancer gastro-intestinal ». De nombreuses techniques innovantes ont été ajoutées, et les techniques précédentes ont été améliorées et précisées, ce qui donne une nouvelle vitalité dans « NOSES ». Je crois que la publication et la distribution de cette édition joueront un rôle positif dans la promotion du développement standardisé des techniques « NOSES » pour les tumeurs gastro-intestinales dans le domaine de la chirurgie mini-invasive dans le monde.

# Avant-propos 6

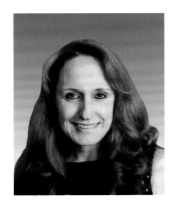

**Prof. Tracy L. Hull**

Présidente de « l'American Society of Colon and Rectal Surgeons » Présidente de la « Society of Pelvic Surgeons »; Chef de la section Maladies Inflammatoires Digestives du département de chirurgie colorectale de la « Cleveland Clinic Fondation »

Je voudrais remercier le professeur Xishan Wang pour l'opportunité d'écrire une préface dans la deuxième édition du livre « NOSES » sur les tumeurs gastro-intestinales. La chirurgie mini-invasive, représentée par la chirurgie laparoscopique et robotique, a été largement acceptée et développée dans le domaine de la chirurgie gastro-intestinale. Dans le but d'éviter les incisions abdominales, « NOSES » a été développé comme une forme de chirurgie mini-invasive et devient de plus en plus populaire dans de nombreuses régions du monde.

« NOTES » et « TaTME » sont des techniques liées à la chirurgie mini-invasive. Par rapport à « NOSES », « NOTES » semble offrir un résultat meilleur sur le plan cosmétique mais le manque de travaux d'évaluation de haut niveau fondés sur des preuves sont à ce jour insuffisants. « TaTME » a entrainé beaucoup d'intérêt parmi la communauté chirurgicale digestive de par le monde. Comparé à « NOSES », « TaTME » est plus exigeante sur le plan technique et moins facilement reproductible. « TaTME » a fait l'étude de travaux minutieux dans le monde entier et le temps nous dira s'il s'agit d'une procédure sûre et réalisable pour la résection rectale, notamment pour ce qui concerne le taux de récidive locale dans le cancer rectal. Contrairement aux « NOTES » et « TaTME », les techniques « NOSES » sont plus faciles à reproduire. La base de données des patients « NOSES » établie par le professeur Xishan Wang compte plus de 6 000 dossiers provenant de plus de 200 hôpitaux.

En août 2019, j'ai eu l'honneur d'être invitée à Pékin pour participer au 3e Symposium International « NOSES ». Cinquante experts internationaux spécialisés dans la chirurgie des techniques « NOSES » de 16 pays ont participé à ce symposium. Outre les discussions sur les avantages de ce concept, les problèmes techniques actuels et les challenges ont été discutés. Pour mieux expliquer ce concept, une démonstration live de cette chirurgie utilisant les techniques « NOSES » a été réalisée. Le professeur Wang et son équipe ont ainsi pu présenter leurs compétences techniques et ils nous ont ensuite invités à rendre visite à leurs patients les jours suivants alors qu'ils se rétablissaient à l'hôpital. Ces patients étaient debout et marchaient dans les couloirs et récupéraient rapidement.

Le professeur Wang a apporté une contribution considérable à la promotion de la chirurgie mini-invasive en Chine et dans d'autres pays sous la forme de « NOSES ». Il a établi les Alliances Chinoise et Internationale « NOSES », qui ont fourni un socle solide pour la communication académique concernant « NOSES ». Il a dirigé un certain nombre de panels de consensus d'experts « NOSES » gastro-intestinaux qui ont développé des normes pour les techniques « NOSES » dans le monde entier. Il a écrit des livres et des monographies sur les techniques « NOSES qui ont été traduits en anglais, coréen, russe, japonais et autres langues pour une promotion mondiale. En outre, il a également organisé près de 100 cours de formation et conférences NOSES, qui ont formé plus de 10 000 chirurgiens. Le développement et les réalisations de ces efforts ont joué un rôle important dans la promotion des traitements standardisés et des techniques sûres de « NOSES » dans le monde.

Actuellement, peu de chirurgiens aux États-Unis pratiquent les techniques chirurgicales « NOSES ». Grâce aux efforts d'experts comme le professeur Wang, davantage de cliniciens du monde entier (y compris les États-Unis) seront informés de ce concept et comprendront son utilité pour effectuer des procédures chirurgicales de manière sûre et véritablement minimalement invasive.

# Avant-Propos à l'édition anglaise

La chirurgie laparoscopique est maintenant devenue l'approche privilégiée dans le traitement des lésions colorectales, en démontrant un meilleur bénéfice à court terme et à long terme par rapport à la chirurgie conventionnelle ouverte. Cependant, une incision abdominale est nécessaire pour retirer la pièce opératoire, et cette incision provoque généralement une douleur postopératoire et présente des complications spécifiques c'est-à-dire un risque d'infection, d'hématome et d'éventration.

Après le premier cas de « NOTES » (Chirurgie endoscopique transluminale à orifice naturel)-cholécystectomie transvaginale, mon équipe a réfléchi à la façon de réaliser des « NOTES » dans le cancer colorectal. En juin 2010, j'ai essayé et opéré avec succès des « NOTES » trans-vaginales pour un patient atteint de cancer du rectum, ce qui a été confirmé comme le premier cas de « NOTES » au monde dans le traitement du cancer du rectum. L'invention de « NOTES » a permis d'obtenir pratiquement aucune plaie chirurgicale et a considérablement réduit les complications postopératoires liées aux plaies. Cependant, les problèmes techniques difficiles persistent qui se trouvent dans « NOTES » et sont toujours inévitables.

Existe-t-il une technique possédant les avantages de la chirurgie laparoscopique et des « NOTES » ? Oui, « NOSES » (Natural Orifice Specimen Extraction Surgery) pourrait l'être. Notre cas révolutionnaire de « NOSES » est arrivé en 2013, Il concernait une jeune fille de 25 ans célibataire et nullipare chez laquelle avait été diagnostiqué un cancer du rectum. Au début, nous nous préparions à chercher des « NOTES », mais j'étais inquiet de la complication postopératoire potentielle dans le vagin qui pourrait affecter sa fertilité future. La nuit précédant la chirurgie, je me suis réveillé à 2 heures du matin et j'ai trouvé une nouvelle procédure d'opération. Si on retirait la pièce opératoire par l'anus au lieu du vagin, les incisions vaginales seraient évitées. Dans cet esprit, j'ai imaginé les détails de la procédure chirurgicale. Le lendemain, j'ai discuté et amélioré cette idée avec toute mon équipe. L'opération s'est déroulée sans problème avec succès, ce qui a été également un bon début passionnant pour notre future étude sur « NOSES ».

« NOSES » combine les techniques laparoscopiques conventionnelles avec le concept de « NOTES », ce qui évite l'incision abdominale pour l'extraction des spécimens. L'utilisation d'un orifice naturel (anus et vagin) comme site d'extraction des spécimens chirurgicaux, en particulier en chirurgie colorectale, a comme avantage potentiel de réduire la douleur et les complications postopératoires, et donc une durée d'hospitalisation plus courte et un meilleur effet cosmétique. Ces avantages sont si séduisants que nous avons continué à pousser la plupart de nos recherches dans cette direction. Jusqu'à présent, notre équipe a réalisé avec succès 503 cas de « NOSES » pour le cancer colorectal. Il a été démontré sur les résultats à court terme que les techniques « NOSES » sont réalisables et un plus pour les patients. Dans un avenir proche, nous prévoyons de nous pencher sur des études prospectives pour évaluer les avantages immédiats et à long terme.

Le livre « NOSES »-Colorectal Cancer a pour objectif de démontrer le concept théorique de « NOSES » sur la base d'une expérience clinique abondante et de cas réalisés par notre équipe. Le livre expose plus de 10 techniques différentes de « NOSES » pour les néoplasmes colorectaux basées sur un grand nombre d'images chirurgicales de haute qualité. Ce livre est divisé en deux parties. La première partie décrit principalement le concept de « NOSES » et les réalisations actuelles de ces techniques, qui fourniront aux lecteurs une compréhension générale de « NOSES ». La deuxième partie développe en détail plus de 10 procédures chirurgicales différentes spécifiques à la localisation colorectale de la tumeur. Tous les points techniques clés et les temps opératoires concernant « NOSES » sont expliqués à la fois par des images et des vidéos de haute qualité. Les indications et contre-indications de « NOSES » sont également strictement et soigneusement définies dans ce livre. Les lecteurs pourront également numériser le code QR pour regarder le clip vidéo des opérations, ce qui donne au public l'occasion de mieux comprendre les procédures et techniques chirurgicales.

En illustrant les techniques, les compétences et nos idées concernant « NOSES » dans ce livre, nous espérons sincèrement élargir l'accès et l'application de « NOSES », permettant à plus de chirurgiens colorectaux dans le monde d'adopter cette approche et à plus de patients de bénéficier de cette chirurgie minimale invasive. Nous pensons que ce livre pourrait être un bon outil de travail pour les praticiens afin de comprendre plus facilement la rationalité de « NOSES » et son application dans le traitement du cancer colorectal. Nous ne pensons pas le « NOSES » dans la résection laparoscopique du cancer colorectal est faisable pour toutes les indications mais est une approche intéressante pour des patients sélectionnés selon des critères stricts. Cependant, nous pouvons prévoir une forte augmentation de l'utilisation de « NOSES » au cours de la prochaine décennie. En outre, l'utilisation de « NOSES » dans d'autres indications continuera certainement de croître, comme dans les maladies colorectales bénignes. De même, le développement de nouvelles plateformes technologiques, nécessaires dans ce domaine, devrait également étendre considérablement le champ des indications et augmenter le nombre d'interventions.

Les déclarations de consentement éclairé et l'approbation éthique des patients impliqués dans ce livre ont été approuvées par le comité d'éthique du « Cancer Hospital », de « l'Académie Chinoise des Sciences Médicales » et du « Bejing Union Medical College ».

Après la publication de ce livre, trop de reconnaissances me viennent spontanément. Sincères remerciements à l'académicien Jie He, au professeur Shu Zheng et au professeur Minhua Zheng pour leur grand soutien et les encouragements pour ce livre, afin que nous ayons la confiance nécessaire pour compiler ces technologies dans un livre. Je tiens à remercier mes collègues du Département de chirurgie colorectale de l'Académie Chinoise des Sciences Médicales et du deuxième hôpital affilié de l'Université Médicale de Harbin, ainsi que mes étudiants qui ont utilisé leur temps précieux pour éditer et intégrer le matériel, faire des vidéos, et concevoir les manuscrits. Enfin et surtout, je tiens également à remercier Mme Zhang Lu pour son aimable aide concernant les traductions professionnelles.

Bien sûr, les procédures développées et documentées dans ce livre ne peuvent pas être exhaustives. Nous continuerons certainement à consacrer notre enthousiasme et nos énergies à l'étude des « NOSES ». En attendant, nous espérons sincèrement que ce livre suscitera d'intenses discussions parmi la communauté des chirurgiens colorectaux concernant les procédures de « NOSES ».

Pékin, Chine
**Xishan Wang**

# Présentation de l'Éditeur en Chef

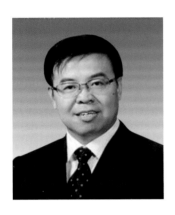

**Xishan Wang**

Département de Chirurgie Colorectale
Centre National du Cancer/Hôpital du Cancer de l'Académie Chinoise
des Sciences Médicales
Pékin, Chine

---

### Principaux titres académiques

Président du Comité sur le Cancer Colorectal de l'Association des Médecins Chinois; Président du comité sur le cancer colorectal de l'Association Chinoise contre le Cancer; Vice-président du comité des jeunes du comité du cancer colorectal de l'Association Chinoise contre le Cancer; Vice-président du comité des métastases tumorales de l'Association chinoise contre le Cancer; Vice-président du comité MDT de l'Association des médecins chinois; Membre du Comité permanent du Comité des chirurgiens de l'Association des médecins chinois; Rédacteur en chef du « *Chinese Journal of Colorectal Diseases* » (Edition Electronique).

---

### Travaux de recherche scientifique et réalisations cliniques

Publié 42 articles SCI avec un impact factor cumulatif de plus de 130; l'auteur a écrit et participé à neuf monographies et 31 documents audiovisuels liés au traitement du cancer colorectal. Il a également supervisé plus de dix projets, dont trois projets avec la « **National Natural Science Foundation** » et le « **National City Cancer Early Diagnosis and Early Treatment** ». L'auteur a présidé un grand projet intitulé « National Major Project of Precision Medicine » dédié à « the application of precision medicine in colorectal cancer diagnosis and treatment ».

---

### Développement de Nouvelles techniques

Maîtrise de la chirurgie mini-invasive pour le cancer colorectal ainsi que de la résection d'organes combinée pour les cas difficiles. A récemment amélioré le concept de chirurgie d'extraction des pièces opératoires par les orifice naturels (NOSES) dans le traitement du cancer colorectal, décrivant plus de dix procédures chirurgicales différentes pour la résection du cancer colorectal. A effectué plus de 500 cas de NOSES pour le cancer colorectal, faisant de lui le praticien le plus expérimenté en Chine pour cette technique. A établi une norme pour déterminer le choix du type de chirurgie pour les anastomose basses et très basses en fonction du siège de la tumeur par rapport à la ligne pectinée. Il a effectué une variété de procédures chirurgicales avancées, telles que l'hémi colectomie droite combinée à la pancréaticoduodénectomie. A proposé la distinction entre les concepts de résection combinée d'organes et de résection multiples d'organes selon les différents types d'invasion (invasion cancéreuse ou invasion inflammatoire), et a proposé de faire évoluer les recommandations pour les cancers T4. En ce qui concerne la résection radicale étendue pour cancer du rectum, il a proposé la résection radicale étendue et sélective du cancer rectal pour conserver la pleine fonction physiologique des patients après l'opération. D'autres nouvelles technologies y compris la chirurgie radicale du cancer rectal par voie sacrococcygienne, la colectomie radicale avec préservation de l'omentum et la colectomie totale avec préservation rectale. Ces travaux cliniques jouent un rôle important dans l'amélioration de la prise en charge actuelle du cancer colorectal.

### Formation des étudiants

À l'heure actuelle, il y a un total de 81 étudiants diplômés, dont 1 professeur, 10 professeurs associés, 8 maîtres de stage, 9 étudiants de la « National Academic Community » à temps partiel et 15 étudiants de la « Provincial Academic Community » à temps partiel. Certains de ces étudiants ont poursuivi leurs études dans des pays comme la Grande-Bretagne, les États-Unis et le Japon.

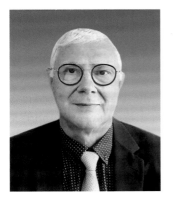

**Joël Leroy, MD, FRCS**

Professeur de chirurgie
Fondateur et Président du « Hanoi High Tech and Digestive Center »
Hôpital Saint-Paul, HANOÏ, VIETNAM

---

### Positions actuelles

- Fondateur et Président du Hanoi High Tech and Digestive Center (HDC, Hôpital St Paul d'Hanoi).
- Directeur du Département Colorectal du HDC, Chirurgien Digestif Colorectal.
- Professeur Honoris Causa de l'Université Médicale d'Hanoi depuis décembre 2018.

---

### Éducation et formation

- 1976: MD, Université de Lille, France.
- 1997: Professeur Associé de Chirurgie Digestive, Université Médicale de Lille, France.
- 1998-2016: Ancien Co-Directeur IRCAD / EITS Strasbourg, France.
- 2003: Professeur Honoraire, Université de Winnipeg, Manitoba, Canada.
- 2005: Professeur Associé, Osaka Medical College, Japon.
- 2005: Membre Honoraire du Royal College of Surgeons of England (FRCS, Londres).
- 2008: Professeur Associé, IRCAD / AITS, Taiwan, Chine.
- 2013: Professeur Associé, Hôpital de médecine chinoise de Guangzhou, Chine.
- 2013: « Pioneer Awards » de chirurgie mini-invasive (SAGES).
- 2017: Fondateur, Président et Enseignant du Centre de Haute Technologie et Digestif de Hanoi à l'hôpital St Paul de Hanoï, VIETNAM.
- 2018: Professeur Associé pour 3 ans à l'hôpital Rujin, Université Jiao Tong de Shanghai en Chine.
- 2018: Professeur Honoris Causa de l'Université Médicale d'Hanoi.

---

### Membre de nombreuses sociétés scientifiques

Membre du Royal College of Surgeons of England (Hon. RCS, Londres) (2005).

APHS Asian Pacific Hernia Society (2005).

Société Française de Chirurgie Laparoscopique SFCL (2003).

Conseil consultatif international EHS de la « European Hernia Society » (1997).

Membre d'Honneur depuis 2016 de « l'Association Française de Chirurgie » (AFC).

Membre Associé de « l'Académie Nationale Française de Chirurgie » (1994).

Membre d'Honneur du « Belgium Group of Endoscopic Surgery » (BGES, 1994).

EAES Association Européenne de Chirurgie Endoscopique (1994).

Directeur de cours de chirurgie minimale invasive pour les cours Colorectaux des IRCAD de Strasbourg (France), Taiwan (Chine) et Barretos (Brasil).

Membre du Conseil d'Administration de l'Asia Pacific Endo-Lap Surgery Group (APELS).

Signataire de contrats de collaboration (Mémorandum of Understanding, M.O.U) entre l'Hôpital St-Paul d'Hanoi et l'HDC avec les Universités d'Oïta (Japon) et de Strasbourg (France). Collaboration régulière pour la formation avec l'Université de Nanning (Chine) et différents Hôpitaux de Hanoi.

### Activités hospitalières personnelles

1979-1995: Chef du service de chirurgie de l'Hôpital privé à but non lucratif de Bully-les-Mines (France).

1995-1998: Chirurgien en Hôpital privé (Polyclinique de Lisieux) pour ouvrir et développer un service de chirurgie digestive mini-invasif.

1997-1998: Assistant de chirurgie dans le Département de chirurgie digestive Universitaire de Lille (FRANCE) (Pr. Vankemmel Michel) pour y développer et enseigner la chirurgie laparoscopique digestive dans le cadre du Diplôme Universitaire (DU) de Coelio-Chirurgie.

1998-2016: Chirurgien Laparoscopique Digestif à l'Hôpital Civil des Hôpitaux Universitaires de Strasbourg dans le département de chirurgie générale digestive et endocrinienne du Professeur Jacques Marescaux.

Depuis Décembre 2016, le Professeur Leroy est Président Fondateur du « Centre de Haute Technologie et de pathologie Digestive » de Hanoï (HDC) situé à l'Hôpital St-Paul de Hanoï, VIETNAM. Il y est Chef du département de Chirurgie digestive et Enseignant.

### Expérience scientifique et travaux

Il a participé à plusieurs centaines d'articles publiés dans des revues internationales dont plus de 70 travaux originaux. Il est à l'origine ou partenaire dans 103 brevets internationaux dans les domaines de la chirurgie mini-invasive, y compris dans des brevets de design industriel pour des instruments chirurgicaux.

### Domaines d'intérêt

Le Professeur Leroy est un chirurgien de renommée internationale et un pionnier de la chirurgie colorectale laparoscopique avancée depuis le début des années 1990. Reconnu mondialement comme un expert en chirurgie minimale invasive colorectale, il est également un éducateur de référence, un inventeur et un chercheur. Il a développé et standardisé de nombreuses procédures colorectales laparoscopiques et par les orifices naturels (NOTES/NOSES). Il s'est surtout intéressé au développement des techniques totalement NOTES sans assistance laparoscopique dans la chirurgie colorectale.

Depuis plus d'un quart de siècle, il est une figure de proue dans le domaine de la chirurgie mini-invasive, non seulement en tant que formateur pour des milliers de chirurgiens, d'étudiants et de résidents à l'hôpital et mais également dans des programmes de formation. Il a aussi imaginé de nombreux outils chirurgicaux et de nouveaux concepts comme la chirurgie par les orifices naturels dans le domaine colorectal. En 2013, il a reçu le « Pioneer Awards » de chirurgie mini-invasive par la Société Américaine de Chirurgie Gastroentérologique et d'Endoscopie (SAGES) pour l'ensemble de ses travaux.

Plus récemment, son Intérêt pour la chirurgie du réel et non pour la chirurgie virtuelle l'a amené à développer à Hanoï le « Hanoi High Tech and Digestive Center » dans l'Hôpital St-Paul d'Hanoï (Vietnam). Il a proposé également d'organiser, pour la première fois au Vietnam, un dépistage du cancer colorectal avec tests immunologiques (7 000 personnes sont testées gratuitement chaque jour, plus de 700.000 personnes testées en 15 mois), utilisant pour le diagnostic et le traitement les dernières générations d'équipements endoscopiques, d'imagerie et d'instruments chirurgicaux, y compris le système de caméra vidéo 4K (UHD), permettant de faire un enseignement et une formation de qualité des techniques de chirurgie mini-invasives colorectales pour une nouvelle génération de jeunes chirurgiens Vietnamiens offrant ainsi les soins de qualité aux patients de Hanoï.

---

**Congrès internationaux et communications**

• Le Professeur Leroy a réalisé plusieurs centaines de films vidéo-chirurgicaux qui ont été publiées sur Internet (>300 publiés sur Websurg.com), et /ou présentées lors de congrès ou de conférences de par le monde.

• Le Professeur Leroy a participé à l'écriture de chapitres dans une dizaine de livres de chirurgie laparoscopique dont deux livres sur la chirurgie NOTES dans le cancer du rectum (avec Sam Atallah, John Marks, Giovanni Dapri) et un chapitre sur le NOSES dans un livre sur la chirurgie de l'Endométriose.

• Le Professeur Leroy s'investit désormais en Asie où il a de nombreux amis. Son intégration en tant que Membre du Conseil d'Administration de l'Asia Pacific Endo-Lap Surgery Group (APELS) depuis décembre 2019 a pour objectif de participer à la formation des jeunes chirurgiens dans la zone Asie Pacific (plus de 3 Milliards de personnes) qui intègre tous les pays du sud-est de l'Asie dont la Chine, le Vietnam, le Cambodge, la Thaïlande, la Malaisie, la Birmanie, la Corée du Sud, Hong-Kong (Chine), Singapour, Taiwan (Chine), les Philippines, l'Indonésie, mais aussi l'Inde, le Japon et l'Australie.

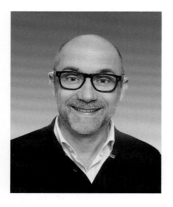

**BRETAGNOL FREDERIC**

Professeur Frédéric BRETAGNOL (MD, PhD)
Chef du Département de Chirurgie Digestive
Hôpital Louis Mourier (APHP)
178, rue des Renouillers, 92700 Colombes
FRANCE

---

**Fonctions Et Titres Hospitaliers**

Professeur des Universités-Hôpital Louis Mourier-Colombes (APHP).

Chef de service de chirurgie digestive-Hôpital Louis Mourier-Colombes.

Études médicales: Faculté de Médecine de Bordeaux Victor Segalen II, UFR 1.

Lauréat de la Faculté de médecine de Bordeaux.

Interne des Hôpitaux de Tours.

Service National-Institution Nationale des Invalides, Paris.

Stage hors CHU-Service de Chirurgie Digestive du Pr J Belghiti, Hôpital Beaujon, Paris.

Interne Médaille d'or-Service de Chirurgie Digestive du Pr B Nordlinger, Hôpital Ambroise Paré, Boulogne-Billancourt.

Doctorat d'état en médecine, Université de Tours.

Chef de clinique-Assistant des Hôpitaux de Tours-Service Pr L de Calan.

Chef de clinique-Assistant des Hôpitaux de Bordeaux-Service Pr E Rullier.

Clinical Fellow-The John Radcliffe Hospital-Oxford-United Kingdom.

Praticien Hospitalier Temps Plein-Hôpital Beaujon-Clichy (APHP).

Professeur des Universités-Hôpital Beaujon-Clichy (APHP).

---

**Titres Universitaires**

Certificat d'Anatomie viscérale du tronc Université Paris V.

Diplôme Universitaire de Coelio-chirurgie Université Tours.

Diplôme Universitaire de chirurgie pariétale Université Amiens.

Diplôme Universitaire de chirurgie hépatobiliaire Université Paris XI.

Diplôme Universitaire de proctologie médico-chirurgicale Université Paris VI.

Diplôme Universitaire de laparoscopie Université Strasbourg.

Certificat de Physiologie générale Université Tours.

Maîtrise de Sciences Biologiques et Médicales Université Tours.

Master II de Sciences Chirurgicales-Cancérologie Université Paris XI.

Laboratoire de Biophysique cellulaire-Unité INSERM-CNRS U316-Tours.

Diplôme d'Études de Chirurgie Générale (DES) Université Tours.

Diplôme d'Études Spécialisés (DESC) de Chirurgie Viscérale.

Thèse de Doctorat Sciences de la Vie-Physiologie et physiopathologie, Université Paris VI.

2010  Habilitation à Diriger les Recherches (HDR)-Université Paris VII.

2011  Nomination au titre de Praticien Universitaire-Praticien Hospitalier (PUPH) (20/09/11) 2000 2002 2010.

**Mobilite**

2005 et 2006: Clinical Fellow-Service de Chirurgie Colorectale du Pr N Mortensen, The John Radcliffle Hospital-Oxford-Angleterre.

**Bourses Et Prix**

Bourse du Ministère de l'Éducation Nationale et de la Recherche.

Bourse de la région Centre (Pôle de Génie Biologique et Médical). 1998, 1998, 2000, 2003.

Prix de Thèse de docteur en Médecine-Université de Tours.

Prix de la Meilleure Communication orale-Association Française de Chirurgie AFC octobre 2003, Paris.

Lauréat Bourse Lavoisier du Ministère des Affaires étrangères. 2004, 2005.

Lauréat Bourse Robert Tournut de la Société Nationale Française de Gastroentérologie.

Lauréat Bourse de Recherche de la Fondation de France. 2006, 2010.

Prix de la meilleure communication orale-European Society of Coloproctology (ESCP)-Sorrente-Italie.

**Membres De Societes Savantes**

Membre de la Société Française Nationale de Gastro-entérologie (SNFGE).

Membre de l'Association Française de Chirurgie (AFC).

Membre de la Société Française de Chirurgie Digestive (SFCD).

Membre du Groupe de Recherche en Chirurgie du Cancer du Rectum (GRECCAR).

Membre du bureau de l'Association Française de Chirurgie (AFC).

**Collaboration A La Redaction Des Recommandations De Pratique Professionnelle (Rpc)**

• Chargé de projet en 2007 pour la question du <u>traitement local du cancer du rectum</u> dans le cadre des RPC sur le cancer du rectum.

*Bretagnol F. Recommendations for clinical practice. Therapeutic choices for rectal cancer. What role should local treatment play in rectal cancer. Gastroenterol Clin Biol, 2007; 31: S97-100.*

• Chargé de projet en 2009 pour la question <u>Polypose Adénomateuse Familiale: Quand proposer une intervention chirurgicale?</u> dans le cadre des RPC de chirurgie prophylactique.

**Participation A Un Comite De Redaction**

Comité de rédaction de "La Lettre d'Hépato-Gastroentérologie".

**Participation Au Comite D'Experts Colorectaux-Centre De Formation Ircad Strasbourg-Pr Marescaux**

**Chirurgie Live En Direct Et Communications Ircad-Strasbourg-France, Ircad-Taichung (Chine) Et Ircad-Barretos (Bresil)**

**Participation Au Centre De Formation Et D'Enseignement Chirurgical « High Tech Digestive Center »-Hôpital Saint-Paul-Hanoï-Vietnam**

**Travaux:** Le nombre total de publications originales est de 90 (score SIGAPS=1 100).

# Rédacteur

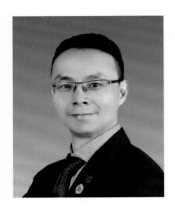

**Bo Feng**

Département de Chirurgie Gastro-intestinale
Hôpital Ruijin, la Faculté de médecine de l'Université Jiaotong de Shanghai
Shanghai, Chine

Membre du groupe de chirurgie colo-rectale de la branche chirurgicale de l'association médicale chinoise; Vice-directeur du comité sur le TaTME de la branche chirurgicale de l'association des médecins chinois; Vice-directeur du comité sur la chirurgie colo-proctologique de l'association chinoise des Hôpitaux de recherche; Vice-directeur du groupe de l'anatomie mini-invasive, du comité sur le cancer colo-rectal de l'association des médecins chinois; Vice-directeur du comité des jeunes du comité sur le cancer colo-rectal de l'association des médecins chinois; Vice-directeur du comité des jeunes du comité sur le MDT de la branche chirurgicale de l'association des médecins chinois; Membre du comité sur la chirurgie colo-rectale de la branche chirurgicale de l'association des médecins chinois; Membre du comité sur le cancer colorectal de l'association chinoise contre le cancer.

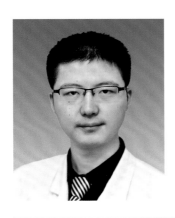

**Zhenghao Cai**

Chef de clinique-assistant du département de Chirurgie Gastro-intestinale, Hôpital Ruijin, la Faculté de médecine de l'Université Jiaotong de Shanghai; Faisant fonction d'interne (FFI) du département de Chirurgie digestive, Hôpital Avicenne (APHP) - Service Pr Philippe Wind en 2013-2014; Rédacteur du «dictionnaire médical chinois-français».

# SOMMAIRE

# Chapitre 1

# Aperçu des interventions de types « NOTES » et « NOSES » Pour les Cancers Colorectaux

Xishan Wang

## 1 Aperçu des techniques « NOTES »

### 1.1 Le développement des techniques « NOTES »

Dans le développement de la chirurgie conventionnelle, les cicatrices chirurgicales et la douleur étaient considérées comme la conséquence inévitable de la chirurgie. Ces dernières années, l'émergence de la chirurgie endoscopique transluminale à travers les orifices naturels (NOTES) a conduit à une transformation du concept du traitement chirurgical, vers la préservation de la paroi abdominale. Le « NOTES », décrit par les pionniers de la chirurgie minimale-invasive, est devenu un nouvel objectif poursuivi par toute la communauté chirurgicale.

« NOTES » fait référence à l'approche chirurgicale associée à l'endoscopie pour une variété d'opérations, telles que l'exploration chirurgicale, la biopsie, l'appendicectomie, la cholécystectomie, la néphrectomie, etc., en passant par un orifice naturel (comme la bouche, le tractus gastro-intestinal, le vagin, la vessie) dans la cavité abdominale, la cavité thoracique, etc. En 1998, le Dr Anthony N. Kalloo a créé le groupe Apollo et a commencé son expérience préliminaire du « NOTES ». Puis en 2004 a été publiée, une étude expérimentale animale a rapporté la réalisation d'une biopsie hépatique chirurgicale par gastroscopie avec une gastrotomie (NOTES per-oral) pour l'exploration et la biopsie hépatique, le concept de « NOTES » était né. En 2003, Rao et Reddy ont rapporté le premier cas d'appendicectomie transgastrique en utilisant un endoscope souple à double canal, sans publication du document. En avril 2007, Marescaux et al ont réalisé la première cholécystectomie pure « NOTES » par voie vaginale sans cicatrice abdominale, qui est le premier cas au vraiment « NOTES ». Cette intervention a été le point de départ d'une nouvelle étape dans l'histoire chirurgicale, avec une importance historique comme pour le premier cas de cholécystectomie laparoscopique en 1987.

En juillet 2005, l'American Society for Gastrointestinal Endoscopy et l'American College of Gastrointestinal Endoscopic Surgery ont créé la Natural Orifice Surgery Consortium for Assessment and Research (NOSCAR), qui était constituée de 14 experts, et en octobre de la même année, cette société a publié le livre blanc qui a été associé aux résultats de recherche « NOTES », avec les lignes directrices, les problèmes à résoudre et l'orientation de la recherche. La création du groupe d'étude NOSCAR est d'une grande importance pour la coordination et le suivi de la recherche NOTES dans le monde et a permis de faciliter les recherches cliniques multidisciplinaires. Depuis lors, des pays du monde entier ont mis en place des groupes de travail pour guider la recherche NOTES et les applications cliniques, telles que les EURO-NOTES, EATS, D-NOTES, APNOTES, NOSLA, JAPAN-NOTES et INDIA-NOTES. En 2008, **« NOTES » a été classée par le magazine TIME comme l' une des dix meilleures avancées médicales**. En juillet 2009, NOSCAR a tenu son quatrième sommet à Boston, aux États-Unis, et a annoncé qu'il lancerait un essai multicentrique prospectif de « NOTES ». En septembre 2010, le quatrième atelier européen « NOTES » s'est tenu à Rome. La conférence a discuté des cinq thèmes principaux, y compris les plates-formes d'exploitation et les robots, l'incision et la fermeture, l'infection et l'immunisation, la formation et l'éducation, les indications et l'interdisciplinarité. Le 27 février 2011, NOSCAR a publié une nouvelle version du livre blanc résumant les développements de « NOTES » au cours des 5 dernières années. Depuis lors, l'application clinique de « NOTES » s'est répandue.

## 1.2  Application et classification des « NOTES »

Les indications cliniques de « NOTES » se poursuivent régulièrement dans le monde entier, suscitant un vif intérêt chez les médecins endoscopiques digestifs et les chirurgiens laparoscopiques, qui élargissent considérablement les indications du concept pour traiter et promouvoir l'innovation technologique dans les techniques endoscopiques. À l'heure actuelle, la chirurgie « NOTES » réalisée par endoscopie est encore minoritaire et la plupart des opérations nécessitent une assistance laparoscopique. Bien qu'il existe des écarts entre les « NOTES » en Chine et les derniers développements étrangers dans l'application clinique, les « NOTES » dans le traitement des maladies colorectales ont obtenu des résultats remarquables. En 2009, une équipe chirurgicale a réalisé une cholécystectomie transgastrique avec assistance laparoscopique sur un modèle animal,

démontrant la faisabilité de cette technique. En avril 2009, Hu et al ont réalisé un cas de résection locale ectopique du tissu pancréatique gastrique endoscopique assisté par laparoscopie combinée à une exploration péritonéale gastrique et à une cholécystectomie. En octobre 2010, Zou et al ont rapporté quatre cas de surrénalectomie transvaginale assistée par laparoscopie. En 2010, Yao et al ont publié un cas de cholécystectomie laparoscopique transvaginale. La même équipe respectivement, en juin et août 2010, a réalisé deux cas de résection tumorale rectale par voie transvaginale. En décembre 2012, Liu et al ont réalisé le premier cas de technique pure « NOTES » de résection de grossesse extra-utérine en passant par l'estomac, et simultanément avec une chirurgie de mise à plat du kyste ovarien et la résection des lésions d'endométriose ectopique pendant l'opération, ce qui a donné l'idée d'utiliser la pure « NOTES » technique à travers l'incision de la paroi gastrique pour la chirurgie pelvienne. De nombreuses réalisations « NOTES » ont été faites, mais son application clinique est encore à ses balbutiements, avec un grand nombre d'interventions dites « NOTES » mais qui ne le sont pas vraiment. De nombreux problèmes doivent encore être améliorés. Nous allons maintenant aborder et discuter certains des défis de l'application clinique de « NOTES ».

Depuis la description des techniques « NOTES », de nombreux chercheurs ont essayé de réaliser différents types de chirurgie « NOTES ». Avec le développement de cette technologie, le concept de « NOTES » s'est progressivement banalisé. « NOTES » est cependant devenu synonyme de technique minimale invasive ultime pour les chirurgiens. Sous la désignation de chirurgie « NOTES », divers types d'interventions par les orifices naturels ont vu le jour. Cependant, il existe toujours un manque de classification systématique et de concept dans « NOTES ». C'est pour cela que nous considérons qu'il est nécessaire de discuter de la classification de la chirurgie « NOTES ». D'une manière générale, les « NOTES » doivent être divisées en « NOTES » sans cicatrice abdominale et « NOTES » sans cicatrice visible sur la paroi abdominale (Tableau 1.1). Les premières se réfèrent aux « NOTES « avec un endoscope souple et dont toutes les opérations sont effectuées à travers un orifice naturel. Ce sont aussi les « NOTES » pures. Les autres se réfèrent aux « NOTES »

avec assistance laparoscopique, et dont les pièces opératoires échantillons sont effectués sont extraites à travers un orifice naturel. Les techniques purement « NOTES » sont difficile à réaliser dans la routine clinique actuellement.

**Tableau 1.1　Classification des techniques chirurgicales « NOTES ».**

| Classification « NOTES » | Équipement Chirurgical | Particularités Opératoires |
| --- | --- | --- |
| Paroi abdominale sans cicatrices "NOTES" | Endoscopes flexibles | Toute l'intervention est faite par un orifice naturel, sans cicatrice sur la paroi abdominale |
| Paroi abdominale sans cicatrice visible "NOTES" | Laparoscope équipement approprié | Laparoscope dans l'ombilic et intervention réalisée par un orifice naturel. Pas de cicatrice visible sur la paroi |

## 1.3　Partage d'expérience des « NOTES » pour le cancer rectal

En 2010, nous avons réalisé deux cas de résection rectale pour cancer selon la technique « NOTES ». Ces patients ont présenté une meilleure récupération postopératoire. Jusqu'à présent, ces deux patients vont bien; aucun signe de récidive tumorale et de métastase n'a été détecté. Les procédures « NOTES » sont décrites comme suit:

La patiente a été placé en lithotomie modifiée. Le trocart pour laparoscope a été inséré dans l'ombilic. Après avoir réalisé le pneumopéritoine à travers le trocart ombilical, nous avons ensuite effectué une exploration de la cavité abdominale dans le sens des aiguilles d'une montre à partir du quadrant supérieur droit. Deux trocarts supplémentaires ont été placés sur les deux angles du fornix vaginal postérieur pour l'opération (Fig.1.1).

Le patiente était incliné en position de Trendelenburg pour éloigner l'intestin grêle du pelvis afin d'exposer clairement le site chirurgical. La dissection initiale incluait une incision péritonéale 3–5 cm en dessous du promontoire sacré puis vers le haut. Ensuite, une fenêtre péritonéale était créée juste à gauche du pédicule vasculaire rectal supérieur. Le péritoine était incisé vers l'origine de l'artère mésentérique inférieure. En exposant la racine de l'artère mésentérique

inférieure, une dissection à l'origine de l'artère était faite puis après la mise en place de clips une section vasculaire était réalisée (Fig.1.2). Nous avons disséqué ensuite la veine mésentérique inférieure suffisamment pour effectuer un clipping puis une section (Fig.1.3). L'espace pré-sacré entre l'aponévrose du fascia-propria du rectum et l'aponévrose pré-sacrée a été élargi par une dissection avasculaire et atraumatique. La dissection du mésorectum a été continué vers le bas dans le pelvis jusqu'à 5 cm en dessous de la marge tumorale distale.

Les attaches latérales du côlon sigmoïde ont été ensuite libérées. Le méso-côlon sigmoïde a été incisé jusqu'au bord de l'intestin le long des vaisseaux mésentériques inférieurs. Les branches sigmoïdiennes ont été également ligaturées le long de la dissection. La section distale du rectum a été faite par une agrafeuse linéaire endoscopique introduite par l'incision vaginale (Fig.1.4).

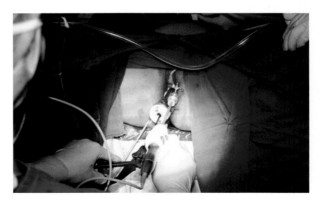

**Fig.1.1　Trocart inséré dans le vagin**

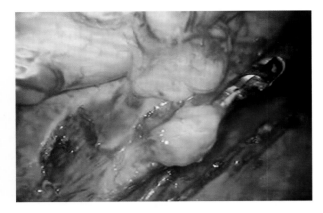

Fig.1.2    Les ganglions lymphatiques sont disséqués
autour de la racine de l'artère mésentérique inférieure

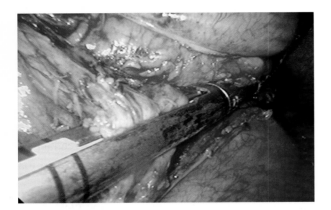

Fig.1.3    L'artère mésentérique inférieure est sectionnée

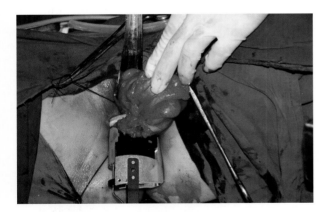

Fig.1.4    La section proximale du côlon sigmoïde est
réalisée en dehors de l'abdomen

Une incision de 3 cm sur le fornix vaginal
postérieur a été pratiquée permettant l'extraction
de la pièce opératoire. Le temps extra-abdominal
a eu lieu après l'extraction du spécimen. Le côlon

sigmoïde proximal a été sectionné à l'aide d'une
agrafeuse linéaire courbe après avoir été extériorisé
par l'incision vaginale (Fig.1.4). Le spécimen a été
ensuite retiré par l'incision vaginale. L'enclume a
été insérée à l'extrémité du côlon sigmoïde et fixée à
l'aide d'une bourse de Vicryl® avant de réintroduire
le côlon sigmoïde dans la cavité abdominale. La
pince agrafeuse circulaire a été enfin introduite dans
le rectum via l'anus et la pointe de l'agrafeuse a
perforé le moignon rectal. Une anastomose termino-
terminale fut réalisée sous contrôle laparoscopique
(Fig.1.5). L'ouverture vaginale a été suturée au fil
résorbable par voie transvaginale (Fig.1.6). Pour
finir un drain aspiratif a été placé en arrière de
l'anastomose dans le pelvis. (Fig.1.7).

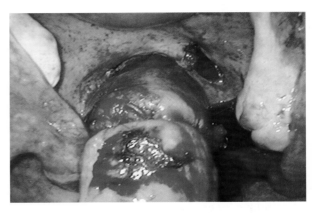

Fig.1.5    L'anastomose termino-terminale mécanique est
réalisée sous contrôle laparoscopique

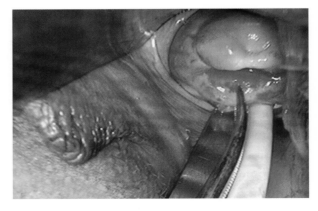

Fig.1.6    Fermeture de l'incision vaginale
par voie trans-vaginale

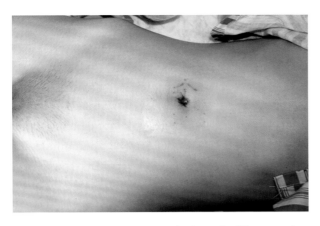

Fig.1.7   Vue de la paroi abdominale en fin d'intervention

## 1.4  Avantages et inconvénients des NOTES

Les avantages de « NOTES » sont l'absence de cicatrice sur la paroi abdominale et de meilleurs résultats fonctionnels à court et à long terme. Cependant, un grand nombre de facteurs rend cette procédure difficilement reproductible. Cela est principalement dû à la complexité de la technique chirurgicale, à la longue période de training, à la forte dépendance de l'équipement, aux problèmes de sécurité et d'éthique, et au manque de preuve factuelle dans la littérature. Par conséquent, tous ces points limitent considérablement la vulgarisation des techniques « NOTES ». La plupart des articles sur « NOTES » sont des expériences personnelles ou des « cases report » de cas sélectionnés, avec un manque énorme d'études randomisées.

Le choix de l'approche chirurgicale, la mise en place et la fermeture de l'incision au niveau l'orifice naturel est la première étape pour la mise en œuvre des techniques « NOTES ». Jusqu'à présent, les techniques décrites utilisent principalement la bouche, l'anus, le vagin et l'urètre, mais aussi l'œsophage, l'estomac, le côlon et le rectum, la vessie ou des techniques combinées avec les différentes voies d'abord. Ces méthodes ont été des succès dans les expérimentations animales, mais la littérature manque d'études comparatives chez l'homme. D'après les résultats actuels, les

techniques « NOTES » ont privilégié l'approche transvaginale et l'approche transgastrique. Les techniques percutanées à l'aiguille, la technique de ponction guidée par cathéter, les pinces à biopsie, sont également très utilisées. La sécurité de la fermeture des incisions viscérales et des orifices de ponction viscérale pour éviter l'apparition de fistules gastriques, de fistules intestinales, etc. est le point délicat des techniques « NOTES ». À l'heure actuelle, il existe certaines techniques pour réaliser une fermeture, notamment la suture, les clips endoscopiques, les dispositifs de fermeture spécialisés, les colles biologiques et d'autres approches. Il est nécessaire de sélectionner une méthode appropriée pour fermer l'incision en fonction de l'incision. Cependant, quelle que soit la technique de fermeture, aucune n'est absolument sûre et fiable.

« NOTES » est une technologie émergente, difficile à réaliser avec les équipements conventionnels. Malgré le développement des instruments d'endoscopie souple et laparoscopique, il reste encore de nombreuses limites techniques. Une plate-forme opératoire multifonctionnelle appropriée diminuera considérablement la difficulté du geste chirurgical et réduira l'utilisation des trocarts abdominaux, de manière à réaliser des pures « NOTES ». Les techniques « NOTES » nécessitent en effet au moins deux instruments pour une opération chirurgicale afin de maintenir la stabilité de la plate-forme opératoire. Actuellement, l'équipement n'est pas suffisant pour fournir la possibilité de dissection et de traction. Une bonne exposition chirurgicale est la clé du succès de la chirurgie. L'espace opératoire de « NOTES » est relativement petit, avec moins d'instruments de travail, de même le maintien d'un bon champ de vision chirurgical est l'un des plus grands défis des techniques « NOTES ». Le problème de la localisation spatiale est également l'un des principaux obstacles au développement. L'endoscope dans la cavité abdominale est difficile à orienter dans l'espace pour un positionnement précis, et le fonctionnement de l'instrument dans le canal opérateur étroit de l'endoscope flexible et de la vision ne permet pas un confort spatial idéal car le champ opératoire chirurgical est réduit. Pour résoudre ce problème primordial, le développement de plateforme d'intégration d'images, d'une technologie de stabilisation, de retournement d'image et d'une technologie d'intégration multi-caméras est impérative. L'endoscopie souple a besoin de plus de perspective et d'un fonctionnement plus flexible pour obtenir une bonne vision spatiale chirurgicale

## 1.5    Formation des chirurgiens et des endoscopistes

Les médecins qui effectuent des techniques « NOTES » doivent recevoir une formation multidisciplinaire dans les procédures endoscopiques flexibles et chirurgicales spécifiques pour maîtriser les compétences en endoscopie souple, chirurgie ouverte et laparoscopique. Au stade initial des techniques « NOTES », il est nécessaire que le chirurgien effectue sa formation sur modèle animal, en débutant avec les techniques laparoscopiques pour passer progressivement à des techniques « NOTES » simples. Le 28 juillet 2010, la réunion de « La première session de la conférence sur la chirurgie endoscopique transluminale par orifice naturel de Chine » visait à normaliser la formation des médecins endoscopiques en intégrant la technique par « NOTES ».

Globalement, les techniques « NOTES » peuvent être effectuées dans les Hôpitaux de Universitaires mais ne sont toujours pas adaptées au système de formation. « NOTES » doit être également un objectif pour les chirurgiens et les patients. Dans le même temps, le développement de la médecine dépend des disciplines techniques concernant les domaines de l'imagerie, de la mécanique et autres développés pour la technologie médicale favorisant en fin de compte l'innovation et le progrès dans le domaine médical.

## 2    Présentation de « NOSES »

### 2.1    Définitions de « NOSES »

Avec le développement de la médecine, une plus grande attention a été accordée à la qualité de vie du patient après la chirurgie. En termes de traitement du cancer, la guérison et la qualité de vie sont devenus l'objectif commun des médecins et des patients. Dans ce contexte, le concept de chirurgie fonctionnelle en thérapie anticancéreuse est né. Qu'est-ce que la chirurgie fonctionnelle tumorale? Il signifie une chirurgie radicale en respectant le côté fonctionnel des organes restants. Cela veut dire qu'il n'est pas nécessaire de mutiler les patients pour avoir une bonne chirurgie oncologique. On peut voir que les concepts de chirurgie mini-invasive et de chirurgie fonctionnelle sont compatibles sur le plan dialectique. Le but ultime de la chirurgie mini-invasive est de protéger l'image et la « fonction» corporelle. La grande majorité des patients, en particulier les jeunes femmes, est désireuse de minimiser les cicatrices visibles, voire même ne pas avoir de cicatrice du tout. La cicatrice chirurgicale pourrait avoir un impact directement sur les santés physique et mentale du patient. D'un point de vue psychologique, le traumatisme psychologique causé par les cicatrices chirurgicales est éternel. Le concept chirurgical doit passer de « radical» à « radical et fonctionnel », c'est-à-dire non plus seulement faire une simple résection du tissu lésionnel, mais nous devons essayer de nouvelles approches chirurgicales, qui réduiraient autant que possible les dégâts fonctionnels en étant curatif.

Ces dernières années, sur la base des techniques « NOTES », une série de concepts a été progressivement proposé, tels que les « pré-NOTES », les « NOTES pures », les « NOTES hybrides », etc., qui combinent les différents instruments et méthodes de réalisation; bien qu'il existe différents noms, toutes les techniques sont conçues pour atteindre un objectif commun, à savoir d'éviter les cicatrices abdominales. Sur ce point, l'auteur estime que ces techniques peuvent être classées comme incision abdominale sans laparotomie associée grâce à la chirurgie d'extraction du spécimen par un orifice naturel (« NOSES »). Alors, qu'est-ce que « NOSES » ? La définition se réfère à l'utilisation d'instruments laparoscopiques, trans-anaux (TEM) ou d'endoscopie flexible et d'autres équipements pour compléter l'opération par laparoscopie puis par l'orifice naturel (vaginal ou rectal) pour enlever le spécimen. L'opération « NOSES » colo-rectale est caractérisée par une extraction transanale ou transvaginale des spécimens. Actuellement, « NOTES » est confronté à de nombreux problèmes, notamment la grande difficulté de sa réalisation nécessitant un long cycle de formation et une forte dépendance à l'égard de l'équipement, expliquant qu'il est difficile de vulgariser largement les techniques « NOTES ». A l'inverse, « NOSES » combine intelligemment le concept de « NOTES » et de la laparoscopie, qui est plus facile actuellement à réaliser avec un potentiel de développement plus large.

## 2.2  Classification de l'incision abdominale

L'incision et la douleur ont été considérées comme une conséquence inévitable de la chirurgie dans le passé. La taille de l'incision est liée directement au type de la résection. Cependant, les chirurgiens accordent généralement plus d'attention à l'opération intra-abdominale tout en ignorant l'impact de l'incision sur les patients (« grand chirurgien = grande cicatrice »).

Avec l'intérêt croissant pour la préservation des fonctions physiologiques, l'approche chirurgicale se développe et s'améliore constamment, en particulier avec le développement de la laparoscopie, les patients ayant de plus en plus d'exigences sur la taille et le type d'incision. La longueur de l'incision se raccourcit et le nombre d'orifices de trocart diminue. L'impact de l'incision se manifeste principalement dans les aspects suivants: Premièrement, la taille de l'incision et le traumatisme chirurgical sont liés. Plus l'incision est grande, plus les dommages aux nerfs et aux muscles de la paroi abdominale sont importants. Deuxièmement, pendant la période de récupération postopératoire, l'incision chirurgicale apporte souvent des réactions psychologiques indésirables aux patients, telles que la panique, l'anxiété, l'irritabilité et d'autres réactions psychologiques défavorables, ce qui pourrait entraîner des changements de l'état corporel du patient et avoir un impact négatif considérable sur la récupération postopératoire. Troisièmement, la traction et la stimulation chirurgicale des cicatrices donneront également aux patients un fort impact psychologique, qui rappellera au patient un mauvais souvenir. Enfin, la taille de l'incision aura directement des effets cosmétiques pour les patients, en particulier pour les jeunes femmes. Par conséquent, l'auteur pense qu'il est nécessaire de classer l'incision en fonction de la taille, afin de fournir une base objective pour l'évaluation des traumatismes chirurgicaux (Tableau 1.2).

**Tableau 1.2    Classification des Incisions**

| Classification des Incisions | Longueur (cm) | Exemples d'indications |
|---|---|---|
| Mini-incision | ≤ 2 | Orifice de trocart laparoscopique, ponction péritonéale (Fig.1.8) |
| Petite incision | 2–5 | Appendicectomie, cholécystectomie, etc. (Fig.1.9) |
| Incision moyenne | 5–10 | Laparoscopie pour résection radicale du côlon sigmoïde (Fig.1.10) |
| Incision Large | 10–20 | Colectomies droites open (Fig.1.11) |
| Super incision | >20 | Colectomie droite+pancréaticoduodénectomie open (Fig.1.12) |

En fait, dans le cancer colorectal, les « NOTES » et les « NOSES », ainsi que toutes les procédures dites minimales invasives (MIS), ont les mêmes objectifs que la chirurgie ouverte à savoir être curatif en réalisant une dissection, une résection et reconstruction du circuit digestif. La différence entre ces procédures chirurgicales est principalement la taille de l'incision. La chirurgie mini-invasive est donc un concept global, mais aussi un état d'esprit chirurgical. Les troubles causés par l'incision de la paroi abdominale sont exactement la raison pour laquelle les chirurgies « NOTES » et « NOSES » doivent être effectuées.

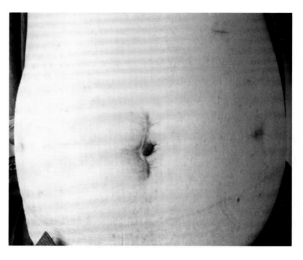

Fig.1.10   Laparotomie de taille moyenne (résection radicale laparoscopique assistée à la main du côlon sigmoïde)

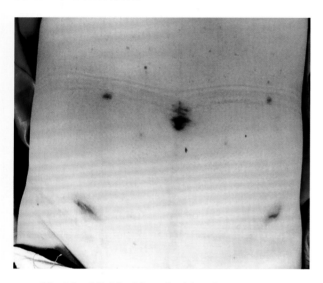

Fig.1.8   Mini-incisions (incision de trocarts de chirurgie laparoscopique)

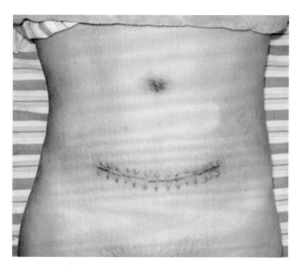

Fig.1.11   Grande incision abdominale transversale (résection radicale d'un cancer rectal)

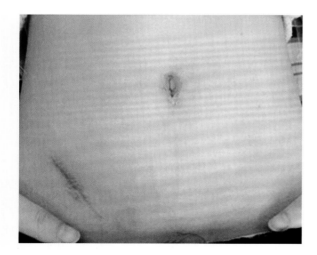

Fig.1.9   Petite laparotomie (FID, appendicectomie)

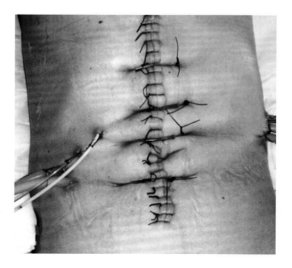

Fig.1.12   Grande laparotomie (pour colectomie droite et pancréato-duodénectomy)

## 2.3 Types d'interventions « NOSES » pour les cancers colorectaux

Selon l'approche d'extraction des pièces opératoires, la chirurgie « NOSES » est divisée en deux catégories, à savoir l'extraction des spécimens par voie transanale ou par voie transvaginale. La première catégorie est principalement appliquée aux patients présentant une petite tumeur et facile à retirer. La seconde est appliquée à des patientes présentant une tumeur volumineuse difficile à retirer.

Selon ses résultats à long terme et son expérience, l'auteur propose plus de 10 techniques « NOSES » différentes pour les cancers colorectaux. La résection du cancer rectal comprend cinq approches spécifiques pour les cancers du tiers supérieur, moyen et inférieur du rectum. La résection des cancers du côlon comprend également cinq approches, principalement pour le côlon gauche, le côlon droit et le côlon total. (Voir le Tableau 1.3 pour plus de détails).

Tableau 1.3    Résumé des techniques "NOSES" Cancer colorectaux

| Type « NOSES » | Dénomination complète | Orifice | Siège de la tumeur |
|---|---|---|---|
| NOSES Ⅰ (A and B) | Résection laparoscopique du bas rectum avec extraction transanale | Anus | Bas rectum |
| NOSES Ⅱ | Résection laparoscopique du rectum moyen avec extraction transanale | Anus | Moyen rectum |
| NOSES Ⅲ | Résection laparoscopique du moyen rectum avec extraction transvaginale | Vagin | Moyen rectum |
| NOSES Ⅳ | Résection laparoscopique du haut rectum avec extraction transanale | Anus | Haut rectum/sigmoïde distal |
| NOSES Ⅴ | Résection laparoscopique du haut rectum avec extraction transvaginale | Vagin | Haut rectum/sigmoïde distal |
| NOSES Ⅵ A | Résection laparoscopique du côlon gauche avec extraction transanale | Anus | Côlon gauche/boucle sigmoïde |
| NOSES Ⅵ B | Résection laparoscopique du côlon gauche avec extraction transrectale | Rectum | Côlon gauche/boucle sigmoïde |
| NOSES Ⅶ | Résection laparoscopique du côlon gauche avec extraction transvaginale | Vagin | Côlon gauche/boucle sigmoïde |
| NOSES Ⅷ A | Résection laparoscopique du côlon droit avec extraction transvaginale | Vagin | Côlon droit |
| NOSES Ⅷ B | Résection laparoscopique du côlon droit avec extraction transrectale | Rectum | Côlon droit |
| NOSES Ⅷ C | Résection laparoscopique du côlon droit avec extraction trans Colonique | Colon | Côlon droit |
| NOSES Ⅸ | Colectomie totale laparoscopique avec extraction transanale | Anus | Côlon total |
| NOSES Ⅹ | Colectomie totale laparoscopique avec extraction transvaginale | Vagin | Côlon total |

Chaque approche « NOSES » a des indications spécifiques. Par conséquent, nous devons choisir une approche chirurgicale basée sur le siège, le type de la tumeur et l'état du patient. Il y a plusieurs principes importants à respecter. Premièrement, les chirurgiens doivent déterminer avec précision l'emplacement de la tumeur, en particulier pour les patients atteints d'un cancer du rectum. Un niveau précis de la tumeur est la base du choix de la meilleure approche chirurgicale. Le scanner de reconstruction tridimensionnelle, ainsi que l'exploration laparoscopique peropératoire et le toucher rectal, peuvent en outre mieux préciser l'emplacement de la tumeur. Deuxièmement, la taille de la tumeur est également un facteur clé. La taille de la tumeur se réfère ici principalement au diamètre circonférentiel, qui nécessite la combinaison de l'imagerie préopératoire, de l'exploration peropératoire et l'examen au doigt intra rectal pour déterminer la taille de la tumeur. Troisièmement, la taille de la pièce opératoire doit également répondre à la possibilité d'extraction transanale et/ou transvaginale. Si la taille de la tumeur est petite, nous devons essayer d'extraire le spécimen par voie transanale, afin d'éviter des dommages vaginaux inutiles.

## 2.4    Développement clinique de « NOSES »

Depuis juin 2013, l'auteur a réalisé avec succès 503 procédures chirurgicales « NOSES » pour cancer colorectal. Toutes les interventions chirurgicales respectaient strictement les principes oncologiques et de non-contamination bactérienne. il y a eu 478 cas de chirurgie rectale et 25 cas de chirurgie du côlon. 221 hommes et 282 femmes ont été inclus. L'âge moyen était de 53,8 ans et l'IMC moyen était de 25,9 kg/m$^2$. Dans 503 cas, il y avait 67 stade I (13,3%), 229 stade II (45,5%), 122 stade III (24,2%) et 27 stade IV (5,4%). On notait 58 tumeurs bénignes (11,5%). Le diamètre moyen de la tumeur était de 2,8 cm et le nombre moyen de ganglions lymphatiques était de 15,3. Toutes les marges tumorales étaient pathologiquement saines.

Les résultats opératoires ont montré que le temps opératoire moyen était de 181,5 min, la perte sanguine peropératoire moyenne était de 18,3 ml et le temps de reprise du transit moyen était de 22,3 h. Tous les patients ont eu une chirurgie laparoscopique avec un taux de conversion en chirurgie ouverte nulle. Trois cas d'infection abdominale postopératoire, neuf cas de fuite anastomotique, un cas de fistule recto-vaginale, six cas de saignement anastomotique, quatre cas d'occlusion intestinale et quatre cas de saignement abdominal ont été rapportés.

En conclusion, la technique de « NOSES » a montré de bons résultats à court terme concernant le temps opératoire, la perte sanguine peropératoire et le nombre de ganglions lymphatiques examinés similaires à ceux de la chirurgie conventionnelle laparoscopique. De plus, la plupart des patients qui ont eu une « NOSES » étaient au stade précoce d'une tumeur cancéreuse ou d'une tumeur bénigne. Par conséquent, nous pensons que l'efficacité à long terme des patients qui ont reçu « NOSES » sera également très bonne.

## 2.5    Avantages et limites de NOSES

L'avantage des « NOSES » présente principalement deux aspects: pour le patient, la chirurgie « NOSES » évite l'incision dans la paroi abdominale, ce qui améliore la récupération de la fonction de la paroi abdominale et accélère la récupération postopératoire du patient. Par ailleurs, la chirurgie permet un bon résultat cosmétique avec un meilleur impact en termes de retentissement psychologique causée par la cicatrice postopératoire. Pour le chirurgien, les « NOSES » sont réalisées avec les instruments chirurgicaux mini-invasifs classiques, ce qui est permet au chirurgien un apprentissage et une maîtrise plus rapide des techniques. De plus, par rapport aux « NOTES », « NOSES » permet une meilleure exposition du champ opératoire, un espace opératoire plus large, et donc augmente considérablement la sécurité du geste chirurgical.

Dans la longue histoire du développement de la chirurgie, l'existence de tout type de technique chirurgicale a un certain degré de rationalité. Bien entendu, chaque type d'opération présente également des lacunes et des défauts. À l'heure actuelle, « NOSES » en est encore à ses débuts; nous devons constamment améliorer les lacunes et les carences de cette technique.

Certaines opérations spécifiques de « NOSES » étaient contraires au côté aseptique du geste chirurgical, comme l'ouverture de l'intestin dans la cavité abdominale et la pose d'une agrafeuse à travers l'anus, etc. Afin de résoudre ce problème, nous avons résumé nos différentes astuces, y compris la préparation adéquate préopératoire de l'intestin et l'irrigation peropératoire qui pourraient éviter une infection abdominale postopératoire. Dans 503 cas de « NOSES », seulement 1 cas a présenté une infection abdominale après la chirurgie. Par conséquent, la chirurgie « NOSES » répondra au principe de l'asepsie, aussi longtemps que la préparation intestinale et la maîtrise des autres astuces chirurgicales seront appliquées.

De plus, « NOSES » doit éviter le risque de greffe tumorale. Dans notre pratique clinique, avec un grand nombre de patients opérés, pour prévenir l'apparition de la propagation iatrogène de la tumeur, nous avons utilisé une gaine plastique de protection stérile. Les techniques « NOSES » ne conviennent pas à tous les patients en raison de ses indications strictes.

## 2.6    6 Application de « NOSES » dans plusieurs résections d'organes

« NOSES » peut également être utilisé chez les patients atteints d'un cancer colorectal associé à des métastases à distance ou à d'autres lésions pouvant être réséquées simultanément avec un cancer colorectal. Dans les résections d'organes multiples, les indications de « NOSES » seront plus limitées. Il faudra choisir des stades précoces du cancer colorectal primitif, mais aussi des autres pathologies pouvant être réséquées simultanément. « NOSES » n'est pas recommandé pour les patients atteints d'un cancer colorectal au stade localement avancé ou qui ne peuvent pas bénéficier de résection. À l'heure actuelle, « NOSES » a été utilisé dans des résections multiples d'organes, comme la résection radicale d'un cancer rectal associée à la résection de métastases pulmonaires (Fig.1.13), ou la résection d'un cancer rectal associée à la résection de métastases du foie mais aussi la résection d'un cancer rectal associée à la résection de fibromes utérins (Fig.1.14). Dans ce type de chirurgie, bien que l'incision abdominale soit petite, ce sont de multiples résections d'organes qui entrainent un traumatisme chirurgical important. Par conséquent, il est nécessaire d'évaluer pleinement l'état corporel et fonctionnel des organes avant la chirurgie, afin de déterminer si le patient peut supporter le traumatisme chirurgical. En outre, il est également nécessaire de mener une coopération multidisciplinaire pour sélectionner la meilleure stratégie chirurgicale pour les patients.

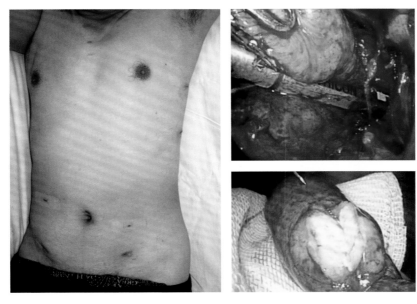

Fig.1.13    Résection d'un cancer rectal associée à une résection des métastases pulmonaires (techniques minimales invasives)

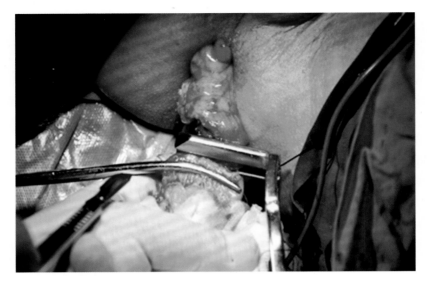

Fig.1.13    (suite)

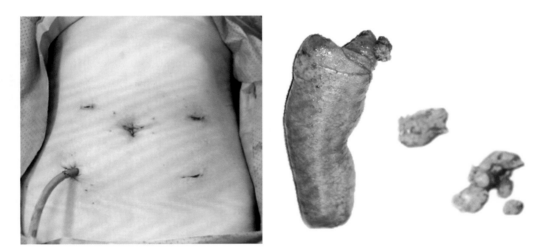

Fig.1.14    Résection d'un cancer rectal associée à une résection des fibromes utérins (minimale invasive)

# 3    État du développement

## 3.1    Situation actuelle et réalisations des techniques NOSES en Chine

Afin d'accélérer la promotion de NOSES et de normaliser les techniques opératoires de NOSES, la « Chinese NOSES Alliance » (Fig.1.15) et le « NOSES Subcommittee of Colorectal Cancer Committee of Chinese Medical Doctor Association » (Fig.1.16), ont été officiellement créés en juin 2017. Ces deux organisations Académiques travaillent également à la publication des travaux de recherche, à l'amélioration de l'enseignement et de la pratique des techniques chirurgicales NOSES en Chine.

Afin de standardiser les techniques opératoires NOSES dans diverses régions en Chine, « l'Alliance Chinoise NOSES » a établi douze Sous-Alliances au niveau provincial, et de nouvelles Sous-Alliances sont en préparation (Fig.1.17). La création de ces sous-organisations guidera le développement de NOSES dans de nouvelles régions afin de promouvoir la diffusion et la formation aux techniques NOSES, de manière à partager les expériences et à avoir une coopération gagnant-gagnant dans ces régions. Le but est d'obtenir des activités de qualité et répertoriées et enfin d'assurer un développement standardisé des techniques chirurgicales NOSES en Chine.

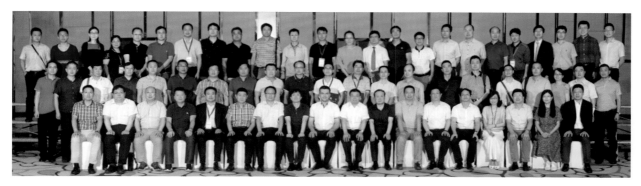

Fig.1.15    L'Alliance Chinoise NOSES

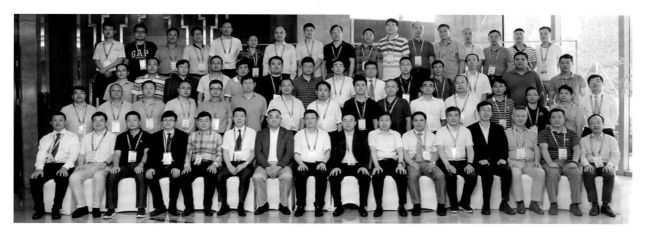

Fig.1.16    le Sous-Comité NOSES du Comité du Cancer Colorectal de l'Association des Médecins Chinois

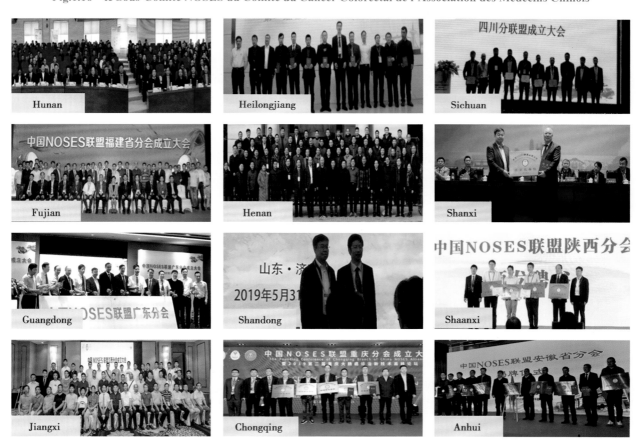

Fig.1.17    Douze sous-alliances provinciales en Chine

Bien que « l'Alliance Chinoise NOSES » ne soit établie que depuis deux ans et demi, plus de 200 centres médicaux dans toute la Chine ont commencé à effectuer des techniques NOSES. « L'Alliance Chinoise NOSES » compte plus de 800 membres et une base de données collectée de plus de 5 000 cas au niveau national. Ces résultats révèlent que NOSES a été appliqué à une échelle considérable en Chine. De plus, le nombre de cas NOSES pour traiter les tumeurs colorectales augmente rapidement (Fig.1.18). Cela montre également la vitalité et le potentiel des techniques NOSES.

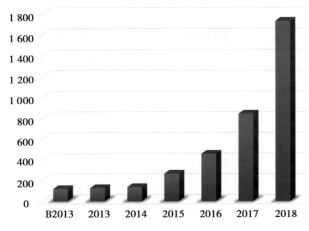

Fig.1.18    Les cas de NOSES en Chine

Les raisons pour lesquelles les techniques NOSES peuvent être largement appliquées en Chine sont les suivantes.

*Premièrement*, la technique laparoscopique a été largement diffusée en Chine depuis de nombreuses années, ce qui fournit la base nécessaire à la promotion des techniques NOSES.

*Deuxièmement*, compte tenu de l'incidence des tumeurs colorectales et du niveau d'expertise chirurgicale, une grande proportion de patients peuvent bénéficier des techniques NOSES.

*Troisièmement*, limité par les instruments et équipements chirurgicaux, il est difficile pour la technique laparoscopique conventionnelle de faire une percée. La technique NOSES est une chirurgie laparoscopique « moins invasive », ce qui

est la tendance au développement des techniques chirurgicales dans le futur.

*Quatrièmement*, la technique NOSES présente des avantages sur le plan minimalement invasif, notamment en évitant une incision supplémentaire dans la paroi abdominale, réduisant la douleur postopératoire et conservant la fonction de la paroi abdominale tout en ayant de bons résultats cosmétiques.

*Cinquièmement*, la création de « l'Alliance Chinoise NOSES » et du « Comité Chinois NOSES » ainsi que les cours et ateliers de formation NOSES fournissent une plate-forme Académique pour NOSES. De plus, la publication des monographies NOSES a également favorisé le développement de cette technique.

Afin de promouvoir la standardisation des techniques NOSES, « l'Alliance Chinoise NOSES » a organisé des ateliers NOSES, des cours de formation et des démonstrations chirurgicales en direct dans toute la Chine, ce qui permet à des chirurgiens en formation de saisir l'essentiel de cette technique (Fig.1.19, Fig.1.20).

« L'alliance Chinoise NOSES » a obtenu des résultats remarquables depuis sa création. Le consensus chinois sur la chirurgie d'extraction des spécimens par les orifices naturels (NOSES) pour le cancer colorectal (édition 2017) a été publié dans le « Chinese Journal of Colorectal Diseases » (édition électronique) (Fig.1.21), et la nouvelle version de ce consensus a été mise à jour en 2019. Le consensus a discuté et résumé 13 sujets sur les NOSES pour le cancer colorectal, y compris la dénomination, la définition, les instruments chirurgicaux, les exigences techniques, les indications et les contre-indications, l'opération sans contamination septique et tumorale, la prévention et la gestion des complications et la recherche clinique. Ce consensus a fourni d'importantes références pour la standardisation des techniques NOSES en Chine.

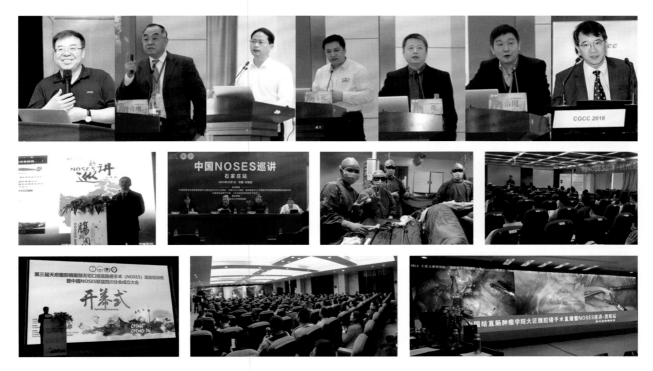

Fig.1.19    Cours de formation NOSES en Chine

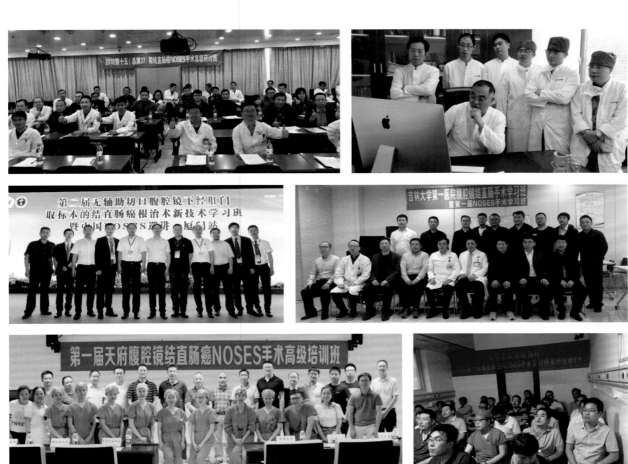

Fig.1.20    Ateliers NOSES en Chine

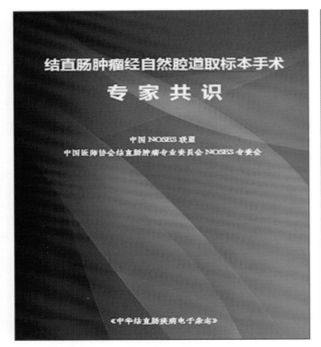
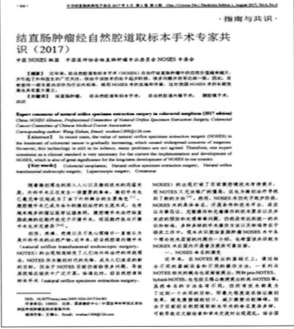
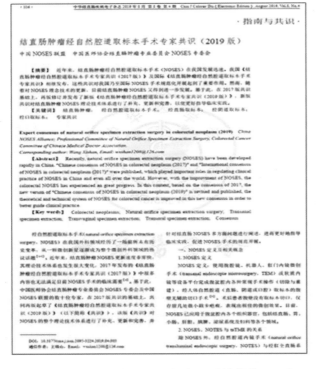
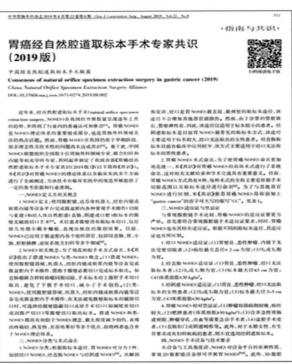

Fig.1.21    Consensus chinois sur NOSES pour le cancer colorectal (2017), consensus chinois sur NOSES pour le cancer colorectal (2019) et consensus chinois sur NOSES pour le cancer gastrique (2019)

En août 2019, a été publié le livre « NOSES-Abdominal Pelvic Tumors ». Il s'agissait d'une mise à niveau de l'édition précédente de « *NOSES-Colorectal Cancer* » et « *NOSES-Gastrointestinal Tumor* » (Fig.1.22). Cette nouvelle édition a recueilli l'expérience de près de 100 experts dans le domaine des techniques NOSES. On y trouve résumé un grand nombre d'expériences chirurgicales visant a amélioré les techniques NOSES gastro-intestinales. Cette édition s'est également révélée précieuse pour l'apprentissage des techniques NOSES dans le traitement des tumeurs pelviennes et abdominales.

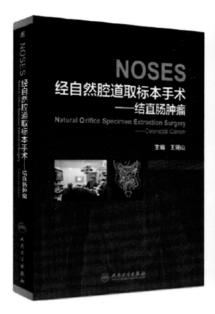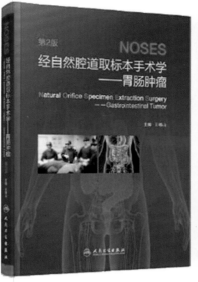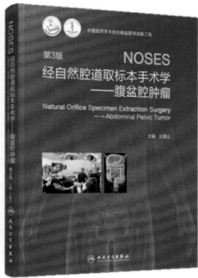

Fig.1.22    Extraction des spécimens par les orifices naturels-Cancer colorectal et extraction des spécimens par les orifices naturels-Tumeurs gastro-intestinales et extraction des spécimens par les orifices naturels-Tumeurs abdomino-pelviennes

En août 2018, l'auteur a publié une série de supports pédagogiques audiovisuels pour les techniques laparoscopiques 3D de NOSES (Fig.1.23). Ce matériel pédagogique présente toutes les techniques opératoires et les points clés des techniques NOSES pour le cancer colorectal, qui a pour objectif d'aider les chirurgiens à apprendre tous les détails des techniques NOSES.

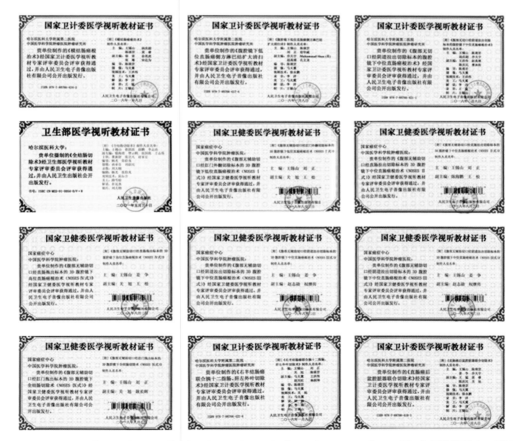

Fig.1.23    Matériel pédagogique audiovisuel pour les techniques laparoscopiques 3D de NOSES (en Chinois)

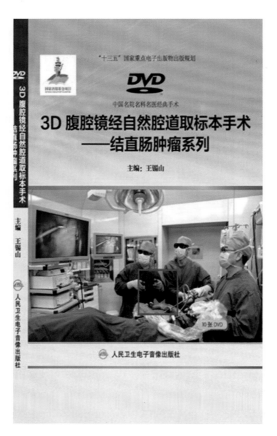

Fig.1.23    (suite)

## 3.2    L'Alliance internationale NOSES

Afin d'élargir l'impact international et de normaliser l'utilisation des techniques NOSES, l'auteur a initié la création de « l'Alliance Internationale NOSES » et a organisé à Pékin le 31 août 2018, la 1ère Conférence Académique Internationale sur les Techniques NOSES (Fig.1.24). Les 51 membres de 12 pays ont élu l'auteur pour être le premier Président de « l'Alliance Internationale NOSES », et le professeur Fu Chuangang, le professeur Petr V. Tsarkov (Russie), le professeur Suk-Hwan Lee (coréen) pour être les vice-présidents. Le Logo et le fanion ont également été déterminés lors de cette conférence. La 2e conférence de « l'Alliance Internationale NOSES » s'est tenue à Shanghai le 30 novembre 2018 et a coopté le professeur Guy R. Orangio (États-Unis), le professeur Scott Strong (États-Unis) et le professeur Antonio Longo (Italie) comme nouveaux vice-présidents de la ligue. La recherche multicentrique internationale sur NOSES a été lancée lors de la conférence (Fig.1.25).

Tous les membres de « l'Alliance internationale NOSES » ont participé à l'élaboration du consensus international sur la chirurgie d'extraction des échantillons d'orifice naturel (NOSES) pour le cancer colorectal et du consensus international sur la chirurgie d'extraction des échantillons d'orifice naturel (NOSES) pour le cancer gastrique, qui ont été publiés dans Gastroenterology Report (Fig.1.26). En outre, le consensus international sur la chirurgie d'extraction des spécimens par les orifices naturels (NOSES) pour le cancer colorectal a été traduit en russe. La publication de ces consensus se concentre sur le concept principal et les techniques clés des Techniques NOSES dans le cancer colorectal et le cancer gastrique, qui constituent la base de la standardisation internationale des Techniques NOSES.

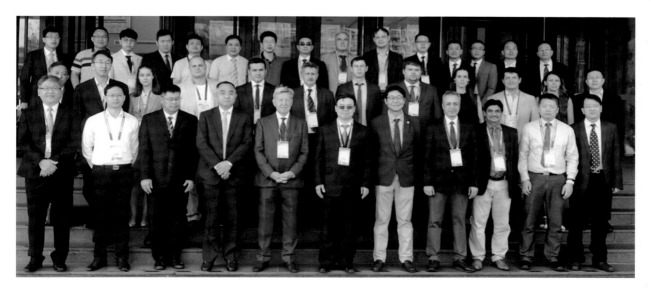

Fig.1.24    Les membres fondateurs de l'Alliance Internationale NOSES (Pékin)

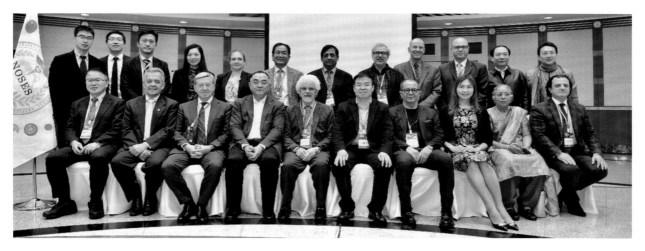

Fig.1.25    Cérémonie de lancement de la recherche multicentrique internationale à NOSES (Shanghai)

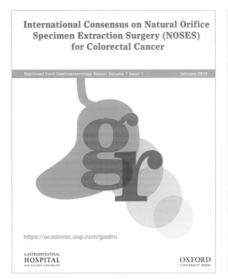
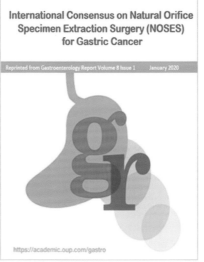
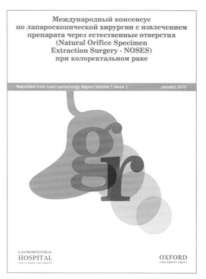

Fig.1.26    Consensus International sur la chirurgie NOSES pour le cancer colorectal et
Consensus International sur la chirurgie NOSES pour le cancer gastrique

Afin de renforcer la promotion internationale des Techniques NOSES, l'auteur a publié « Natural Orifice Specimen Extraction Surgery-Colorectal Cancer » (English Edition), publié par Springer Publishing et People's Medical Publishing House. La monographie a été traduite en japonais, coréen et russe et a un impact international dans le domaine de la chirurgie (Fig.1.27).

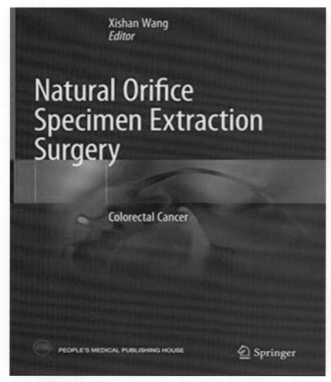
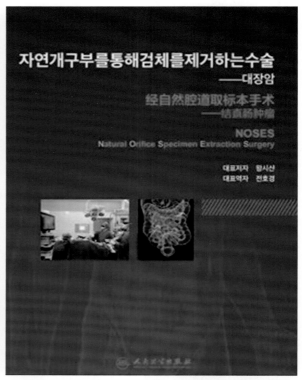
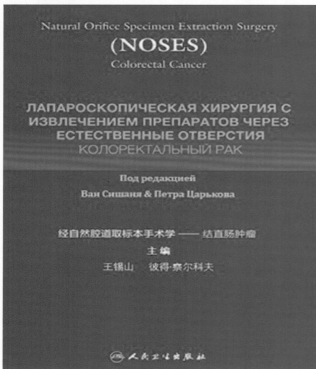
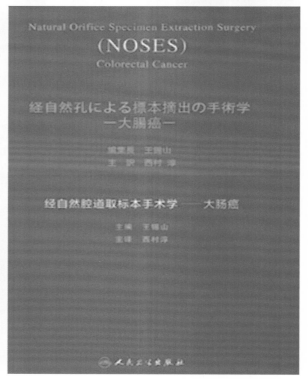

Fig.1.27    Chirurgie d'Extraction des Spécimens par les Orifices Naturels-Cancer colorectal
(Edition anglaise, Edition Coréenne, Edition Russe, Edition Japonaise)

La 2e conférence de « l'Alliance Internationale NOSES » s'est tenue à Moscou en juin 2019, et 70 experts chinois ont été invités à Moscou pour assister à la conférence (Fig.1.28). Ensuite, la 3e Conférence de « l'Alliance internationale NOSES » s'est tenue à Pékin en août 2019, et 65 experts de 16 pays se sont réunis à Pékin pour discuter des problèmes techniques et des défis de NOSES (Fig.1.29, Fig.1.30). La création de « l'Alliance Internationale NOSES » revêt une grande importance pour l'internationalisation, la communication et la coopération de NOSES. NOSES est également promu dans de nombreux pays à travers le monde, notamment aux États-Unis, en Grande-Bretagne, en Espagne, au Portugal, en Corée du Sud, au Japon, etc. (Fig.1.31). De plus, plusieurs ateliers NOSES internationaux ont été organisés en Chine, qui ont invité des experts de plus de 20 pays pour discuter des techniques NOSES (Fig.1.32).

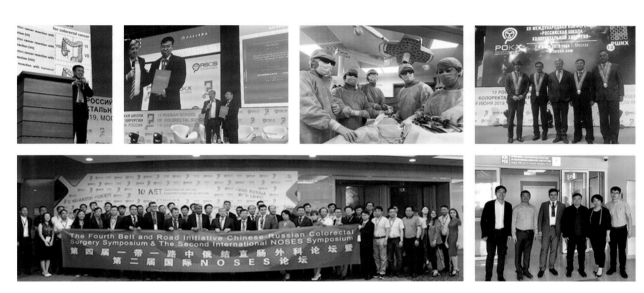

Fig.1.28   Des Experts Chinois à Moscou pour participer au symposium
Sino-Russe de chirurgie colorectale «one belt one road»

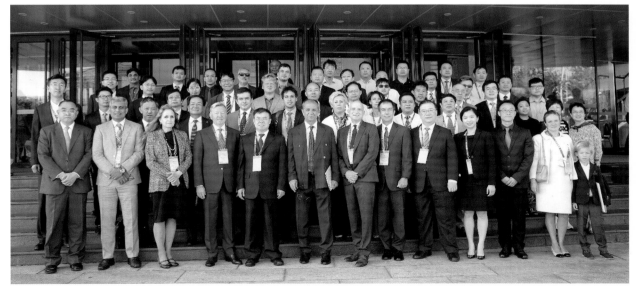

Fig.1.29   Photo de groupe d'Experts Internationaux à la 3e Conférence NOSES

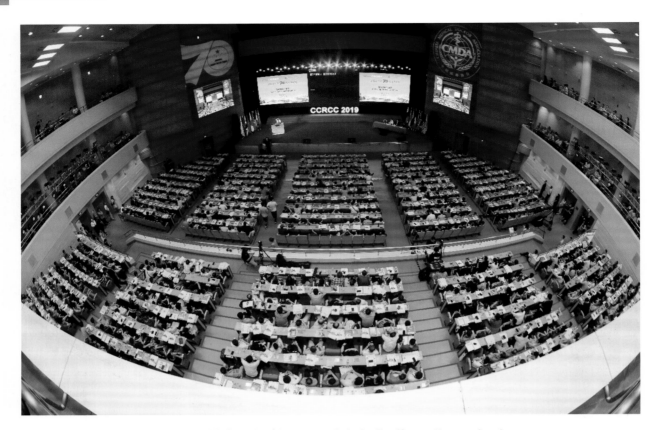

**Fig.1.30    Cérémonie d'Ouverture de la 3e Conférence Internationale NOSES et de la Vème Conférence Chinoise sur le Cancer Colorectal**

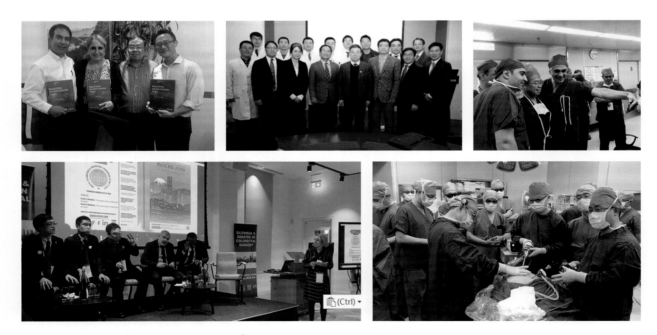

**Fig.1.31    Échange Académique International de NOSES**

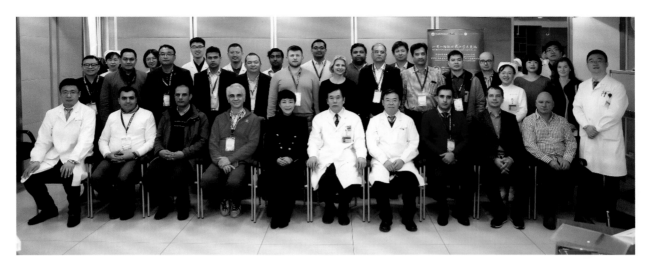

Fig.1.32    Atelier International de NOSES

## 3.3    Perspectives sur l'avenir de NOSES

De nos jours, la pratique des Techniques NOSES progresse partout dans le monde. Cependant, certains chirurgiens doutent encore de cette technique qu'ils pensent être expérimentale et ne la recommandent pas pour une utilisation clinique. Dans le passé, de nombreux chirurgiens étaient opposés à l'utilisation de la laparoscopie et doutaient de ses avantages et de son avenir. Cependant, la laparoscopie s'est développée rapidement et est devenue une procédure chirurgicale de routine en quelques années seulement. La chirurgie ouverte reste cependant toujours la référence en chirurgie notamment pour le cancer. Au cours des 30 dernières années, avec les développements de l'informatisation, de l'imagerie et de l'instrumentation, le geste chirurgical a évolué vers le « non invasif » et le « mini-invasif ». Avec le développement et l'utilisation de nouveaux équipements et plates-formes (par exemple la laparoscopie), les concepts et les techniques chirurgicales ont beaucoup changé. Dans les 30 à 50 prochaines années, on peut imaginer, avec le dépistage de plus en plus précoce des cancers, que les techniques innovantes mini-invasives présenteront de plus en plus de bénéfices et seront proposées plus largement, comme le laisse supposer la tendance générale de son développement.

Nous ne pouvons résister à l'évolution vers le futur, et c'est en changeant nos habitudes et en nous adaptant que nous pourrons accompagner ce futur. À l'heure actuelle, il n'y a pas une technique chirurgicale mini-invasive parfaite, mais, toute nouvelle technique mérite d'être apprise. Pour toute nouvelle technique mini-invasive, il faut la maitriser, l'améliorer rigoureusement et la développer avec un esprit scientifique. Nous devrions rendre l'enseignement théorique et la pratique des techniques de NOSES plus parfaits, pour que plus de patients en bénéficient.

# Chapitre 2

# Préparation péri-opératoire des « NOSES »
# Pour les Cancers Colorectaux

Xishan Wang, Zheng Liu, and Hanqing Hu

La préparation préopératoire, en particulier la préparation colique mécanique avec/sans antibiotique, est réalisée en routine avant toute chirurgie colorectale. Cette préparation vise à réduire la charge bactérienne, la charge des matières fécales et à faciliter le geste chirurgical. Avec le développement des programmes de réhabilitation type ERAS (Enhanced Recovery after Surgery), la préparation préopératoire de routine est discutée; cependant, la préparation est toujours d'une grande importance dans « NOSES ». Elle implique de nombreux aspects, y compris la préparation colique, la préparation psychologique et la préparation vaginale pour la femme. Sans cette « préparation préopératoire », la qualité des résultats peut être dégradées.

## 1 Préparation colique

Il existe des différences significatives entre le « NOSES » et la chirurgie laparoscopique conventionnelle en termes d'extraction des spécimens et de reconstruction digestive. Le respect des principes d'aseptie peut être difficile dans « NOSES », donc la préparation colique nous semble indispensable. Si la préparation n'est pas parfaite, les selles liquides peuvent contaminer la cavité abdominale, entraînant un risque septique.

Les techniques de préparation colique comprennent la diète, la purge et les lavements associés ou non à des antibiotiques oraux. Ce concept a été initialement proposé dans les années 1950, dans le but de diminuer

ou éliminer le contenu intestinal, le taux d'infection et les fistules anastomotiques. La préparation idéale comprend: l'évacuation complète des selles véritable aide à la sécurité et à la technique opératoire, rendant la procédure plus facile et rapide, en maintenant l'équilibre hydro-électrolytique; elle doit être bien tolérée par les patients permettant une observance facile des patients; elle doit avoir un effet mineur sur la fonction intestinale dont la récupération doit être rapide. Malheureusement, la préparation parfaite n'existe pas. Théoriquement, la charge bactérienne à l'intérieur de l'intestin est efficacement inhibée, atténuant le besoin d'antibiotiques péri-opératoires.

Parmi les techniques de purge on a à notre disposition des solutions hyper-osmotiques comme le mannitol, le polyéthylène glycol, le sulfate de magnésium, le phosphate de sodium liquide et la phénolphtaléine. Les chirurgiens doivent être attentifs aux perturbations électrolytiques liées à la prise de ces produits. L'huile de ricin, la paraffine liquide et une petite dose de granules de séné sont plus douces et agissent lentement.

Récemment, certaines études ont suggéré que la préparation colique ne diminue pas le taux d'infection postopératoire et de complications liées à l'anastomose. Ces études ont suscité une grande controverse dans la communauté chirurgicale colorectale au sujet de l'utilité de la préparation mécanique préopératoire de routine. Pourtant récemment, des publications ont montré qu'une préparation colique combinée à des antibiotiques pouvait réduire le taux de complications postopératoires. Avec l'augmentation rapide des programmes ERAS, certaines études cliniques sans préparation sont menées dans le monde. Ces études montrent que le taux de complications n'est pas augmenté. Cependant, il y a encore une certaine incohérence et une incertitude en raison du manque de préparation standard et de schéma thérapeutique de la prise d'antibiotiques dans la plupart des études. Quoi qu'il en soit, bien qu'il n'existe aucune nouvelle preuve pour défendre la préparation colique en préopératoire pour la chirurgie colorectale, la préparation de l'intestin est indispensable pour « NOSES » et est nécessaire pour réaliser une opération avec aseptie.

Nous recommandons donc la préparation colique suivante pour les patients subissant des interventions « NOSES »: diète alimentaire avec alimentation semi-liquide les 3 jours avant la chirurgie, apport nutritionnel intraveineux pendant au moins 24 heures selon l'état nutritionnel des patients; prendre un laxatif par voie orale, la méthode de préparation couramment utilisée pour les patients sans obstruction est le laxatif oral 1 jour avant l'opération; avec un lavement préopératoire au moins 1 jour avant l'opération.

## 2  Préparation vaginale

La désinfection du site chirurgical d'extraction est une point technique important pour éviter une infection. La désinfection vaginale n'est pas une procédure de routine pour la chirurgie des tumeurs colorectales; cependant, une désinfection et une préparation vaginale strictes sont nécessaires lorsque le vagin est la voie d'extraction des spécimens. Aux États-Unis, seule la solution de povidone-iodée (PVP-I) est approuvée pour la toilette vaginale, tandis que le gluconate de chlorhexidine pourrait également être utilisé dans d'autres pays. L'iode est un agent antibactérien reconnu, mais les irritations et les taches cutanées locales limitent son utilisation. Ces inconvénients pourraient être surmontés par l'introduction d'une molécule stable, la povidone iodée. Elle est soluble dans l'eau et ne nécessite pas de solvant tel que l'alcool,

réduisant ainsi l'irritation de la peau et des muqueuses. Contrairement à d'autres désinfectants chirurgicaux, la povidone-iodée est non allergisante et ne provoque ni irritation ni douleur lorsqu'elle est appliquée sur la peau et les muqueuses. Malgré l'absence d'effets secondaires connus, les prescripteurs doivent savoir que certains patients pourraient encore être allergiques au PVP-I. Les risques pour l'utilisation de la povidone-iodée comprennent les résidus d'iode dans la cavité corporelle (comme le vagin), qui est exempte d'épithélium kératinisé. L'application de 10% de povidone-iodée à la préparation vaginale pendant 2 min pourrait donc entraîner une absorption d'iode. La povidone-iodée ne doit pas être utilisée chez les patients allergiques à l'iode en raison du risque dû à la présence d'iode.

Le gluconate de chlorhexidine pénètre dans les cellules bactériennes et réduit le nombre de bactéries en détruisant la membrane cellulaire bactérienne. Des études ont montré que l'application de chlorhexidine (0,5% et 4%) diminuait plus significativement la flore cutanée que les produits iodés. Le gluconate de chlorhexidine à concentration efficace est souvent utilisé comme préparation cutanée combinée à 70% d'acétate d'isopropyle. Comparé à la solution non alcoolisée, le gluconate de chlorhexidine combiné à l'alcool a une activité antibactérienne plus forte et plus durable.

Le gluconate de chlorhexidine en association avec des concentrations élevées d'éthanol (par exemple, de l'alcool isopropylique à 70%, couramment utilisé pour la préparation de la peau) ne doit pas être appliqué dans le vagin pour éviter une irritation locale. Une faible concentration de combinaison d'éthanol est généralement bien tolérée.

Nous recommandons la préparation vaginale suivante pour l'extraction des spécimens dans les techniques « NOSES »: (1) rincer le vagin avec solution à 3‰ d'iodophore ou 1‰ de bromo-géramine une fois par jour 3 jours avant l'opération; (2) rincer le vagin; (3) stériliser le col de l'utérus avec une solution de l'iodophore 3‰; (4) sécher la muqueuse vaginale et (5) cervicale avec de la gaze et un cathéter urinaire à demeure le jour de l'opération; (6) désinfecter la vulve, le vagin et l'anus une deuxième fois selon la technique de désinfection d'origine; un respect strict de l'aseptie et des règles oncologiques pendant l'opération (voir Chap. 6); (7) une compresse de povidone iodée pourrait être logée dans le vagin en postopératoire; (8) l'extraire 48H après l'intervention postopératoire, et changer régulièrement la compresse selon les cas.

# 3    Principes des traitements des maladies concomitantes

La majorité des patients atteints de cancer colorectal sont des personnes âgées, dont beaucoup présentent des comorbidités importantes telles que l'hypertension, le diabète, les bronchopathies chroniques obstructives (BPCO) et l'insuffisance rénale ou hépatique. La chirurgie peut être parfois un geste lourd chez ces patients: en opérant ce type de patients, ils vont être soumis à un traumatisme important, en particulier pour les patients âgés à immunité défaillante et à tares multi-systémiques. Une préparation péri-opératoire mal conduite chez ces patients peut être source d'un échec du traitement chirurgical. La prise en charge de ces maladies concomitantes est donc d'une importance primordiale pour le succès du traitement chez les patients atteints de cancer colorectal.

## 3.1    Hypertension

L'hypertension est l'une des principales pathologies qui affectent les résultats et le pronostic postopératoires. Pour les patients atteints de cancer colorectal souffrant d'hypertension, les situations doivent être classées en fonction du niveau de la pression artérielle (tableau 2.1).

Tableau 2.1    Classification de l'Hypertension (CHINE)

| | |
|---|---|
| Tension Artérielle normale | Pression Systolique <120 mmHg and Pression diastolique <80 mmHg |
| Pression systolique maximum | Pression Systolique 120–139 mmHg and Pression diastolique 80–89 mmHg |
| Hypertension | Pression Systolique ⩾140 mmHg or Pression diastolique ⩾90 mmHg |
| Grade 1 hypertension (légère) | Pression Systolique 140–159 mmHg or Pression diastolique 90–99 mm Hg |
| Grade 2 hypertension (modérée) | Pression Systolique 160–179 mmHg or Pression diastolique 100–109 mmHg |
| Grade 3 hypertension (sévère) | Pression Systolique ⩾180 mmHg or Pression diastolique ⩾110 mmHg |

***Traitement préopératoire***: Avant l'opération, les antécédents d'hypertension des patients doivent être examinés en détail pour définir ses caractéristiques, les médicaments antihypertenseurs utilisés, la posologie et la réponse au traitement. Pour les patients atteints d'un cancer colorectal, en postopératoire les médicaments pris régulièrement doivent être utilisés dès que possible par voie orale. Un choix de médicaments combinés pourrait réduire les effets secondaires. En général, les bloqueurs des récepteurs β-2 doivent être évités car ils ont tendance à provoquer un syndrome de sevrage s'ils sont arrêtés en période postopératoire. La pression artérielle des patients jeunes et d'âge moyen doit être maintenue au niveau normal, et les patients âgés et ayant de longs antécédents d'hypertension doivent être stables à 140/90 mm Hg, tandis que les patients accompagnés de diabète et de néphropathie doivent être de 130/80 mm Hg. La pression artérielle des patients souffrant d'hypertension de grade 1 et 2 doit être contrôlée à un niveau élevé normal, tandis que les patients souffrant d'hypertension de grade 3 doivent être contrôlés en dessous de 160/100 mm Hg, et une surveillance étroite de la pression artérielle et des changements de volume sanguin est nécessaire.

***Prise en charge postopératoire***: L'équipe médicale doit faire attention au maintien de la liberté des voies aériennes, à une perfusion postopératoire adaptée pour le maintien de la stabilité hémodynamique en adaptant le débit et la quantité des perfusions pour éviter l'hypo ou l'hypertension. Il convient de noter que la douleur et l'hypoxie peuvent entraîner une hypertension, tandis que la tachycardie peut provoquer une ischémie myocardique ou même un infarctus.

Il est également important de maintenir une température corporelle normale, de répondre aux besoins d'analgésie postopératoire et d'éviter autant que possible les facteurs provoquant des fluctuations de la pression artérielle. Si la pression artérielle postopératoire est supérieure à 160/100 mm Hg, la nifédipine sublinguale peut être administrée. Les patients atteints de maladie coronarienne dont la pression artérielle est supérieure à 180/110 mm Hg peuvent être pris en charge par une perfusion intraveineuse continue de nitroglycérine, de sorte que la tension artérielle peut être maintenue à un niveau élevé normal, dans un cadre surveillé. La mobilisation des fluides et le déplacement entre les espaces interstitiels et intravasculaires se produisent à partir de 48H postopératoires. Il s'agit du pic d'insuffisance cardiaque congestive et d'exacerbation de l'œdème pulmonaire. En postopératoire, 37 patients ont présenté une arythmie et un infarctus du myocarde; par conséquent, les patients à haut risque doivent être transférés en soins intensifs en fonction de la pression artérielle et de l'état hémodynamique, en plus des soins généraux nécessaires. Des soins intensifs pendant 48 à 72H sont nécessaires pour les patients âgés souffrant d'un traumatisme grave ou d'une maladie coronarienne en même temps, et les chirurgiens ne doivent pas hésiter à consulter leurs collègues réanimateurs.

## 3.2 Diabète

***Prise en charge préopératoire***: À l'heure actuelle, il existe toujours une controverse sur le contrôle optimal de la glycémie péri-opératoire chez les patients diabétiques, mais il existe un consensus de base sur les points clés du contrôle préopératoire de la glycémie. En général, la glycémie préprandiale doit être contrôlée à 6,08 mmol/L tandis que la glycémie postprandiale à 11,1 mmol/L dans le but global de prévenir l'acidocétose; maintenir l'équilibre hydro-électrolytique et éviter les événements d'hypoglycémie pendant le contrôle de la glycémie. Pour les patients qui utilisent de l'insuline, l'insuline à action prolongée doit être interrompue 2 jours avant l'opération et la glycémie doit être surveillée plusieurs fois par jour au cours du processus; pour les patients traités par des médicaments non insuliniques, les médicaments à action prolongée doivent être arrêtés 3 jours avant l'opération, tandis que les médicaments à action courte peuvent être utilisés jusqu'à la veille de la chirurgie ou le jour de la chirurgie.

***Prise en charge postopératoire***: La glycémie peut facilement fluctuer, car les patients en postopératoires sont généralement à jeun. Par conséquent, la surveillance de la glycémie doit être effectuée toutes les 2 h et toutes les 4 à 6 h une fois que la situation du patient est stable. Pour les patients recevant une nutrition parentérale totale (TPN), la glycémie doit être étroitement surveillée. En plus de surveiller le rapport insuline et glucides, l'effet du sevrage du TPN sur la fluctuation de la glycémie doit également être pris en compte. L'injection sous-cutanée d'insuline peut être combinée en même temps. Dès que les patients tolèrent un régime oral, le schéma de contrôle de la glycémie préopératoire doit être rétabli, c'est-à-dire la récupération progressive des agents hypoglycémiants oraux ou l'injection sous-cutanée d'insuline. Si le diabète n'est pas détecté en préopératoire ou si les patients ne reçoivent pas de traitement formel, des plans de contrôle de la glycémie doivent être rapidement élaborés par des diabétologues.

## 3.3 Insuffisance pulmonaire

La structure anatomique et la fonction physiologique du système respiratoire des personnes âgées présentent probablement des atteintes dégénératives; par conséquent, la fonction pulmonaire préopératoire a un impact significatif sur la capacité de compensation opératoire et la récupération postopératoire. L'évaluation préopératoire de la fonction pulmonaire doit donc être réalisée.

***Évaluation et traitement préopératoires***: les principaux facteurs affectant la fonction pulmonaire sont le vieillissement, l'obésité, la BPCO, le tabagisme et les traumatismes. Il est nécessaire de connaitre l'âge du patient, son niveau d'obésité, ses antécédents de maladie respiratoire, ses antécédents de tabagisme et de traumatismes thoraciques. Les tests fonctionnels pulmonaire sont primordiaux pour déterminer l'état fonctionnel pulmonaire. Les indices de la fonction pulmonaire préopératoire comprennent la capacité vitale (VC), la capacité vitale forcée (FVC), le FEV1 (FEV1, FEV1/FVC), le volume ventilatoire maximal par minute (MVV) et le débit expiratoire de pointe (PERF); la capacité vitale forcée est le débit de gaz à 25%, 50% et 70% (FEF25, FEF50, FEF75). De plus, la radiographie pulmonaire et la tomodensitométrie pulmonaire sont également couramment utilisées pour aider au diagnostic de la fonction pulmonaire.

Les patients fumeurs devraient arrêter dès que possible et au moins 1 semaine avant la chirurgie. Les patients peuvent recevoir des antibiotiques 1 semaine avant l'opération, de surcroit pour une infection pulmonaire spécifique (un traitement standard est possible avant la culture des expectorations). Pour les patients qui sont des fumeurs permanents ou qui ont une bronchite chronique ou un emphysème, des bronchodilatateurs, des traitements anti-inflammatoires et expectorants doivent être administrés. De plus, l'état préopératoire de la fonction respiratoire et la formation à l'expectoration sont utiles afin de préparer les patients à la chirurgie abdominale. Les patients doivent être aider pour apprendre la respiration profonde, la respiration thoracique et à l'expectoration en pré/postopératoire.

Pendant l'opération, on peut envisager une anesthésie péridurale qui a moins d'interférences physiologiques avec moins de complications respiratoires après le réveil. En plus de la prévention préopératoire et le traitement de l'infection pulmonaire, nous devons également faire attention à améliorer l'apport nutritionnel, corriger l'anémie et une hypo-protidémie, à renforcer l'immunité et à réduire le risque d'infection postopératoire de la plaie. Encourager les patients à effectuer des exercices respiratoires précoces et à déambuler tôt

peut également réduire l'infection pulmonaire causée par un coucher excessif.

*Prise en charge postopératoire*: Les patients sont renvoyés dans le service de soins ou à l'unité de soins intensifs selon le degré de récupération d'oxygène sanguin et de récupération respiratoire spontanée postopératoire. Que les soins intensifs soient dispensés ou non, l'oxygène à faible débit est souhaitable. Nous devons également surveiller la fonction pulmonaire et prévenir la survenue de complications pulmonaires. Ces procédures comprennent principalement la surveillance de l'oxygène, l'analyse des gaz sanguins pour corriger l'équilibre hydro-électrolytique. L'encouragement de la déambulation postopératoire précoce, la kinésithérapie respiratoire préviennent le risque d''infection pulmonaire de même que l'utilisation préventive d'antibiotiques et d'inhalation d'aérosols et de médicaments expectorants.

## 3.4  Insuffisance rénale

*Préparation préopératoire*: la détection précoce et la prise en charge rapide de l'insuffisance rénale peuvent réduire efficacement le risque de chirurgie. Les médecins doivent vérifier si le patient a des antécédents de maladie rénale; la présence d'un volume urinaire anormal, d'une anémie et d'un œdème des membres inférieurs sont des indices d'une altération de la fonction rénale. Les tests de biologiques pour évaluer la fonction rénale comprennent la clairance de la créatinine, les taux de l'urée et de la créatinine sériques et la concentration sérique du potassium. L'insuffisance rénale peut être divisée en plusieurs types: fonction rénale conservée, insuffisance rénale modérée, insuffisance rénale avec urémie plus ou moins élevée. Parmi eux, l'insuffisance rénale avec urémie élevée est une contre-indication pour la chirurgie élective, tant que la fonction rénale n'est pas soigneusement corrigée avant la chirurgie. Un traitement spécial n'est pas nécessaire lorsque le taux de clairance de la créatinine est >50 mmol/min, le bilan liquidien doit être corrigé pour prévenir une carence volumétrique. La perfusion doit être contrôlée lorsque le taux de clairance de la créatinine est de 15 à 29 mmol/min pour éviter une surcharge et la dialyse envisagée lorsque la clairance à la créatinine est <15 ml/min. Les patients atteints d'insuffisance rénale chronique recevant une dialyse régulièrement pourraient recevoir une dialyse 1 à 2 jours avant la chirurgie pour ajuster l'équilibre électrolytes-eau.

Pour minimiser le risque d'insuffisance rénale postopératoire ou d'aggravation d'une maladie préexistante, les chirurgiens doivent être attentifs durant l'intervention, à la manipulation des tissus et à la perte de sanguine. L'équilibre hydrique et électrolytique est particulièrement important dans cette population de patients.

***Prise en charge postopératoire***: les patients atteints d'insuffisance rénale sont sujets à l'infection en raison de la diminution de la fonction immunitaire humorale et de l'anémie. Une attention postopératoire doit être accordée à la prévention et au traitement des infections, et des antibiotiques non néphrotoxiques doivent être utilisés si nécessaire. Nous devons à la fois, prêter attention à l'équilibre des fluides corporels et des électrolytes et renforcer le soutien nutritionnel. La principale ressource nutritionnelle doit être le glucose et les lipides, l'apport en azote doit être limité. L'azote uréique sanguin et la créatinine doivent être surveillés et une quantité suffisante d'albumine ou d'acide aminé n'est complétée que lorsque l'azote uréique sanguin et la créatinine sont proches de la normale. La reprise précoce de l'alimentation en supplément nutritionnel est souhaitable. De plus, afin d'assurer la perfusion sanguine rénale, une attention postopératoire doit être accordée pour améliorer la microcirculation en maintenant la pression artérielle et le volume sanguin. Un volume sanguin ou une pression artérielle insuffisants doivent être corrigés en temps opportun, afin d'éviter la détérioration de la fonction rénale. Les patients qui ont reçu une dialyse à long terme avant la chirurgie peuvent reprendre la dialyse 2 à 3 jours après l'opération.

## 3.5  Insuffisance hépatique

***Traitement préopératoire***: Aucun traitement spécifique n'est nécessaire avant la chirurgie si la fonction hépatique est normale pour les patients atteints d'une maladie hépatique chronique. La chirurgie peut entraîner une insuffisance hépatique chez les patients qui ont déjà développé une dysfonction hépatique résultant d'une hépatite aiguë ou chronique. Par conséquent, une thérapie antivirale, lorsqu'elle est disponible, doit être utilisée avant la chirurgie pour améliorer la fonction hépatique. Le risque chirurgical est très élevé pour les patients atteints de cirrhose du foie, et ils doivent être pleinement évalués en préopératoire. Les classifications de Child-Pugh et du modèle de maladie hépatique terminale (MELD) de la fonction hépatique sont utiles pour l'évaluation préopératoire et le risque de cirrhose du foie.

Lorsque la maladie hépatique primitive ne peut être résolue à court terme, la fonction de coagulation préopératoire et l'état nutritionnel doivent être activement améliorés. Dans le même temps, la recherche d'une ascite doit être vérifiée; L'atteinte rénale causée par une maladie du foie et la présence d'une infection doivent être recherchés. La cicatrisation anastomotique après résection radicale du cancer colorectal dépend de l'état nutritionnel; par conséquent, il est important de corriger un déficit protéique causé par une fonction hépatique anormale avant une chirurgie digestive. L'ascite doit être éliminée autant que possible avant l'opération. L'apport en liquide et en sodium sont limités et les diurétiques utilisés de manière appropriée, l'albumine sera corrigée. La vitamine K, les transfusions de plaquettes ou le complexe de prothrombine doivent être administrés de manière appropriée aux patients souffrant de troubles de la coagulation. En cas d'ictère obstructif avant l'opération, un drainage ERCP ou PTCD doit être effectué avant l'opération.

***Prise en charge postopératoire***: Pour les patients présentant une fonction hépatique anormale, celle-ci doit être surveillée et ajustée après l'opération. Afin de prévenir la survenue d'une encéphalopathie hépatique, les complications potentielles telles que l'ascite, l'ictère, la malnutrition et la coagulopathie doivent être activement corrigées. Après l'opération, le réchauffement du patient est recommandé pour éviter la consommation de protéines, et la TPN doit être remplacée par une nutrition entérale dès que possible. Les antibiotiques préventifs peuvent être utilisés pour contrôler l'infection et les anti H2 pour prévenir l'ulcère de stress. Pour les patients dont la fonction de coagulation est anormale, la vitamine K et les produits sanguins peuvent être poursuivis après l'opération. Pour l'encéphalopathie hépatique, la prévention est le plus important. Les mesures préventives comprennent l'élimination active du sang pendant l'opération, le contrôle strict de l'apport en protéines et l'utilisation d'antibiotiques intestinaux non absorbés à action locale anti-infectieuse pour inhiber la propagation de la flore intestinale. En cas d'encéphalopathie hépatique, il est nécessaire d'interdire l'ingestion de protéines, de corriger l'alcalose et l'hypokaliémie et prescrire du lactulose oralement afin de réduire la production d'ammoniac.

## 3.6   Maladie coronarienne

***Traitement préopératoire***: Le risque d'opération et le principe de traitement varient en fonction de la gravité de la maladie coronarienne. La chirurgie peut augmenter le risque d'ischémie myocardique aiguë péri-opératoire pour les patients souffrant d'angor stable; par conséquent, la situation des patients doit être ajustée en conséquence et la chirurgie élective doit être effectuée avec le consentement des patients au bon moment. La durée de l'opération doit être raccourcie et les traumatismes réduits. Les facteurs évocateurs d'un risque d'événement cardiaque postopératoire sont l'élévation du segment persistante et le changement d'onde T sur l'ECG et l'hypertension associée en même temps. Les facteurs qui augmentent le risque d'insuffisance cardiaque aiguë sont l'hypertrophie cardiaque, le rapport cardio-thoracique >0,55, la fraction d'éjection ventriculaire gauche <0,4 et les antécédents d'infarctus du myocarde ou d'insuffisance cardiaque. Pour les patients souffrant d'angine de poitrine dans les 4 semaines précédentes, le risque d'infarctus aigu du myocarde est plus élevé pendant la période péri-opératoire; la chirurgie doit donc être retardée de principe et une consultation en cardiologie doit être programmée. La chirurgie pourrait alors être considérée comme possible lorsque la maladie est stable. Pour les patients ayant présenté un infarctus du myocarde dans les 6 mois, seule la chirurgie d'urgence peut être recommandée.

***Prise en charge postopératoire***: la chirurgie peut induire un stress cardiaque supplémentaire avec une augmentation concomitante de la demande en oxygène du myocarde pouvant entraîner une ischémie myocardique, en particulier chez les patients atteints d'une maladie coronarienne préexistante. Par conséquent, les patients souffrant de coronaropathie doivent être étroitement surveillés en postopératoire pour les fonctions circulatoire et respiratoire, l'équilibre hydro-électrolytique respecté afin de prévenir l'infarctus aigu du myocarde. La prévention l'emporte sur le traitement. Il est recommandé de surveiller l'électrocardiogramme en continue chez les patients présentant un infarctus du myocarde dans la semaine suivant l'opération. Dans le même temps, il faut faire attention à l'ajustement de l'hypertension et de la tachycardie, à prévenir l'hypovolémie et à prévenir une déshydratation et une hypokaliémie. De plus, l'apport d'oxygène est important pour améliorer la fonction myocardique et réduire l'incidence de l'infarctus du myocarde. En cas d'hypotension soudaine et inexpliquée, de dyspnée, de cyanose, d'arythmie ou de signes d'insuffisance cardiaque congestive chez des patients opérés atteints de coronaropathie, l'infarctus du myocarde doit être le premier diagnostic à évoquer. L'ECG doit être vérifié immédiatement en combinaison avec un dosage sérique de la troponine-T pour donner le diagnostic exact et un traitement rapide.

La correction préopératoire des pathologies associées est importante, mais de nombreuses maladies chroniques ont provoqué des lésions organiques irréversibles. Par conséquent, toutes les pathologies associées ne peuvent pas être améliorées complètement pour un retour à la normale avant l'opération. Trop d'importance accordée au traitement chirurgical rapide et à l'importance d'une rémission complète de la maladie concomitante n'est pas scientifique. Nous devons considérer que l'ajustement de la maladie concomitante péri-opératoire doit être parfait et différent d'un patient à l'autre. Pour les patients qui subiront des chirurgies et qui ont des pathologies concomitantes et des contre-indications, le médecin doit choisir des stratégies en fonction des différents facteurs. Les principes de base doivent être respectés et la volonté des patients de choisir un traitement et d'accepter les risques associés doit être respectée.

## 4    Préparation psychologique

L'anxiété préopératoire est courante et peut résulter du manque de connaissance de la maladie, de la peur d'une intervention chirurgicale ou d'autres problèmes propres à chaque patient. Le personnel médical doit être compétent en matière de prise en charge psychologique. Les préoccupations habituelles des patients avant l'opération comprennent la peur de l'opération, le manque de familiarité avec l'anesthésie, le degré de douleur et l'angoisse vis à vis de la maladie. Le moyen le plus efficace de résoudre ces problèmes est de diminuer l'anxiété et d'améliorer le sentiment de sécurité des patients.

Le personnel médical peut prendre des mesures appropriées pour soulager l'anxiété, la tension, la peur, la dépression, le pessimisme et autres réactions psychologiques indésirables des patients en assurant un repos adéquat et en dispensant une éducation. Aider le patient à gérer ses attentes, en particulier avec les analgésiques, permettra une période de récupération plus douce.

Les médecins et les infirmières doivent être cohérents dans leur message au patient; sinon, cela augmentera la réaction psychologique indésirable du patient, diminuant sa confiance dans le traitement. Si le patient est sujet à l'anxiété, il pourrait être utile d'aborder la discussion du risque de la chirurgie et des complications postopératoires avec toute la famille, après avoir obtenu l'accord du patient. Et lorsque l'anxiété sévère persiste malgré les efforts de l'équipe médicale pour soulager le patient, on peut envisager des anxiolytiques légers dans la période péri-opératoire.

## 5    Indications et contre-indications de « NOSES » pour le cancer colorectal

« NOSES » est réalisée sur la base des techniques de chirurgie laparoscopique conventionnelle. À l'exception des voies d'extraction des pièces opératoires et de la méthode de reconstruction du tube digestif, il n'y a pas de différence entre le « NOSES » et la chirurgie laparoscopique sur le type de résection intestinale, la dissection des ganglions lymphatiques et les plans de dissection. Par conséquent, les indications de la chirurgie « NOSES » doivent répondre aux règles de la chirurgie laparoscopique conventionnelle. En outre, étant donné que les techniques « NOSES » impliquent un certain nombre de gestes particuliers, les procédures « NOSES » ont également leurs propres indications. L'expérience de l'auteur dans les techniques « NOSES », lui permet de dire que les indications spécifiques incluent le degré d'infiltration tumoral qui devrait être T2-T3 et le diamètre circonférentiel des pièces opératoires <3 cm du rectum et du vagin <5 cm. Les contre-indications sont les tumeurs localement avancées, le volume tumoral trop important et l'obésité. De plus, nous ne recommandons pas « NOSES » pour les patients en chirurgie d'urgence.

Bien sûr, ce qui suit ne sont pas des indications complètement absolues. Dans notre travail clinique, nous ne pouvons pas être trop dogmatiques et rigides mais flexibles pour choisir le bon cas en fonction de la situation réelle du patient. Par exemple, pour les patientes présentant un relâchement du sphincter anal ou pour les femmes âgées ayant connu de nombreuses grossesses, les indications chirurgicales peuvent également être considérées comme élargies de manière appropriée. Le bénéfice maximal des patients ne peut être assuré que lorsque les problèmes spécifiques sont bien analysés.

## 6    Procédures aseptiques et la technique du « No Touch » dans le « NOSES » pour le cancer colorectal

À ce jour, « NOSES » en est encore à ses débuts et la technologie présente encore des lacunes qui doivent être progressivement améliorées. Parmi ces défauts, le plus important est le contrôle précis des procédures d'aseptie et carcinologiques. « NOSES » implique un certain nombre de gestes, tel que l'ouverture du tube digestif en intra-abdominal et l'insertion de l'enclume dans la cavité abdominale, qui imposent de respecter les procédures d'aseptie. Nous avons cumulé un grand nombre d'interventions et d'expérience, y compris dans la préparation colique préopératoire, dans l'utilisation peropératoire d'un iodophore salin (Fig.2.1 et Fig.2.2), l'utilisation intra-abdominale de compresses iodophore, la désinfection de l'incision intestinale et le nettoyage de lumière intestinale avec une mèche de gaze iodophore (Fig.2.3).

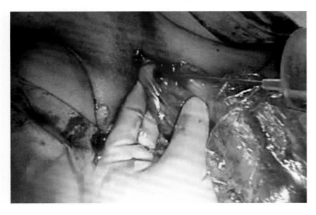

**Fig.2.1    Irrigation colo-rectale par voie extra-abdominale transanale**

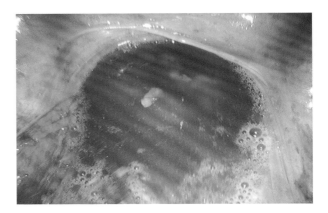

**Fig.2.2    Irrigation colo-rectale par voie extra-abdominale transanale**

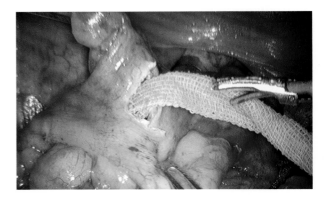

**Fig.2.3    La lumière intestinale est désinfectée avec une mèche iodo-formée**

Désinfectez l'extrémité de la fermeture intestinale avec une mèche de gaze iodée (Fig.2.4). Faire bon usage de la compresse, de la compresse iodée et de l'aspirateur lorsque l'enclume est retirée de la lumière intestinale (Fig.2.5). L'utilisation appropriée de l'aspiration peut réduire le débordement du contenu intestinal et la contamination de la cavité abdominale (Fig.2.6). De plus, parmi les 230 cas de la chirurgie « NOSES » dans notre centre, un seul cas a développé une infection abdominale postopératoire, et le patient s'est rétabli après un drainage local et une antibiothérapie systémique. Ce résultat prouve que « NOSES » répond complètement au principe de l'opération aseptique tant que la préparation complète et les compétences chirurgicales de l'équipe sont présents.

En outre, « NOSES » a également mis en avant son intérêt dans les pathologies non tumorales, et dans la pratique clinique « NOSES », nous augmentons régulièrement les indications dans ces pathologies. La technique de placement des enclumes et les mesures et indications préventives doivent être strictement maîtrisés pour « NOSES IA ». Un manchon protecteur stérile en plastique est inséré dans la lumière rectale au-dessus de la tumeur, puis l'enclume est poussée dans la lumière intestinale au-delà de la tumeur. À cet égard, nous avons apporté quelques améliorations, à savoir la méthode « NOSES IB ». Cette méthode ne concerne pas la chirurgie non tumorale, mais son coût opératoire est plus élevé.

La compression et l'essorage de la pièce opératoire peuvent provoquer la propagation de la

tumeur. Les mesures suivantes doivent être prises pour prévenir la propagation de la tumeur: (1) disséquer complètement les ganglions lymphatiques et les vaisseaux sanguins, de sorte qu'il n'y ait pas de dissémination par le flux sanguin; (2) la ligne de section à 10 cm au-dessus de la tumeur; (3) l'intestin à réséquer est retiré de la cavité abdominale à travers un manchon protecteur plastique stérile qui pourra protéger la cavité abdominale des risques septique et tumoraux; et (4) la compression dans l'anus ou le vagin est faible et le temps de passage est généralement de 2 à 3 minutes. Ainsi, la possibilité de dissémination de cellules tumorales dans la paroi abdominale est faible. Parce que le segment intestinal dans la cavité abdominale est libre, la chirurgie « NOSES », la chirurgie ouverte et la chirurgie laparoscopique conventionnelle respectent également strictement les principes oncologiques de contaminations tumorales. Ces pratiques seront discutées dans les chapitres suivants. L'application de la housse de protection plastique stérile dans toute la série de chirurgie « NOSES » joue un rôle très important (Fig.2.7 et Fig.2.8).

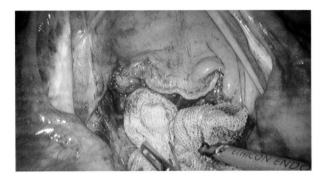

Fig.2.4    L'extrémité du moignon rectal agrafé est désinfectée avec une compresse iodée

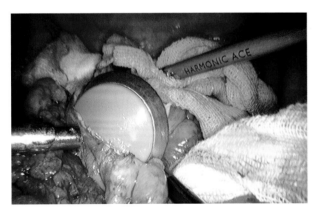

Fig.2.5    Désinfection de l'enclume de l'agrafeuse

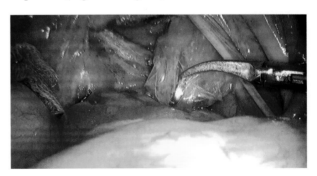

Fig.2.7    Manchon stérile en plastique introduit dans la cavité abdominale à travers l'anus

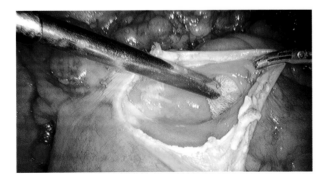

Fig.2.6    Aspiration du contenu intestinal lors de son ouverture

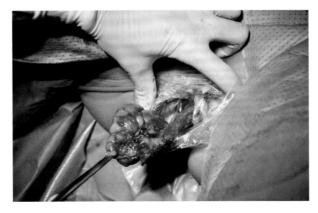

Fig.2.8    Extraction de la pièce opératoire à travers un manchon stérile

# Résection Laparoscopique des Cancers du Bas Rectum Avec Extraction Transanale ( NOSES ⅠA et NOSES ⅠB )

Xishan Wang, Zheng Liu, and Lei Yu

« NOSES Ⅰ» convient principalement aux patients atteints de petites tumeurs localisées dans le bas rectum. Comparé à la chirurgie laparoscopique conventionnelle du cancer du bas rectum, « NOSES Ⅰ» n'a aucune différence concernant la dissection des ganglions lymphatiques ou l'étendue de la résection. Les principales différences sont la reconstruction du circuit digestif et l'extraction des spécimens. Les principales techniques opératoires de « NOSES Ⅰ» associent l'extraction des spécimens par voie transanale et l'anastomose totalement laparoscopique entre le côlon sigmoïde et le rectum ou le canal anal. De plus, cette technique peut diminuer le risque de marge distale positive en permettant une meilleure visualisation entre le bord tumoral inférieur et la ligne pectinée. Il peut également améliorer la possibilité d'anastomose très basse. À l'heure actuelle, « NOSES Ⅰ» comprend deux approches de reconstruction du tube digestif, à savoir « NOSES ⅠA » et « NOSES ⅠB ». Il existe de légères différences entre les deux approches. « NOSES ⅠA » utilise la technique du « No Touch », mais « NOSES ⅠB » n'utilise pas la technique du « No Touch », par conséquent, l'indication de « NOSES ⅠB » est plus large que NOSES ⅠA. Les deux approches ont une récupération rapide et des résultats cosmétiques excellents.

## 1 Indications et contre-indications

### 1.1 Indications (Fig.3.1, Fig.3.2 et Fig.3.3)

1. Tumeur située dans le bas rectum.
2. Tumeur ulcérée infiltrante, l'étendue de l'invasion doit être inférieure à 1/2 cercle de la paroi intestinale.

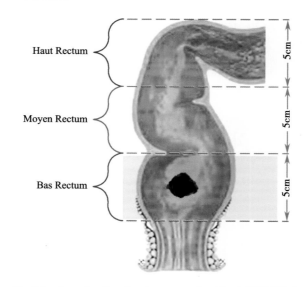

Fig.3.1 Localisation des tumeurs adaptées à NOSES Ⅰ

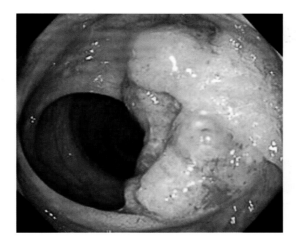

Fig.3.2  *Colonoscopie*: Tumeur infiltrante et ulcérée à 3–5 cm de l'anus. Tumeur de 3 cm diamètre

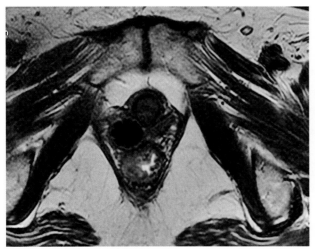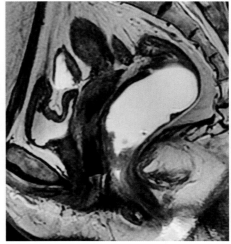

Fig.3.3  *IRM*: Femme, T3, tumeur à 2,0 cm de la marge anale; Tumeur de 2,7 cm de diamètre

3. Tumeur sous-muqueuse de diamètre inférieur à 3 cm.

4. Distance entre la marge tumorale distale et la ligne pectinée comprise entre 2 à 5 cm.

## 1.2  Contre-indications

1. Envahissement supérieur à la moitié de la circonférence de la paroi intestinale.

2. Diamètre de la tumeur supérieur à 3 cm.

3. Adénocarcinome mucineux ou carcinome à cellules en bague à chaton et pathologie incertaine de la marge tumorale inférieure.

4. Obésité importante (IMC>35 kg/m$^2$).

## 2  Anesthésie, position du patient, position des trocarts et position de l'équipe chirurgicale

## 2.1  Anesthésie

Anesthésie générale avec ou sans anesthésie péridurale.

## 2.2  Position du patient

Position de lithotomie modifiée avec la cuisse droite un peu abaissée (Fig.3.4).

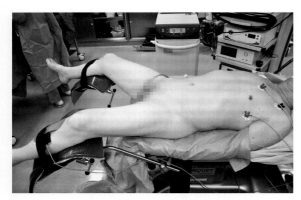

**Fig.3.4    Position du patient**

## 2.3    Position des trocarts

1. *Trocart A pour le laparoscope* (*10* mm)**:** dans l'ombilic.

2. *Trocart B pour le chirurgien* (*12* mm): sur le 1/3 externe entre l'épine iliaque supérieure antérieure droite et l'ombilic, ce qui facilite la manipulation dans le pelvis et facilite la mise en place de l'agrafeuse linéaire coupante.

3. *Trocart C pour le chirurgien* (5 mm): Sur le côté droit de l'ombilic, environ 10 cm, car un placement plus proche du trocart d'accès optique empêchera une vue d'ensemble claire du laparoscope.

4. *Trocart D pour l'assistant chirurgien* (5 mm): sur le 1/3 externe entre l'ombilic et l'épine iliaque supérieure antérieure gauche, ce site est propice à l'opération chirurgicale et à la mise en place de tubes de drainage.

5. *Trocart E pour l'assistant chirurgien* (5 mm): au croisement à hauteur de l'horizontale de l'ombilic et du bord externe du droit abdominal gauche (Fig.3.5).

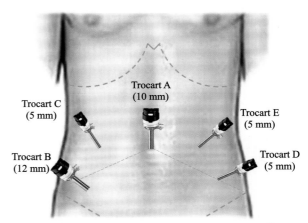

**Fig.3.5    Position des trocarts pour NOSES  I**

## 2.4    Position de l'équipe chirurgicale

L'opérateur se tient du côté droit du patient, l'assistant se tient du côté gauche et le caméraman se tient du même côté que l'opérateur (Fig.3.6).

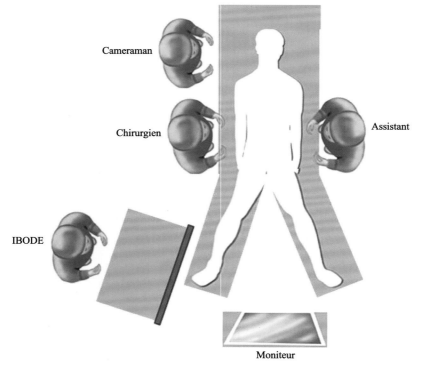

**Fig.3.6    Position de l'équipe chirurgicale**

### 2.5　Instruments spécifiques pour « NOSES Ⅰ A »

| | |
|---|---|
| Trocarts (1×10 mm, 1×12 mm, 3×5 mm) | 5 |
| Outil de dissection (bistouri à ultra-sons) | 1 |
| Agrafeuse linéaire coupante droite (60 mm) | 1 |
| Agrafeuse circulaire (29 mm) | 1 |
| Agrafeuse courbe linéaire coupante | 1 |
| Manchon plastique stérile | 1 |
| Dissecteur laparoscopique | 1 |
| Pinces laparoscopiques | 2–3 |

### 2.6　Instruments spécifiques pour « NOSES Ⅰ B »

| | |
|---|---|
| Trocarts (1×10 mm, 1×12 mm, 3×5 mm) | 5 |
| Outil de dissection (bistouri à ultra-sons) | 1 |
| Agrafeuse linéaire coupante droite (60 mm) | 2 |
| Agrafeuse circulaire (29 mm) | 1 |
| Agrafeuse courbe linéaire coupante | 1 |
| Dissecteur laparoscopique | 1 |
| Pinces laparoscopiques | 2–3 |

## 3　Procédures et compétences chirurgicales

### 3.1　Exploration et procédure chirurgicale

Sur la base d'un examen préopératoire détaillé et après une discussion avec l'équipe médico-chirurgicale, l'exploration peropératoire comprend principalement trois étapes:

#### 3.1.1　Exploration globale

Après avoir placé le laparoscope dans le trocart ombilical, nous recommandons une exploration globale de la cavité abdominale dans le sens des aiguilles d'une montre à partir du quadrant supérieur droit, afin de vérifier la cavité abdominale. Les organes vérifiés sont le foie, la vésicule biliaire, l'estomac, la rate, le grand omentum, le côlon, l'intestin grêle et le pelvis (Fig.3.7 et Fig.3.8).

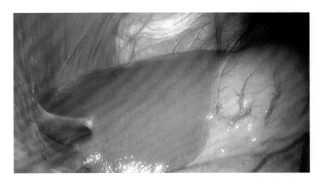

Fig.3.7　Foie et estomac

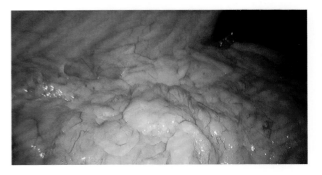

Fig.3.8　Grand omentum

#### 3.1.2　Exploration de la tumeur

Le cancer du bas rectum est situé sous la réflexion péritonéale (Fig.3.9), le chirurgien repère les limites de la tumeur par un toucher rectal combiné avec un instrument laparoscopique pour déterminer exactement l'emplacement, la taille, ainsi que la profondeur de l'infiltration de la tumeur (Fig.3.10).

#### 3.1.3　Exploration des structures anatomiques

Évaluation de l'anatomie du côlon sigmoïde, du rectum ainsi que du méso-côlon et des vaisseaux, pour déterminer la faisabilité de la résection chirurgicale (Fig.3.11 et Fig.3.12).

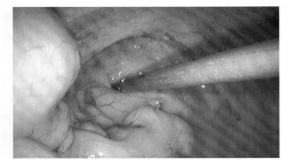

Fig.3.9    Examen de la tumeur

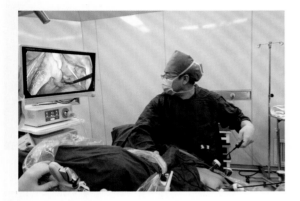

Fig.3.10    Toucher rectal peropératoire combiné à une
pince laparoscopique pour examen de la tumeur

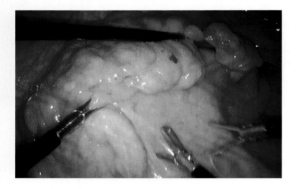

Fig.3.11    Exploration de la longueur du côlon sigmoïde
avec le méso-sigmoïde

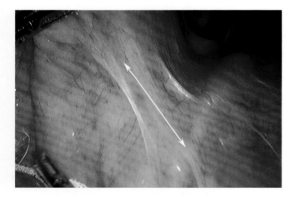

Fig.3.12    Exploration de la longueur des arcades
vasculaires du côlon sigmoïde

## 3.2    Dissection et mobilisation

### 3.2.1    Début de la Dissection

Après avoir établi le pneumopéritoine par le trocart ombilical, quatre autres trocarts sont placés dans des sites décrits précédemment. La patiente doit être incliné en position tête en bas (position de Trendelenburg) pour éloigner l'intestin grêle du pelvis. Une compresse de gaze peut également être utilisée pour écarter et protéger le grêle afin d'exposer totalement le site chirurgical. La dissection débute par une incision du péritoine 3 à 5 cm sous le promontoire sacré et à poursuivre l'incision vers le haut. L'incision du péritoine à ce niveau est idéale car il est relativement mince et facile à saisir (en particulier pour les patients obèses) (Fig.3.13 et Fig.3.14).

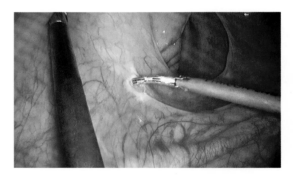

Fig.3.13    Début de la dissection

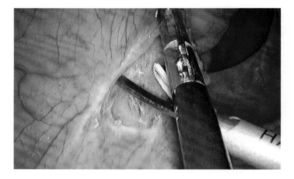

Fig.3.14    Entrée dans l'espace rétro-péritonéal

### 3.2.2    Section des vaisseaux mésentériques inférieurs

L'artère et la veine mésentériques inférieures sont exposées en écartant le méso-sigmoïde vers la gauche (par l'assistant). Ensuite, une fenêtre péritonéale est créée juste sous le pédicule vasculaire en utilisant une dissection douce atraumatique de bas en haut par approche médiale et latérale. Le chirurgien écarte le pédicule vasculaire et le méso-côlon vers l'avant avec une pince et agrandit la fenêtre à l'aide des ciseaux à ultra-sons (Fig.3.15). La vue par approche médiale permet une bonne visualisation de l'urètre gauche et des vaisseaux gonadiques (Fig.3.16). Les origines de l'artère et de la veine mésentériques inférieures doivent être soigneusement exposées, car les saignements ont tendance à se produire facilement avec la dissection (Fig.3.17 et Fig.3.18). La graisse entourant les vaisseaux est disséquée soigneusement pour faciliter la mise en place des clips et la section des vaisseaux (Fig.3.19 et Fig.3.20).

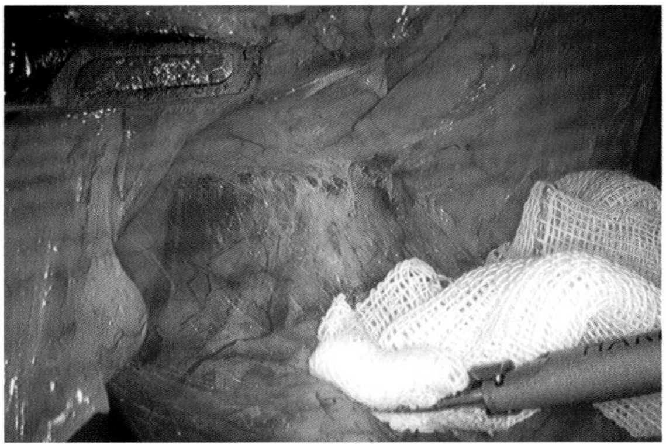

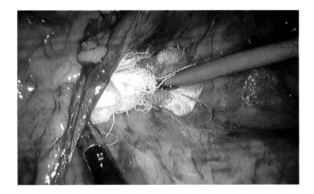

Fig.3.15    La fenêtre péritonéale est élargie par dissection douce

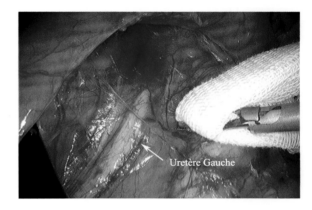

Fig.3.16    L'urètre gauche est repéré

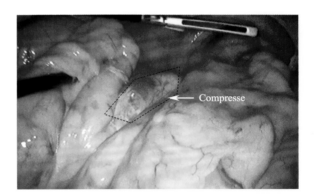

Fig.3.17    Une compresse est placée à l'arrière du méso-sigmoïde

Fig.3.18    La compresse est clairement visible à travers le méso-sigmoïde

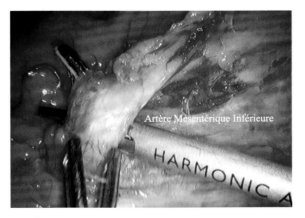

Fig.3.19    Les ganglions lymphatiques sont disséqués autour de la racine de l'artère mésentérique inférieure

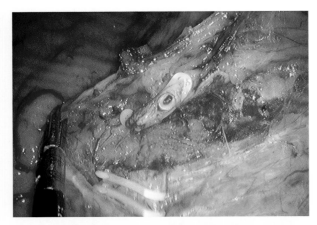

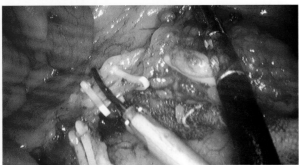

**Fig.3.20** (a) L'artère mésentérique inférieure est clippée et sectionnée. (b) La veine mésentérique inférieure est clippée et sectionnée

### 3.2.3    Dissection du mésorectum

Après la section des vaisseaux mésentériques inférieurs, l'assistant doit saisir doucement le méso-côlon près du moignon du pédicule vasculaire et l'écarter vers l'avant en utilisant la pince à préhension dans le trocart du quadrant supérieur gauche, facilitant ainsi l'exposition du champ opératoire. Ensuite, la dissection du méso-côlon sigmoïde est poursuivie de dedans en dehors sous les vaisseaux sectionnés jusqu'au niveau de l'artère iliaque primitive gauche (Fig.3.21) en identifiant et protégeant l'uretère et les vaisseaux génitaux gauches. Une compresse de gaze est placée sous le méso-côlon sigmoïde (Fig.3.22). Ensuite, le temps pelvien de l'opération peut commencer. Nous écartons le mésorectum postérieur en le poussant vers l'avant ouvrant ainsi l'espace pré-sacré (Holy plane) du haut vers le bas. Les nerfs hypogastriques supérieurs et le plexus nerveux pelvien distal sont soigneusement identifiés et protégés (Fig.3.23).

L'espace pré-sacré entre l'aponévrose propria du rectum et l'aponévrose pré-sacrale est élargi par une dissection franche et atraumatique (Fig.3.24 et Fig.3.25). La dissection du mésorectum se poursuit jusqu'aux niveau du coccyx; les deux parties du muscle releveur de l'anus deviennent visibles (Fig.3.26).

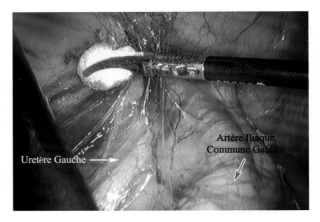

**Fig.3.21** Le méso-colon sigmoïde est toujours disséqué de dedans en dehors par approche médiale postérieure

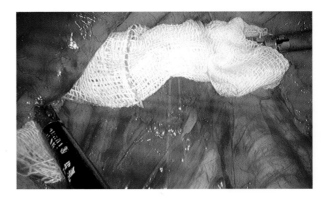

**Fig.3.22** Une compresse est placée sous le méso-colon sigmoïde libéré

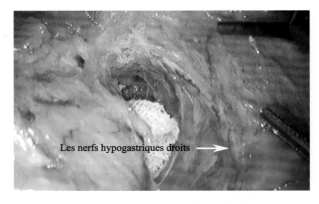

**Fig.3.23** Les nerfs hypogastriques droits et ses branches sont exposés

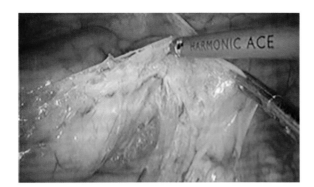

Fig.3.24    Ouverture de l'espace pré-sacré du milieu vers le côté droit

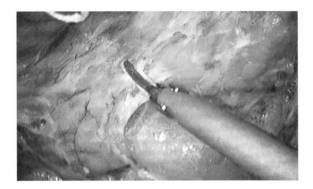

Fig.3.25    Ouverture de l'espace pré-sacré du milieu vers la gauche

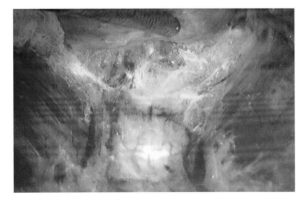

Fig.3.26    La dissection du mésorectum se poursuit vers le bas rectum jusqu'au niveau des muscles releveurs

### 3.2.4    La dissection de la face droite du rectum

Une fois le mésorectum postérieur libéré suffisamment, la dissection de la face droite du rectum est beaucoup plus facile. La vessie (chez l'homme) ou l'utérus (chez la femme) sont écartés vers l'avant à l'aide d'une pince à préhension introduite dans le trocart du quadrant inférieur gauche. Le rectum est écarté gentiment vers le côté gauche du pelvis en utilisant une pince à préhension introduite dans le trocart du quadrant supérieur gauche. Le chirurgien doit disséquer le côté droit du rectum jusqu'à la réflexion péritonéale (Fig.3.27) et ouvrir complètement la réflexion péritonéale de droite à gauche (Fig.3.28).

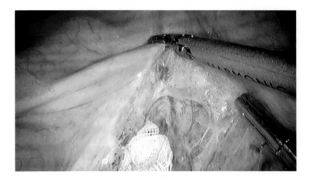

Fig.3.27    Le côté droit du rectum est disséqué

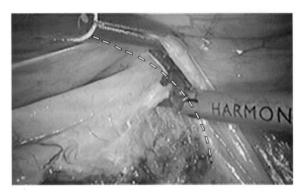

Fig.3.28    La réflexion péritonéale (cul de sac de Douglas) est incisée de droite à gauche

### 3.2.5    Mobilisation et dissection du côlon sigmoïde et de la face gauche du rectum

Les attaches latérales du côlon sigmoïde sont libérées et le côlon sigmoïde est complètement mobilisé (Fig.3.29). L'assistant écarte ensuite le côlon sigmoïde vers le côté droit. La compresse de gaze sur l'uretère est visible à travers le méso-sigmoïde (Fig.3.30). La dissection se déroule ensuite latéralement. L'uretère et/ou les vaisseaux génitaux sont identifiés et épargnés avec le plus grand soin contre d'éventuelles plaies. La mobilisation de l'angle splénique n'est généralement pas nécessaire dans la résection du cancer du bas rectum. Alors que le chirurgien continue à disséquer la face gauche du rectum jusqu'à la réflexion péritonéale (Fig.3.31 et Fig.3.32), l'assistant facilite la dissection en écartant le mésorectum vers le côté droit du pelvis.

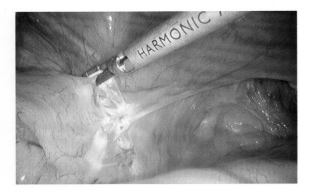

**Fig.3.29    La fixation latérale du côlon sigmoïde est incisée**

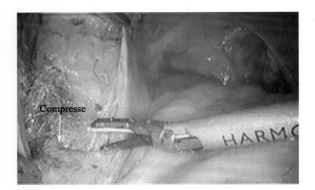

**Fig.3.30    Libération latérale du méso-sigmoïde déjà libéré par approche médiale postérieure**

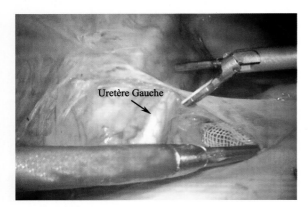

**Fig.3.31    Le côté gauche du mésorectum est incisé de haut en bas**

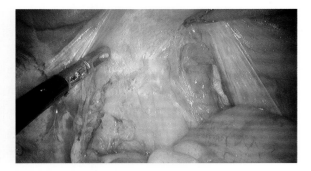

**Fig.3.32    La réflexion péritonéale est incisée, exposant le fascia de Denonvilliers**

### 3.2.6    Dissection rectale distale

Une fois le péritoine incisé à la réflexion péritonéale, la paroi vaginale postérieure (femme) ou les vésicules séminales (homme) sont exposées. Le rectum est écarté vers l'arrière du pelvis pour ouvrir l'espace rectal antérieur et faciliter l'identification et la dissection des éléments anatomiques. Nous disséquons toujours la paroi antérieure du rectum très bas. En repoussant la face droite du rectum médialement on incise le mésorectum jusqu'à la paroi latérale droite du rectum au niveau de la ligne de section choisie; les plaies de la paroi rectale doivent être évitées. De même, le mésorectum est disséqué sur le côté gauche, exposant la paroi rectale gauche pour rejoindre les lignes de dissection droite et gauche par l'arrière (Fig.3.33 et Fig.3.34).

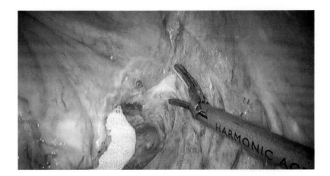

**Fig.3.33    Le côté droit de la paroi rectale est exposé**

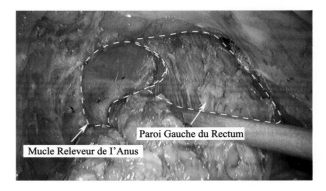

**Fig.3.34    Le côté gauche de la paroi rectale est exposé**

### 3.2.7    Sections proximales du côlon sigmoïde et du méso-côlon

Le côlon sigmoïde est écarté vers la gauche pour exposer le méso-côlon sigmoïde. Une compresse de gaze est placée sous le méso-côlon sigmoïde (Fig.3.35). L'étendue de la résection chirurgicale et la ligne de section intestinale proximale choisies sont évaluées visuellement (Fig.3.36). Le méso-côlon sigmoïde est incisé vers le haut jusqu'au bord de l'intestin au niveau de la future zone de section. Les vaisseaux sigmoïdes sont ligaturés puis sectionnés (Fig.3.37). Il n'est pas recommandé d'utiliser de clip vasculaire à proximité de la paroi intestinale. Il est souhaitable de retirer la graisse péri-sigmoïdienne et les franges omentales pour préparer l'extrémité de l'intestin sur 2 à 3 cm et faciliter l'anastomose (Fig.3.38).

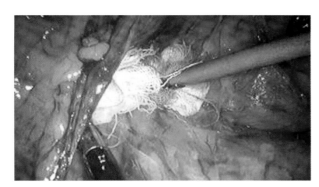

Fig.3.35    Une compresse est placée sous le méso-colon sigmoïde

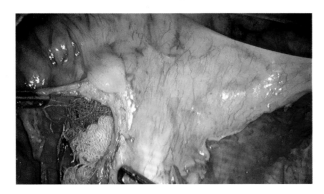

Fig.3.36    Le méso-colon sigmoïde est divisé jusqu'au bord de l'intestin

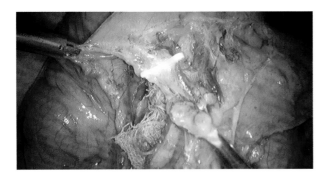

Fig.3.37    Les vaisseaux sigmoïdes sont clippés et sectionnés

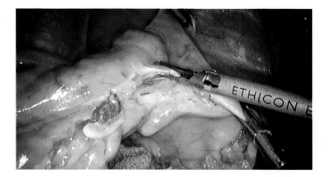

Fig.3.38    La paroi intestinale du côlon sigmoïde est exposée

## 3.3  Extraction des spécimens et reconstruction du tube digestif

### NOSES ⅠA

#### 3.3.1    Extraction de la pièce opératoire

Après une légère dilatation du canal anal, le manchon en plastique stérile est inséré dans le rectum, jusqu'à ce que le bord supérieur du manchon soit à plus de 5 cm au-dessus du bord supérieur de la tumeur. L'enclume est ensuite introduite dans la lumière intestinale à travers le manchon dans le sigmoïde au-delà de la ligne de section supposée du côlon sigmoïde (Fig.3.39 et Fig.3.40). La section proximale de l'intestin est réalisée ensuite en introduisant l'agrafeuse linéaire coupante munie d'une cartouche de 60 mm à travers le trocart du quadrant inférieur droit (Fig.3.41) sous l'enclume à l'intérieur du côlon sigmoïde. La compresse de gaze iodée est utilisée pour désinfecter les deux côtés de l'agrafage. Une grande pince est réintroduite dans la lumière intestinale à travers le canal anal dans le manchon en plastique pour saisir le moignon colorectal le tracter doucement à travers l'anus (Fig.3.42 et Fig.3.43). Le spécimen retourné est lavé par voie extra-abdominale avec une solution cytotoxique (par exemple, 1% de povidone-iodée, 500 ml). La section rectale distale est réalisée par voie extra-abdominale à l'aide de l'agrafeuse coupante courbe appliquée sur le rectum retourné, en veillant à conserver 1 à 2 cm de marge tumorale distale, et le spécimen est ensuite retiré (Fig.3.44). Le moignon rectal est ensuite repoussé à travers l'anus dans la cavité pelvienne.

### 3.3.2 Reconstruction du circuit digestif

Après la dilatation anale, l'irrigation rectale est effectuée en utilisant une solution cytotoxique (par exemple, 1% de povidone-iode, 500 ml). Ensuite,

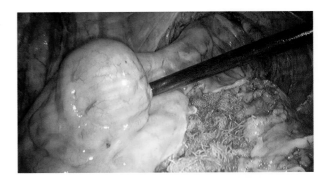

**Fig.3.40    L'enclume est dans le côlon sigmoïde**

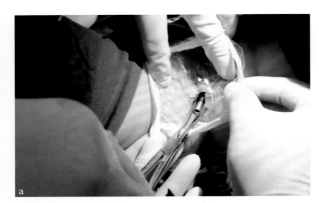

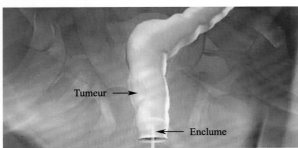

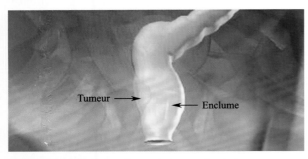

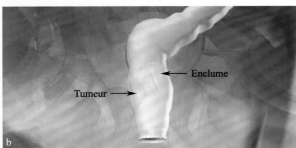

**Fig.3.39    (a) L'enclume est introduite dans l'anus. (b) L'enclume est poussée dans le côlon sigmoïde (NOSES I A)**

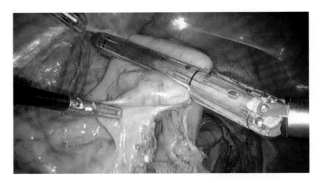

**Fig.3.41    La division du côlon sigmoïde est réalisée par agrafage linéaire sous l'enclume**

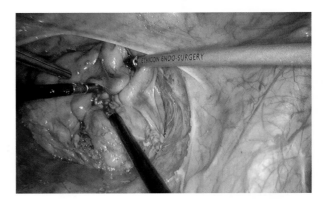

**Fig.3.42    Le segment intestinal est extrait par l'anus**

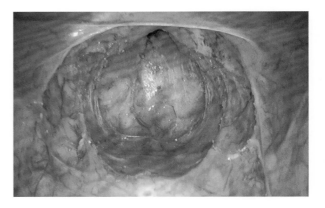

**Fig.3.43    Vue du bassin après extraction du spécimen**

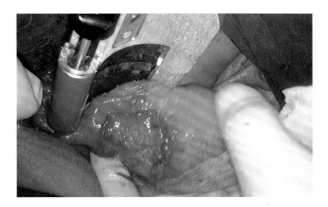

Fig.3.44　Le bas rectum est sectionné en dehors
après retournement à travers l'anus

la tige centrale de la tête d'enclume est extraite
de la lumière intestinale proximale (Fig.3.45).
L'agrafeuse circulaire est introduite par voie
transanale et une anastomose termino-terminale
est réalisée avec beaucoup de soin, en vérifiant
que les tissus environnants ne soient pas
pris dans l'anastomose (Fig.3.46, Fig.3.47 et
Fig.3.48).

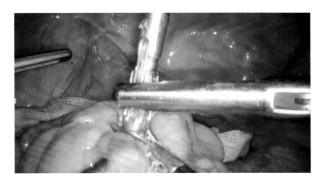

Fig.3.45　L'axe de l'enclume est
extériorisé du côlon sigmoïde

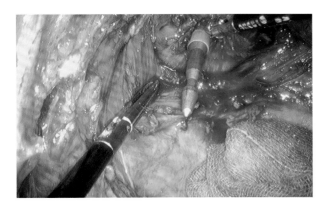

Fig.3.46　L'agrafeuse circulaire est introduite
par voie transanale

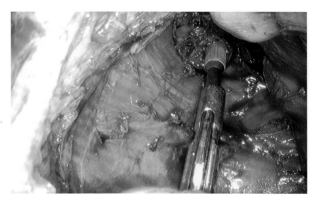

Fig.3.47　Une anastomose de
termino-terminale est réalisée

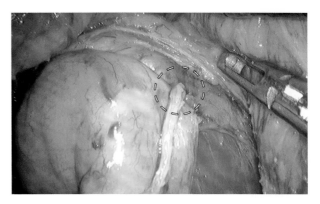

Fig.3.48　« Triangle du risque »

## NOSES ⅠB

### 3.3.1　Extraction de la pièce opératoire

Après la dilatation douce de l'anus, la section
proximale de l'intestin est réalisée en introduisant
l'agrafeuse linéaire coupante munie d'une cartouche
de 60 mm à travers le trocart du quadrant inférieur
droit (Fig.3.49).

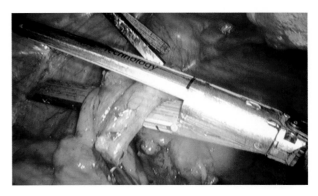

Fig.3.49　La section du côlon sigmoïde est
réalisée (NOSES I B)

Une compresse de gaze iodée est utilisée pour désinfecter les moignons proximaux et distaux. Une grande pince est réintroduite dans la lumière intestinale à travers le canal anal pour saisir le moignon colorectal et le tirer doucement à travers l'anus (Fig.3.50). Le chirurgien fait une incision sur la paroi rectale extra-abdominale au-dessus de la tumeur (Fig.3.51). Ensuite, l'enclume est introduite dans la cavité pelvienne à partir de l'incision sur la paroi rectale (Fig.3.52). Le spécimen retourné est rincé par voie extra-abdominale avec une solution cytotoxique (par exemple, 1% de povidone-iodée, 500 ml). La section rectale distale est réalisée par voie extra-abdominale à l'aide d'une agrafeuse coupante linéaire courbe en gardant une marge tumorale distale de 1 à 2 cm (Fig.3.53 et Fig.3.54), puis l'échantillon est retiré. Le moignon rectal est repoussé dans la cavité pelvienne à travers l'anus.

### 3.3.2    Reconstruction du circuit digestif

Le chirurgien fait une incision à minima sur le moignon du côlon sigmoïde; une compresse de gaze

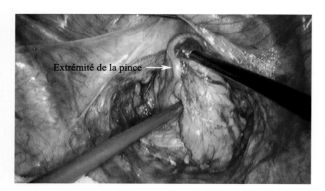

Fig.3.50    Le spécimen est extrait par voie transanale et le rectum retourné

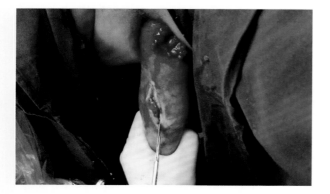

Fig.3.51    Le chirurgien fait une incision sur la paroi rectale extra-abdominale

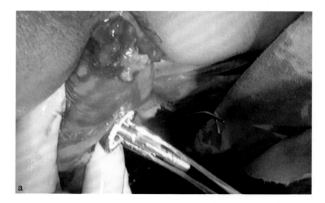

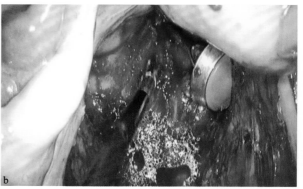

Fig.3.52    (a) L'enclume est introduite dans la cavité pelvienne à partir de l'incision. (b) L'enclume est introduite dans la cavité pelvienne par l'incision

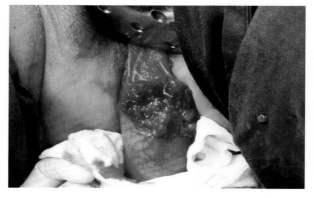

Fig.3.53    La tumeur rectale est exposée sous la vision directe

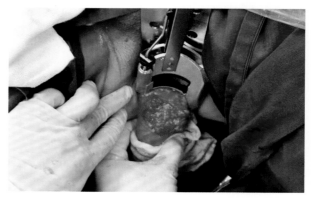

Fig.3.54    Section du rectum inversé en extra-abdominal

iodée est utilisée pour désinfecter l'incision (Fig.3.55). L'enclume est ensuite introduite dans la lumière du côlon sigmoïde (Fig.3.56). L'agrafeuse linéaire droite de 60 mm est utilisée pour fermer l'incision (Fig.3.57). La tige centrale de l'enclume est extraite de la lumière intestinale proximale (Fig.3.58). Une anastomose de type termino-terminale est ensuite effectuée très soigneusement, en vérifiant que les tissus environnants ne sont pas pris dans l'anastomose (Fig.3.59). L'intégrité des collerettes proximale et distale est vérifiée. Un test à l'air est effectué pour vérifier l'absence de fistule anastomotique. Nous recommandons la mise en place de deux drains au contact de la zone anastomotique, un de chaque côté de la cavité pelvienne (Fig.3.60 et Fig.3.61). Pour les patients atteints d'un cancer du rectum qui ont eu une chirurgie d'anastomose ultra-basse, cette dernière doit être sérieusement contrôlée et l'agrafage renforcé par une suture par voie endo-anale (Fig.3.62).

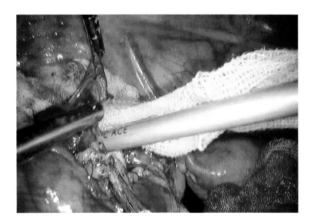

**Fig.3.55**　Une mèche iodée est utilisée pour désinfecter l'incision sur la paroi du côlon sigmoïde

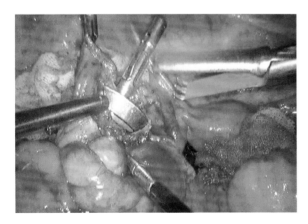

**Fig.3.56**　L'enclume est introduite dans la lumière intestinale du côlon sigmoïde

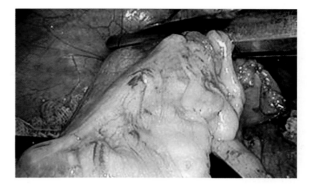

**Fig.3.57**　L'agrafeuse linéaire droite de 60 mm est utilisée pour fermer l'incision sous l'enclume

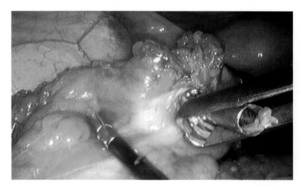

**Fig.3.58**　L'axe central de l'enclume est extériorisé de la lumière intestinale près de la ligne d'agrafes

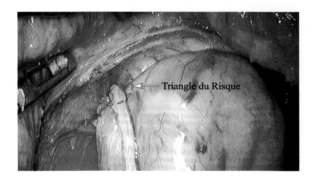

Triangle du Risque

**Fig.3.59**　Une anastomose termino-terminale est ensuite réalisée

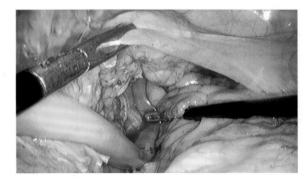

**Fig.3.60**　Un tube de drainage de drainage est placé sur le côté gauche de la cavité pelvienne

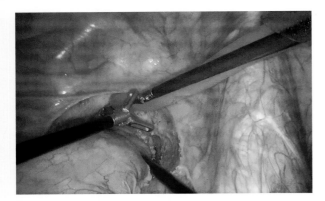

Fig.3.61    Un tube de drainage est placé sur le
côté droit de la cavité pelvienne

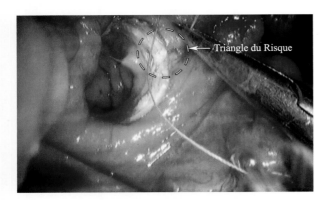

Fig.3.62    Renforcement de l'anastomose par
une suture extra-abdominale

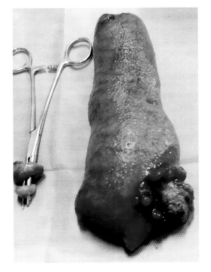

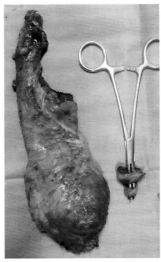

Fig.3.64    L'affichage de la pièce rectale

### 3.4   Vue de la paroi abdominale et du spécimen (Fig.3.63 et Fig.3.64)

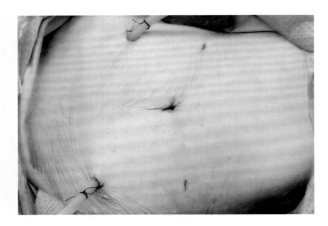

Fig.3.63    Vue de la paroi abdominale en
fin d'intervention

## 4    Les points importants de l'opération

### 4.1   Anatomie du rectum et définitions des anastomoses basses et ultra-basses après résection rectale

Actuellement, les critères de segmentation du rectum ne sont pas très clairs: traditionnellement l'anatomie du rectum commence à la ligne de réflexion péritonéale du tube digestif distal et le rectum est divisé en 3 segments avec le péritoine ne couvrant seulement les 2/3 tiers supérieurs du rectum. Le rectum pourrait également être divisé en rectum intra-péritonéal et rectum extra-péritonéal. La distance entre la réflexion péritonéale et la ligne pectinée est d'environ 7–9 cm chez l'homme et 5–7,5 cm chez la femme. Cependant, le chirurgien se préoccupe davantage de savoir si le sphincter anal peut être préservé ou non. En conséquence, le rectum est généralement divisé en fonction de la distance entre le bord inférieur de la tumeur et la ligne pectinée, y compris le rectum supérieur (10-15 cm), le rectum moyen (6–10 cm) et le rectum inférieur (3–6 cm). Il est d'usage de considérer le tiers inférieur du rectum comme le bas rectum; une autre conception plus intuitive du rectum inférieur est la zone où l'examen rectal que le doigt peut atteindre.

Nous suggérons que la segmentation rectale soit basée sur la ligne pectinée. La ligne pectinée est considérée comme un repère anatomique fixe, qui est la jonction de l'endoderme et de l'ectoderme du rectum. La ligne pectinée avec sa partie supérieure de 1,5 cm joue un rôle important dans le contrôle de la défécation. La ligne pectinée est non seulement facile à mesurer, mais également disponible pour former des classifications pour la pratique clinique. Par conséquent, nous privilégions la segmentation rectale comme suit: à moins de 5 cm de la ligne pectinée se trouve le rectum inférieur, 5 à 10 cm au rectum moyen, plus de 10 cm au rectum supérieur (Fig.3.65). De même, avec la ligne pectinée comme point de repère anatomique, nous proposons également un nouveau critère d'anastomose basse et ultra-basse de la résection rectale, une anastomose basse est définie à 2–5 cm au-dessus de la ligne pectinée, et une anastomose ultra-basse est définie comme à moins de 2 cm de la ligne pectinée (Fig.3.66). Bien que l'emplacement de la ligne pectinée soit constant, il ne peut pas être mesuré à partir de la surface de l'anus. Par conséquent, le chirurgien doit utiliser un écarteur anal pour exposer la ligne pectinée pour vérifier l'anastomose. En général, le cancer rectal supérieur peut être traité par la chirurgie en préservant le sphincter anal. Pour le cancer rectal inférieur, le choix de l'approche chirurgicale doit être basée sur les conditions spécifiques du patient, telles que la taille, le poids, le sexe, le type de pathologie, le stade T (normes TNM) et d'autres facteurs. L'évaluation complète est

difficile à réaliser et nécessite un examen préopératoire détaillé pour obtenir un diagnostic précis. Même ainsi, l'approche chirurgicale spécifique doit encore être déterminée en peropératoire pour certains patients.

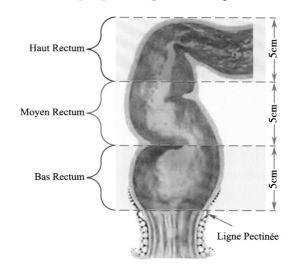

**Fig.3.65    Segmentation du rectum**

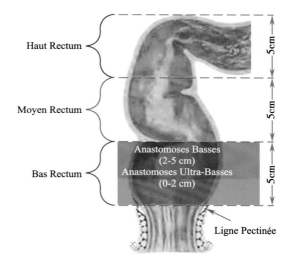

**Fig.3.66    Niveaux des anastomoses basses et ultra-basses**

---

**4.2    Technique de préservation du « Pont Vasculaire » de l'artère rectale supérieure dans les anastomoses basses et ultra-basses après résection rectale**

La bonne vascularisation est un facteur crucial pour la réussite d'une anastomose digestive surtout en préservant le sphincter anal. Après la reconstruction du circuit digestif, le flux sanguin du rectum distal sera réduit. Par conséquent, il est essentiel de déterminer si l'artère rectale supérieure doit être préservée pour fournir un flux sanguin suffisant à l'anastomose. L'apport sanguin pour l'anastomose est étroitement associé à technique chirurgicale. Le flux sanguin du côlon et du rectum provient directement des vaisseaux marginaux. La protection des vaisseaux marginaux est la clé pour assurer un apport sanguin suffisant à la paroi intestinale. La région de « Sudeck » entre l'artère sigmoïde et l'artère rectale présente un risque élevé d'être endommagée lors d'une résection rectale et doit être soigneusement préservée.

***Préservation du « Pont Vasculaire » de l'artère rectale supérieure***: après résection des ganglions lymphatiques, l'artère mésentérique inférieure sera ligaturée à l'intérieur de la gaine vasculaire. La technique du « Pont Vasculaire » est la suivante: l'artère mésentérique inférieure est squelettisée jusqu'à l'origine de l'artère sigmoïde, et l'artère rectale supérieure est ligaturée au-delà de cette branche, pour assurer un apport sanguin suffisant de l'intestin proximal grâce à la préservation de la partie proximale de l'artère mésentérique inférieure et de l'artère du côlon sigmoïde (Fig.3.67). Cette technique de « ligature distale » de l'artère mésentérique inférieure est proposée dans les résections rectales oncologiques pour augmenter efficacement la vascularisation au niveau de l'anastomose. Cette technique pourrait également augmenter la possibilité de préservation du sphincter anal pour les patients atteints d'un cancer du bas rectum avec un méso-côlon court.

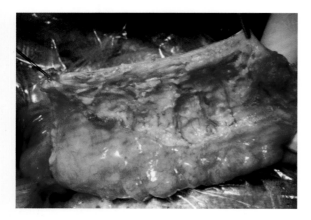

**Fig.3.67** L'affichage de « l'arcade vasculaire » sur l'artère rectale supérieure

## 4.3 Les avantages et les inconvénients de la réalisation d'une stomie protectrice en chirurgie d'anastomoses colorectales basses et ultra-basses

Dans la chirurgie des anastomoses rectales basses et ultra-basses, la fistule anastomotique est l'une des complications les plus graves. La stomie de temporaire peut jouer le rôle de protection en dérivant temporairement le flux fécal et diminuer le risque de fistule anastomotique en réduisant le contenu et la pression au niveau de l'anastomose. En fait elle diminue surtout la gravité des complications locales. Cependant, les facteurs de risques déterminants des fistules comprennent principalement la suture sans tension permettant un apport sanguin anastomotique suffisant, l'infection locale et l'état nutritionnel du patient. La stomie protectrice ne peut pas fondamentalement améliorer ces facteurs de risques. De plus, la stomie protectrice elle-même peut présenter diverses complications, telles que la rétraction, la hernie, l'infection, la nécrose, etc. La chirurgie de la stomie de dérivation a donc une morbidité propre comme une sténose anastomotique, une occlusion intestinale et une infection de l'incision.

D'après notre expérience, il n'est pas recommandé d'effectuer systématiquement une stomie protectrice pour les anastomoses colorectales basses ou ultra-basses, d'autant plus qu'existe des risques de morbidité à distance comme fistule anastomotique, occlusion intestinale surtout chez les patients en mauvais état nutritionnel, infectés et ayant bénéficié d'une radio-chimiothérapie néo-adjuvante. De plus, pour les patients qui bénéficient d'une stomie protectrice, il est nécessaire de dilater régulièrement le rectum ou faire un lavage rectal pour éviter la sténose anastomotique et la fermeture intestinale causées par la cicatrisation locale et l'exclusion fécale.

# Chapitre 4

# Résection Laparoscopique des Cancers du Moyen Rectum Avec Extraction Transanale (NOSES Ⅱ)

Xishan Wang, Zheng Liu, and Meng Wang

« NOSES Ⅱ» est principalement adapté aux patients présentant des petites tumeurs du moyen rectum. Comme pour la résection radicale laparoscopique du cancer du moyen rectum, « NOSES Ⅱ» doit respecter les principes de l'excision totale du méso-rectum (ETM/TME) décrite par Heald. Les principales procédures opératoires de « NOSES Ⅱ» comprennent l'extraction des spécimens par voie transanale et une anastomose totalement laparoscopique entre le côlon sigmoïde et le rectum distal. Le temps d'extraction dans la technique « NOSES Ⅱ» comprend l'ouverture de la lumière intestinale par laparoscopie (1) et l'extraction du rectum réséqué par l'anus (2). Cette technique nécessite une bonne synchronisation entre le chirurgien et son assistant pendant le geste. De plus, les principes d'aseptie et oncologique doivent être strictement respectés.

## 1 Indications et contre-indications

### 1.1 Indications (Fig.4.1, Fig.4.2 et Fig.4.3)

1. La tumeur est située dans le rectum moyen.

2. Le diamètre de la tumeur doit être inférieur à 3 cm.

3. La tumeur ne doit pas envahir la séreuse.

### 1.2 Contre-indications

1. Volumineuse tumeur difficile à extraire par voie transanale.

2. Côlon sigmoïde et son méso trop courts.

3. Mésorectum épais.

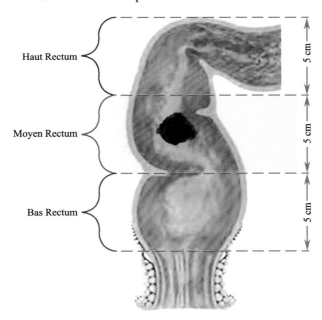

Haut Rectum
Moyen Rectum
Bas Rectum
5 cm
5 cm
5 cm

Fig.4.1 Localisation des tumeurs adaptées à NOSES Ⅱ

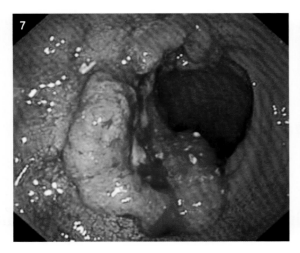
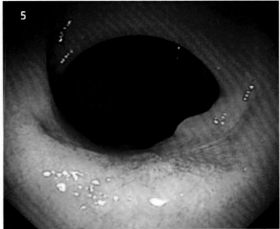

**Fig.4.2**    *Colonoscopie*: la tumeur bourgeonnante située à 8 cm au-dessus de l'anus, diamètre de 4,5 cm avant irradiation; la lésion se rétrécit laissant un tissu cicatriciel après irradiation

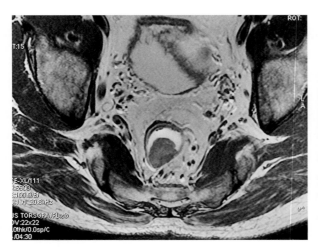
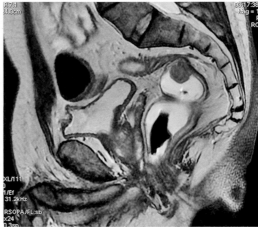

**Fig.4.3**    *IRM*: T2, la tumeur est à 9,2 cm de la marge anale; le diamètre maximum est de 2,3 cm

4. Obésité importante (IMC>35 kg/m$^2$).

# 2    Anesthésie, position du patient, position des trocarts et position de l'équipe chirurgicale

## 2.1    Anesthésie

Anesthésie générale avec ou sans anesthésie péridurale.

## 2.2    Position du patient

Position de lithotomie modifiée avec la cuisse droite un peu plus basse (Fig.4.4).

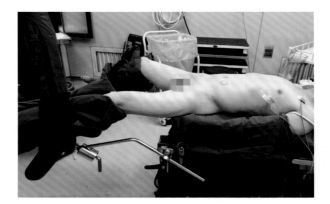

**Fig.4.4**    Position du patient

## 2.3 Position des trocarts

1. *Trocart A pour laparoscope* (10 mm): dans l'ombilic.

2. *Trocart B pour le chirurgien* (12 mm): sur le 1/3 externe entre l'épine iliaque supérieure antérieure droite et l'ombilic, ce qui facilite la manipulation dans le bassin et facilite la mise en place de l'agrafeuse linéaire coupante.

3. *Trocart C pour le chirurgien* (5 mm): Sur le côté droit de l'ombilic, environ 10 cm, car un placement plus proche du trocart d'accès optique empêchera une vue d'ensemble claire du laparoscope.

4. *Trocart D pour l'assistant chirurgien* (5 mm): sur le 1/3 externe entre l'ombilic et l'épine iliaque supérieure antérieure gauche, ce site est propice à l'opération chirurgicale et à la mise en place de tubes de drainage.

5. *Trocart E pour l'assistant chirurgien* (5 mm): au croisement à hauteur de l'horizontale de l'ombilic et du bord externe du droit abdominal gauche (Fig.4.5).

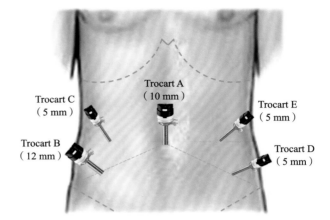

Fig.4.5　Position des trocarts pour NOSES Ⅱ

## 2.4 Position de l'équipe chirurgicale

L'opérateur se tient du côté droit du patient, l'assistant se tient du côté gauche et le caméraman se tient du même côté que l'opérateur (Fig.4.6).

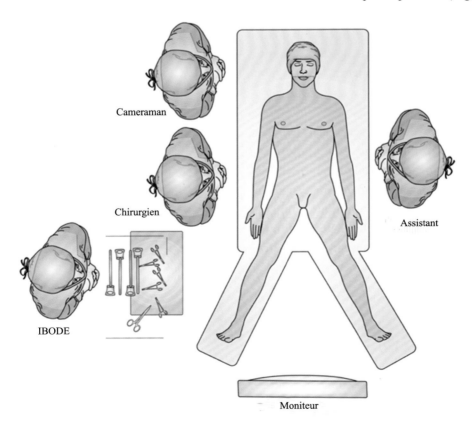

Fig.4.6　Position de l'équipe chirurgicale

## 2.5  Instruments spécifiques pour « NOSES Ⅱ »

| | |
|---|---|
| Trocarts (1×10 mm, 1×12 mm, 3×5 mm) | 5 |
| Outil de dissection (bistouri à ultra-sons) | 1 |
| Agrafeuse linéaire coupante droite (60 mm) | 1 |
| Agrafeuse circulaire (29 mm) | 1 |
| Manchon plastique stérile | 1 |
| Dissecteur laparoscopique | 1 |
| Pinces laparoscopiques | 2–3 |

# 3    Procédures et compétences chirurgicales

## 3.1  Exploration et planification chirurgicale

Sur la base d'un examen préopératoire détaillé et d'une discussion des éléments du dossier avec l'équipe médico-chirurgicale, l'exploration peropératoire comprend principalement trois étapes:

### 3.1.1    Exploration globale

Après avoir placé le laparoscope dans le trocart ombilical, nous recommandons une exploration globale dans la cavité abdominale dans le sens des aiguilles d'une montre à partir du quadrant supérieur droit, afin de vérifier la cavité abdominale. Les organes vérifiés sont le foie, la vésicule biliaire, l'estomac, la rate, le grand omentum, le côlon, l'intestin grêle et le pelvis (Fig.4.7 et Fig.4.8).

### 3.1.2    Exploration de la tumeur

Le cancer rectal moyen se situe au niveau de la réflexion péritonéale (Fig.4.9).

3. Exploration des éléments anatomiques

Évaluation de l'anatomie du côlon sigmoïde et du rectum ainsi que du méso-côlon et des vaisseaux, permet de déterminer la faisabilité de la résection chirurgicale et de l'extraction transanale (Fig.4.10).

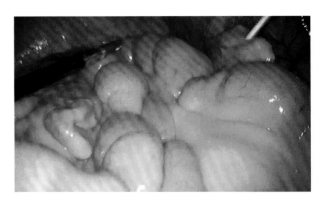

Fig.4.7    Intestin grêle

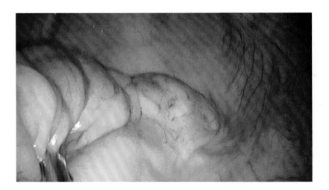

Fig.4.8    Cavité pelvienne

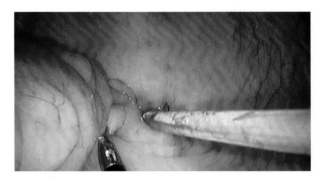

Fig.4.9    Exploration de la tumeur

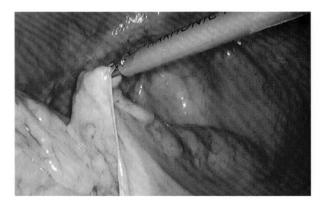

Fig.4.10    Exposition de la longueur du côlon sigmoïde avec le méso-sigmoïde

## 3.2 Dissection et mobilisation

### 3.2.1 Début de la Dissection

Après avoir établi le pneumopéritoine par le trocart ombilical, quatre autres trocarts sont placés dans des sites décrits précédemment. La patiente doit être incliné en position tête en bas (position de Trendelenburg) pour éloigner l'intestin grêle du pelvis. Une compresse de gaze peut également être utilisée pour écarter et protéger l'intestin grêle afin d'exposer totalement le site chirurgical. La dissection débute par une incision du péritoine 3 à 5 cm sous le promontoire sacré et à poursuivre l'incision vers le haut le long de l'aorte abdominale jusqu'au bord inférieur du 3ème duodénum. L'incision du péritoine au niveau du promontoire est idéale car le péritoine est à ce niveau relativement mince et facile à saisir (en particulier chez les patients obèses) (Fig.4.11 et Fig.4.12).

### 3.2.2 Section des vaisseaux mésentériques inférieurs

L'artère et la veine mésentériques inférieures sont exposées en écartant le méso-sigmoïde vers la gauche (par l'assistant). Ensuite, une fenêtre rétro-péritonéale est créée juste sous le pédicule vasculaire en utilisant une dissection douce atraumatique de bas en haut médio-latéralement. (Fig.4.13). Le chirurgien saisit le pédicule vasculaire et le pousse vers l'avant et pour agrandir la fenêtre rétro-vasculaire à l'aide des ciseaux à ultra-sons. L'urètère gauche et les vaisseaux génitaux doivent être clairement exposés et soigneusement protégés pendant la dissection. Une compresse de gaze est ensuite placée derrière le méso-sigmoïde (Fig.4.14 et Fig.4.15). La graisse entourant les vaisseaux est disséquée soigneusement pour faciliter la mise en place des clips et la section des vaisseaux (squelettisation) (Fig.4.16 et Fig.4.17).

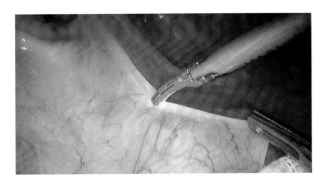

Fig.4.11    Début de la dissection

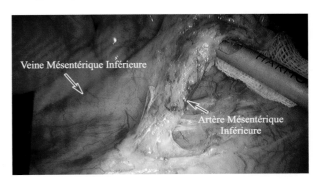

Fig.4.13    Les ganglions lymphatiques sont disséqués autour de la racine de l'artère mésentérique inférieure

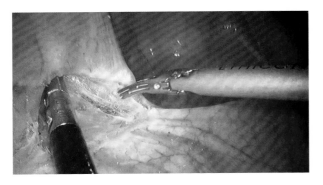

Fig.4.12    Entrée dans l'espace rétro-péritonéal

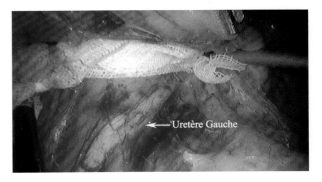

Fig.4.14    Une compresse est placée sous le méso-sigmoïde

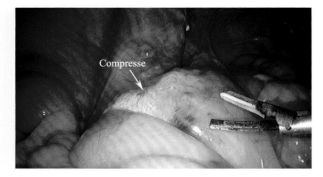

**Fig.4.15    La compresse est clairement visible
à travers le méso-sigmoïde**

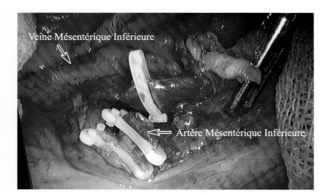

**Fig.4.16    L'artère mésentérique inférieure
est clippée et coupée**

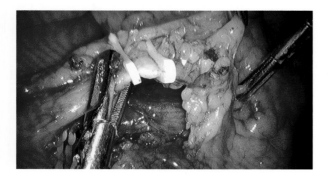

**Fig.4.17    La veine mésentérique inférieure
est clippée et coupée**

### 3.2.3    Dissection du mésorectum

Après la section des vaisseaux mésentériques inférieurs, l'assistant doit saisir doucement la racine du méso-côlon près du moignon du pédicule vasculaire et l'écarter vers l'avant en utilisant la pince à préhension dans le trocart du quadrant supérieur gauche, facilitant ainsi l'exposition du champ opératoire. La dissection du méso-côlon sigmoïde peut alors se poursuivre de dedans en dehors sous les vaisseaux sectionnés jusqu'au niveau de l'artère iliaque primitive gauche vers le bas (Fig.4.18) tout en identifiant et protégeant l'uretère et les vaisseaux génitaux gauches (Fig.4.19). Le temps pelvien de l'opération peut commencer. Pour ce faire nous écartons le mésorectum postérieur en le poussant vers l'avant ouvrant de l'espace pré-sacré (Holy plane) du haut vers le bas. Les nerfs hypogastriques supérieurs et le plexus nerveux pelvien distal sont soigneusement identifiés et protégés (Fig.4.20 et Fig.4.21). L'espace pré-sacré entre le fascia-propria du rectum et l'aponévrose pré-sacrée est élargi par une dissection nette et atraumatique. La dissection du mésorectum se poursuit en arrière jusqu'au niveau du coccyx découvrant les faces supérieures des muscles releveurs de l'anus à droite et à gauche.

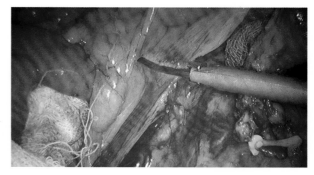

**Fig.4.18    Le méso-colon sigmoïde est ensuite
disséqué par approche médiale postérieure**

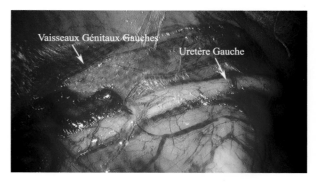

**Fig.4.19    L'uretère et les vaisseaux gonadiques
sont exposés et protégés**

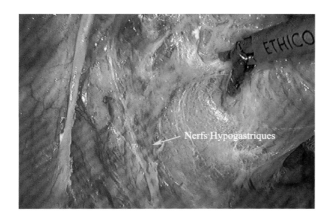

Fig.4.20 L'espace pré-sacré est ouvert du milieu vers le côté gauche

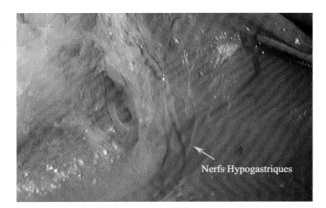

Fig.4.21 L'espace pré-sacral est ouvert du milieu vers le côté gauche

### 3.2.4 La dissection de la face droite du rectum

Une fois le mésorectum postérieur libéré suffisamment, la dissection de la face droite du rectum est beaucoup plus facile. La vessie (chez l'homme) ou l'utérus (chez la femme) sont écartés vers l'avant à l'aide d'une pince à préhension introduite dans le trocart du quadrant inférieur gauche. Dès que la mobilisation du mésorectum postérieur est complète, le côté droit du mésorectum doit être disséqué d'arrière en avant (Fig.4.22). Le rectum est également écarté gentiment sur le côté gauche du pelvis en utilisant une pince introduite dans le trocart du quadrant supérieur gauche. Le chirurgien doit ensuite disséquer le côté droit du rectum jusqu'à la réflexion péritonéale qu'il ouvre

complètement de droite à gauche (Fig.4.23). La dissection distale du mésorectum se poursuit 5 cm sous la tumeur.

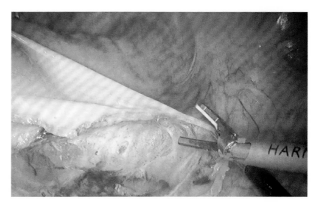

Fig.4.22 Dissection du côté droit du mésorectum

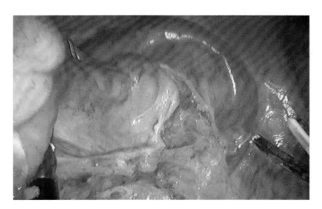

Fig.4.23 La réflexion péritonéale (Douglas) est incisée de droite à gauche

### 3.2.5 Mobilisation et dissection du côlon sigmoïde et de la face gauche du rectum

Les attaches latérales du côlon sigmoïde sont libérées et le côlon sigmoïde est complètement mobilisé (Fig.4.24). L'assistant écarte ensuite le côlon sigmoïde médialement. La dissection doit alors se poursuivre vers le haut dans la gouttière pariéto-colique en direction du pôle inférieur de la rate. (Fig.4.25). La mobilisation de l'angle colique gauche n'est généralement pas nécessaire dans les résections des cancers du moyen rectum. Le geste se poursuit ensuite vers le bas en disséquant la face gauche du rectum jusqu'à la réflexion péritonéale (Fig.4.26).

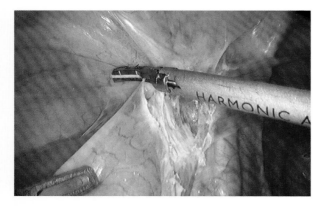

**Fig.4.24    Les attaches latérales du côlon sigmoïde sont incisées**

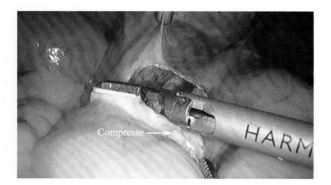

Compresse

**Fig.4.25    Le méso-sigmoïde est disséqué latéralement de dehors en dedans**

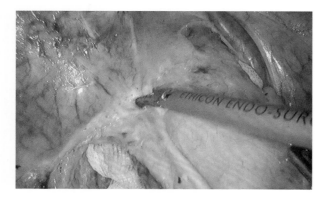

**Fig.4.26    Le côté gauche du mésorectum est incisé de haut en bas**

### 3.2.6    Dissection distale du rectum

Une fois la réflexion péritonéale incisée, les vésicules séminales (chez l'homme) (Fig.4.27a) ou la paroi vaginale postérieure (chez la femme) (Fig.4.27b) peuvent alors être parfaitement exposés. Le rectum est écarté vers l'arrière du pelvis pour ouvrir l'espace rectal antérieur et faciliter l'identification et la dissection des éléments anatomiques. Nous disséquons toujours la paroi antérieure du rectum très bas. Dans les tumeurs du moyen rectum la dissection de la paroi antérieure du rectum est poursuivie au moins 5 cm sous la marge inférieure de la tumeur. Après avoir écarté médialement la face droite du rectum on incise le mésorectum jusqu'à la paroi latérale droite du rectum au niveau de la ligne de section choisie (Fig.4.28) en évitant les plaies de la paroi rectale. De même, le mésorectum est disséqué sur le côté gauche (Fig.4.29), et incisé jusqu'à la paroi rectale au même niveau qu'à droite rejoignant en arrière l'incision précédente (Fig.4.30).

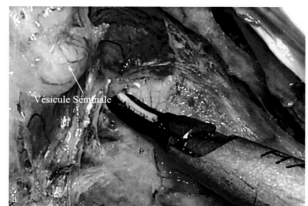

Vésicule Séminale

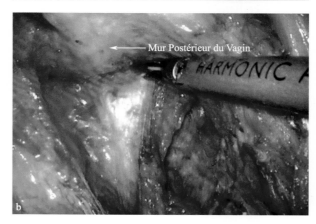

Mur Postérieur du Vagin

**Fig.4.27    (a) Dissection de la paroi antérieure du rectum (mâle). (b) Dissection de la paroi antérieure du rectum (femelle)**

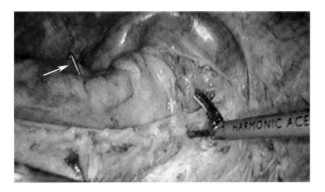

Fig.4.28    La dissection de la paroi latérale
droite du rectum

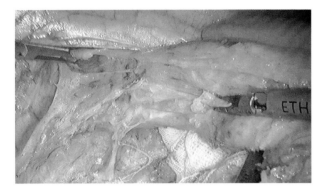

Fig.4.29    La dissection de la paroi latérale
gauche du rectum

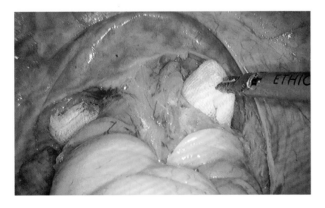

Fig.4.30    Une compresse est placée derrière le rectum

### 3.2.7    Sections proximales du côlon sigmoïde et du méso-côlon

Le côlon sigmoïde est écarté vers la gauche pour exposer le méso-côlon sigmoïde. Une compresse de gaze est placée sous le méso-côlon sigmoïde (Fig.4.31). L'étendue de la résection chirurgicale et la ligne de section intestinale proximale choisies sont évaluées visuellement. Le méso-côlon sigmoïde est incisé vers le haut jusqu'au bord de l'intestin. Les vaisseaux sigmoïdes sont ligaturés puis sectionnés (Fig.4.32). Il est souhaitable de retirer la graisse péri-sigmoïdienne et les franges omentales pour préparer l'extrémité de l'intestin sur 2 à 3 cm et faciliter l'anastomose (Fig.4.33). La longueur de côlon sigmoïde mobilisé doit être suffisamment longue pour permettre l'extraction du spécimen par l'anus.

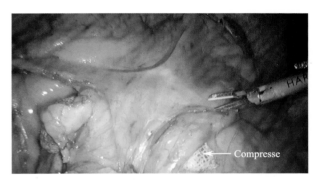

Fig.4.31    Le méso-colon sigmoïde est incisé
jusqu'au bord de l'intestin

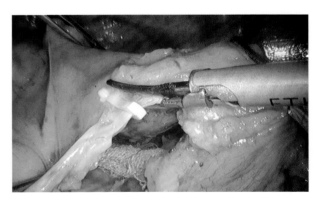

Fig.4.32    Les vaisseaux sigmoïdes sont
clippés et sectionnés

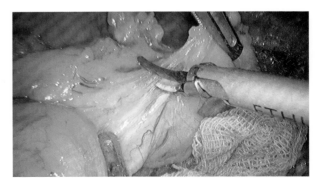

Fig.4.33    La paroi intestinale (bord mésentérique)
du côlon sigmoïde est exposée

## 3.3   Extraction des spécimens et reconstruction du circuit digestif

### 3.3.1   Extraction de la pièce opératoire

Après une légère dilatation anale, une compresse gaze de povidone iodée est introduite dans le rectum jusqu'au bord inférieur de la tumeur (Fig.4.34). L'assistant doit maintenir une canule d'aspiration laparoscopique prête en avant du rectum pour aspirer le contenu intestinal et éviter qu'il ne contamine la cavité abdominale lorsque le rectum sera ouvert. Le chirurgien utilise le bistouri à ultrasons pour ouvrir la paroi rectale à 2 cm sous la tumeur (Fig.4.35). Un manchon en plastique stérile est ensuite introduit dans la cavité pelvienne par l'anus (Fig.4.36). La pièce opératoire est amenée dans le manchon en plastique stérile avant d'être extraite à travers l'anus (Fig.4.37). Une longue pince à préhension est introduite dans le manchon en plastique dans lumière intestinale à travers l'anus pour saisir le bout distal du spécimen et le tirer lentement vers l'extérieur à travers l'anus. C'est le temps extra-abdominal de l'extraction du spécimen. Si nécessaire, le côlon sigmoïde peut être à nouveau sectionné plus en amont en une zone saine et bien vascularisée. Le spécimen est prélevé par voie extra-abdominale (Fig.4.38).

### 3.3.2   Reconstruction du circuit digestif

L'enclume est introduite dans la lumière du côlon sigmoïde extériorisé par l'anus et l'extrémité

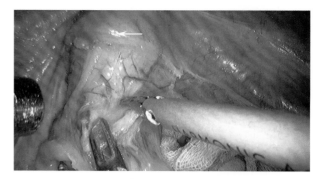

**Fig.4.35**   Le rectum est sectionné aux ciseaux à ultra-sons en intra-abdominal

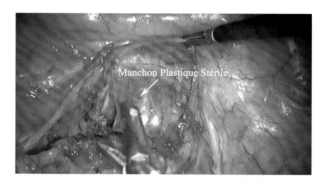

Manchon Plastique Stérile

**Fig.4.36**   Le manchon en plastique stérile est introduit dans la cavité pelvienne par l'anus

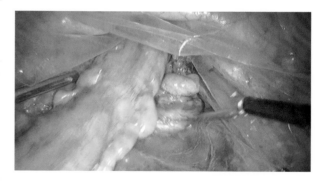

**Fig.4.37**   Le spécimen est retiré par l'anus à travers le manchon plastique dans le moignon rectal

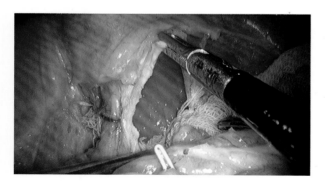

**Fig.4.34**   Une compresse iodée est introduite dans le rectum

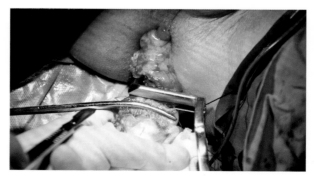

**Fig.4.38**   Le haut rectum est sectionné sans agrafage en extra-abdominal

du côlon refermé par une bourse sur la tige de l'enclume puis le côlon sigmoïde est réintroduit dans la cavité abdominale (Fig.4.39). L'anus est obturé par l'assistant pour rétablir et maintenir le pneumopéritoine. Une irrigation rectale est effectuée en utilisant une solution cytotoxique (par exemple, 1% de povidone-iodé, 1 000 ml). Le moignon rectal ouvert est fermé en utilisant l'agrafeuse linéaire droite de 60 mm introduite à travers le trocart du quadrant inférieur droit (Fig.4.40). Le dispositif d'agrafage circulaire est introduit dans le rectum, puis la pointe de l'agrafeuse perfore l'angle gauche de la ligne de suture (Fig.4.41). Une fois la tige centrale et l'enclume connectées, on vérifie que les tissus environnants ne sont pas pris dans l'anastomose avant d'agrafer (Fig.4.42). L'anastomose est contrôlée pour vérifier l'absence de fuites en vérifiant l'intégrité des rondelles proximale et distale, ainsi qu'en effectuant un test à l'air (Fig.4.43). Deux drains sont mis systématiquement au contact de la zone anastomotique dans le pelvis (un de chaque côté de l'anastomose) (Fig.4.44).

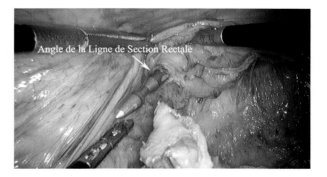

Fig.4.41   La pointe de l'agrafeuse dépasse du moignon rectal juste à côté de la ligne d'agrafage

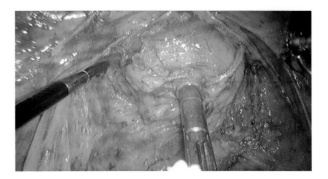

Fig.4.42   Une anastomose termino-terminale est réalisée mécaniquement

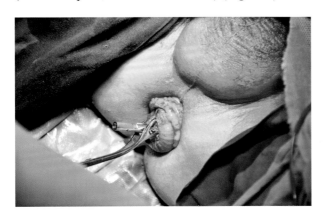

Fig.4.39   L'enclume est introduite dans la lumière intestinale du colon extériorisé et fermée avec une bourse à main

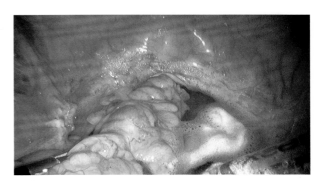

Fig.4.43   Réalisation d'un test à l'air pour rechercher les fuites anastomotiques

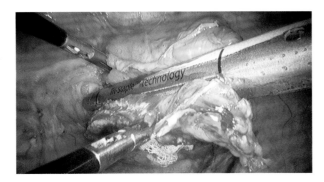

Fig.4.40   Le moignon rectal est fermé avec une agrafeuse linéaire coupante de 60 mm par laparoscopie

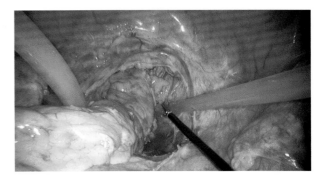

Fig.4.44   Drainage placés des deux côtés de la cavité pelvienne

### 3.4 Vue de la paroi abdominale et du spécimen (Fig.4.45 and Fig.4.46)

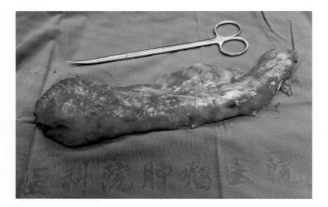

Fig.4.45   Vue de la pièce opératoire (rectum)

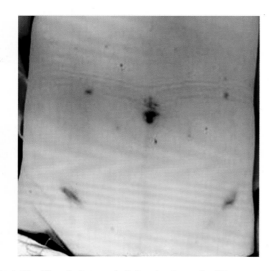

Fig.4.46   Vue de la paroi abdominale en fin d'intervention

# 4   Les points importants de l'opération

### 4.1   Le concept du « triangle du risque »

Le « triangle du danger » en chirurgie rectale fait référence au croisement entre la ligne d'agrafage linéaire (formée par une agrafeuse linéaire) et la ligne d'agrafage circulaire (formée par une agrafeuse circulaire) après anastomose. Le « triangle

du danger » apparaît d'un côté ou des deux côtés de l'anastomose, résultant du chevauchement des agrafes, ce qui conduit facilement à une anastomose incomplète et à un risque de fistule anastomotique par nécrose ischémique (Fig.4.47 et Fig.4.48). Dans les anastomoses basses et ultra-basses, nous réaliserons une suture en « 8 » sur le « triangle du danger » afin de réduire au minimum le risque de fistule.

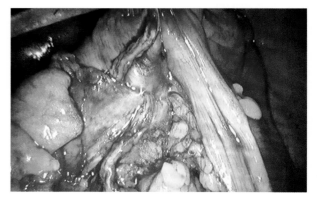

Fig.4.47   Le « triangle du risque », vue laparoscopique

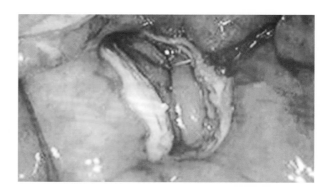

Fig.4.48   Le « triangle du risque » vue rectoscopique

### 4.2   Les points techniques dans la dissection du fascia de Denonvilliers

La dissection correcte du fascia de Denonvilliers est potentiellement la partie la plus difficile de la ETM/TME pour la résection rectale dans le cancer. Une opération incorrecte pendant la chirurgie peut facilement endommager la paroi rectale antérieure, ce qui entraîne l'équivalent d'une marge positive. Il existe également des risques de lésions des branches des nerfs végétatifs sources de troubles sexuels. Par conséquent, il est nécessaire de bien connaître l'anatomie du fascia de Denonvilliers pour pratiquer une résection rectale oncologique (Fig.4.49). Ce fascia est une membrane de tissu conjonctif mince et résistant réalisant une véritable cloison recto-vésicale chez l'homme et recto-vaginale chez la femme. Pour l'homme, le fascia est situé entre la vessie, la prostate, les vésicules séminales et le rectum. Chez la femme, le fascia est situé entre la paroi postérieure du vagin et le rectum. Ce fascia va jusqu'à la réflexion péritonéale vers le haut et jusqu'au plancher périnéal vers le bas. Ce fascia est fusionné avec les fascias latéraux pelviens de chaque côté.

Les plexus pelviens contiennent des fibres neurovégétatives pour les organes génitaux urinaires de chaque côté du fascia. Les plaies de ces fibres nerveuses entraineront un dysfonctionnement sexuel et urinaire. Par conséquent, pendant la chirurgie rectale avec ETM/TME, la dissection doit être effectuée derrière le fascia de Denonvilliers si la tumeur n'envahit pas ce fascia, car c'est cela qui protègera les nerfs autonomes génitaux urinaires pelvien. Si la tumeur envahit ce fascia, il est recommandé de passer devant le fascia de Denonvilliers et de l'exciser. De plus, en raison de la connexion étroite entre de la prostate et ce fascia, la séparation peut provoquer des saignements.

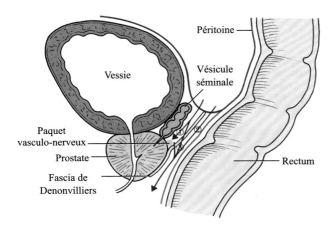

**Fig.4.49   Fascia de Denonvilliers**

## 4.3   Application du laparoscope 3D en chirurgie colorectale

À l'heure actuelle, la laparoscopie est largement utilisée en chirurgie colorectale; la sécurité ainsi que l'efficacité à court et à long terme de cette technologie ont été bien étudiées. En chirurgie laparoscopique conventionnelle, le chirurgien peut déterminer la structure anatomique et l'emplacement des organes par « parallaxe du mouvement », « effet d'occlusion » ou « projection en perspective » particulièrement prudent pour éviter les erreurs de fonctionnement et les lésions tissulaires. Le chirurgien débutant, en particulier le jeune chirurgien inexpérimenté en reconstruction cérébrale anatomique en 3D, doit être particulièrement prudent pour éviter les erreurs lors de la dissection et éviter les lésions tissulaires.

L'avènement de la laparoscopie en 3D et de la robotique a pour but de corriger les lacunes de la chirurgie laparoscopique en 2D conventionnelle, afin que le chirurgien puisse ressentir la profondeur de la vision chirurgicale, restaurer le véritable champ de vision chirurgical et améliorer la précision du geste chirurgical. À l'heure actuelle, notre équipe utilisé la laparoscopie 3D à « NOSES » et y a trouvé de nombreux avantages. (1) Le chirurgien peut effectuer les gestes de sutures et d'autres gestes avec plus de précision et de rapidité (Fig.4.50).

La laparoscopie tridimensionnelle présente les avantages potentiels suivant:

1. Elle facilite les exigences techniques élevées de « NOSES ».

2. Une exposition claire du champ chirurgical, telle que l'exposition de l'espace sacré antérieur, souhaitable pour protéger le système vasculaire et les nerfs, en particulier lors de la résection des ganglions lymphatiques latéraux.

3. Plusieurs études ont confirmé que la laparoscopie 3D montrent que l'on peut réduire les difficultés chirurgicales et raccourcir les durées opératoires.

4. Les bras robotisés ont une meilleure stabilité,

ce qui peut réduire les tremblements et les lacunes, ainsi que l'économie de ressources humaines.

Les faiblesses de la technologie laparoscopique 3D sont les suivantes: (1)

La lentille double 30° ne peut pas être tournée pour changer l'angle de vue, ce qui n'est pas conforme au principe de l'imagerie binoculaire. Par conséquent, pendant l'opération pelvienne, il est difficile d'exposer un champ chirurgical complet. En outre, les premiers laparoscopes 3D sont source de fatigue due à des défauts de conception, mais la nouvelle génération de laparoscope 3D a corrigé cette lacune.

En conclusion, un plus petit traumatisme et un plus grand bénéfice pour les patients est l'objectif de la chirurgie mini-invasive, la combinaison de la laparoscopie 3D et de « NOSES » fera une chirurgie mini-invasive parfaite présentant un charme unique.

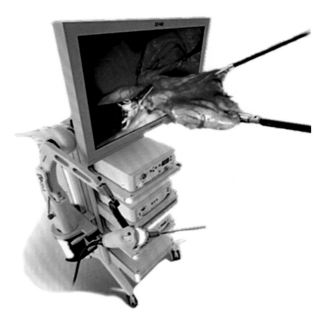

Fig.4.50    Plateforme laparoscopique 3D

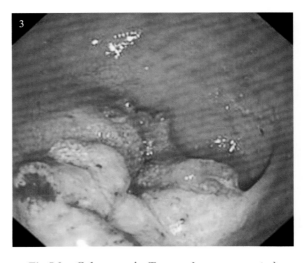

# Chapitre 5

# Résection Laparoscopique des Cancers du Moyen Rectum Avec Extraction par Voie Transvaginale (NOSES Ⅲ)

Xishan Wang, Zheng Jiang et Ming Yang

« NOSES Ⅲ » est principalement adapté aux patientes présentant des tumeurs légèrement plus volumineuses du moyen rectum. Les principales étapes de « NOSES Ⅲ » sont l'extraction des spécimens par le vagin et l'anastomose laparoscopique entre le côlon sigmoïde et le rectum. Par rapport à « NOSES Ⅱ », les différences avec « NOSES Ⅲ » sont les suivantes: (1) Il n'est pas nécessaire d'ouvrir la paroi intestinale dans la cavité abdominale, ce qui répond mieux aux exigences du principe d'aseptie; (2) une préparation vaginale plus rigoureuse est nécessaire avant l'opération; et (3) La compliance du vagin explique les indications plus larges de « NOSES Ⅲ » qu'avec « NOSES Ⅲ » mais cette technique n'est possible que chez les femmes. Bien qu'il existe une différence entre « NOSES Ⅲ » et la résection rectale laparoscopique conventionnelle, cette technique est tout à fait justifiée car sûre si les chirurgiens ont une compréhension anatomique claire et de solides compétences chirurgicales.

## 1 Indications et contre-indications

### 1.1 Indications (Fig.5.1, Fig.5.2 et Fig.5.3)

1. Femmes atteintes d'une tumeur dans le moyen rectum.

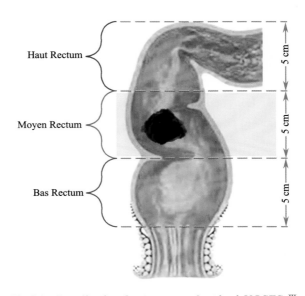

Fig.5.1 Localisation des tumeurs adaptées à NOSES Ⅲ

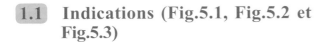

Fig.5.2 *Colonoscopie*: Tumeur bourgeonnante à 8 cm de la marge anale, diamètre de 3,5 cm

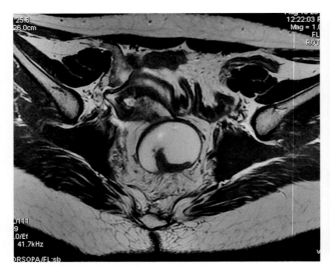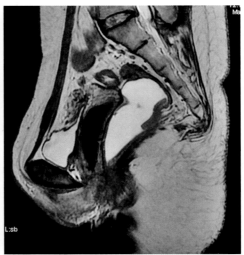

Fig.5.3    *IRM*: T2, la tumeur est à 5 cm de la marge anale; diamètre maximum de 3,5 cm

2.  Diamètre de la tumeur de 3 à 5 cm.

3.  Tumeur n'envahissant pas la séreuse.

4.  Longueur du côlon sigmoïde et de son méso satisfaisant pour retirer la pièce opératoire.

## 1.2   Contre-indications

1.  Volumineuse tumeur difficile à extraire du vagin.

2.  Sigmoïde et méso-côlon trop courts pour retirer le spécimen.

3.  Obésité importante (IMC>35 kg/m$^2$).

# 2   Anesthésie, position du patient, position des trocarts et position de l'équipe chirurgicale

## 2.1   Anesthésie

Anesthésie générale avec ou sans anesthésie péridurale.

## 2.2   Position du patient

Position de lithotomie modifiée avec la cuisse droite un peu plus basse (Fig.5.4).

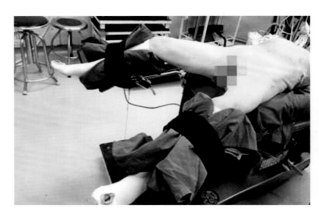

Fig.5.4    Position du patient

## 2.3   Position des trocarts

1.  *Trocart A pour laparoscope* (10 mm): dans l'ombilic.

2. *Trocart B pour le chirurgien* (12 mm): sur le 1/3 externe entre l'épine iliaque supérieure antérieure droite et l'ombilic, ce qui facilite la manipulation dans le bassin et facilite la mise en place de l'agrafeuse linéaire coupante.

3. *Trocart C pour le chirurgien* (5 mm): Sur le côté droit de l'ombilic, environ 10 cm, car un placement plus proche du trocart d'accès optique empêchera une vue d'ensemble claire du laparoscope.

4. *Trocart D pour l'assistant chirurgien* (5 mm): sur le 1/3 externe entre l'ombilic et l'épine iliaque supérieure antérieure gauche, ce site est propice à l'opération chirurgicale et à la mise en place de tubes de drainage.

5. *Trocart E pour l'assistant chirurgien* (5 mm): au croisement à hauteur de l'horizontale de l'ombilic et du bord externe du droit abdominal gauche (Fig.5.5)

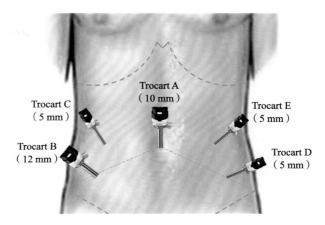

Fig.5.5    Position des trocarts pour NOSES Ⅲ

## 2.4    Position de l'équipe chirurgicale

L'opérateur se tient du côté droit du patient, l'assistant se tient du côté gauche et le caméraman se tient du même côté que l'opérateur (Fig.5.6).

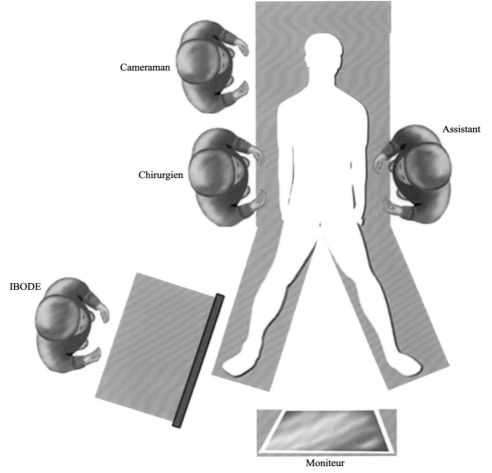

Fig.5.6    Position de l'équipe chirurgicale

## 2.5   Instruments spécifiques pour NOSES Ⅲ

| | |
|---|---|
| Trocarts (1×10 mm, 1×12 mm, 3×5 mm) | 5 |
| Outil de dissection (bistouri à ultra-sons) | 1 |
| Agrafeuse linéaire coupante droite (60 mm) | 1 |
| Agrafeuse circulaire (29 mm) | 1 |
| Manchon plastique stérile | 1 |
| Dissecteur laparoscopique | 1 |
| Pinces laparoscopiques | 2–3 |

# 3   Procédures et compétences chirurgicales

## 3.1   Exploration et planification chirurgicale

Sur la base d'un examen préopératoire détaillé et d'une discussion des éléments du dossier avec l'équipe médico-chirurgicale, l'exploration peropératoire comprend principalement trois étapes:

### 3.1.1   Exploration globale

Après avoir placé le laparoscope dans le trocart ombilical, nous recommandons une exploration globale dans la cavité abdominale dans le sens des aiguilles d'une montre à partir du quadrant supérieur droit, afin de vérifier la cavité abdominale. Les organes vérifiés sont le foie, la vésicule biliaire, l'estomac, la rate, le grand omentum, le côlon, l'intestin grêle et le pelvis (Fig. 5.7).

### 3.1.2   Exploration de la tumeur

Le cancer rectal moyen est situé au niveau de la réflexion péritonéale (Fig.5.8); le chirurgien doit déterminer l'emplacement de la tumeur, la taille de la tumeur, ainsi que la profondeur de l'invasion

tumorale (Fig.5.8) qui peut être facilitée par la coloscopie pré ou peropératoire.

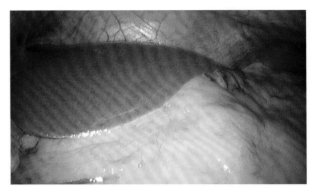

Fig.5.7   Foie et grand omentum

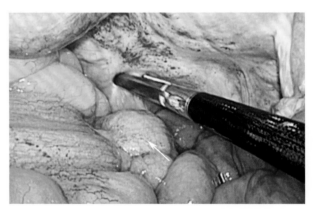

Fig.5.8   Exploration de la tumeur

### 3.1.3   Exploration des éléments anatomique s

Évaluation de l'anatomie du côlon sigmoïde et du rectum ainsi que du méso-côlon et des vaisseaux, permet de déterminer la faisabilité de la résection chirurgicale et de l'extraction transvaginale (Fig.5.9, Fig.5.10 et Fig.5.11).

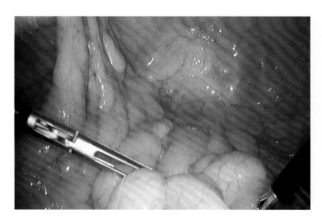

Fig.5.9   Évaluation de la longueur du côlon sigmoïde et du méso-sigmoïde

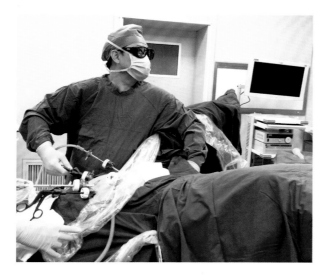

Fig.5.10 Examen vaginal combiné avec la laparoscopie pour vérifier l'état du fornix postérieur

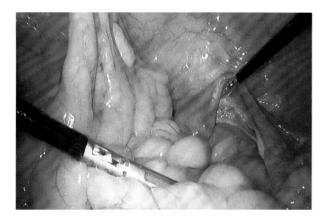

Fig.5.11 Exploration du fornix postérieur vaginal par laparoscopie

## 3.2 Dissection et mobilisation

### 3.2.1 Début de la Dissection

Après avoir établi le pneumopéritoine par le trocart ombilical, quatre autres trocarts sont placés comme décrits auparavant. La patiente doit être incliné en position tête en bas (position de Trendelenburg) pour éloigner l'intestin grêle du pelvis. La dissection débute par une incision du péritoine 3 à 5 cm sous le promontoire sacré et à poursuivre l'incision vers le haut le long de l'aorte abdominale jusqu'au bord inférieur du 3ème duodénum L'incision du péritoine au niveau du promontoire est idéale car le péritoine est à ce niveau

relativement mince et facile à saisir (en particulier chez les patients obèses). L'infiltration des tissus conjonctifs aréolaires dit « en nid d'abeilles » due à la pneumo-dissection des espaces celluleux signifie l'ouverture du plan de dissection à droite dans le rétro-péritoine (Fig.5.12, Fig.5.13 et Fig.5.14). Parfois, le plexus hypogastrique est facilement visualisé lorsque le côlon gauche et le sigmoïde sont mobilisés (Fig.5.15).

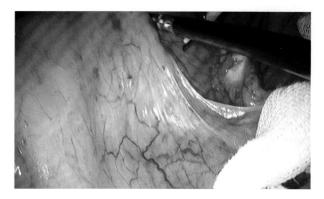

Fig.5.12 L'exposition du site chirurgical

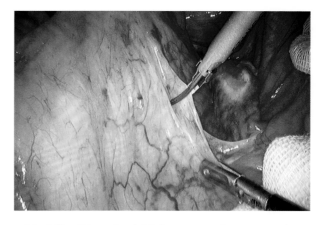

Fig.5.13 Dissection initiale en avant du promontoire

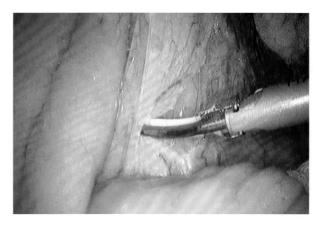

Fig.5.14 Entrée de l'espace retro-péritonéal de Toldt

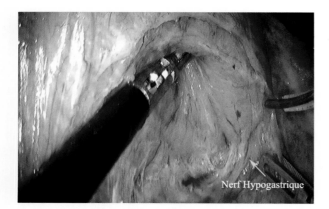

Fig.5.15   Les plexus hypogastriques sont
tous clairement visualisés

### 3.2.2   Section des vaisseaux mésentériques inférieurs

L'artère et la veine mésentériques inférieures sont exposées en écartant le méso-sigmoïde vers la gauche (par l'assistant). Ensuite, une fenêtre rétro-péritonéale est créée juste sous le pédicule vasculaire en utilisant une dissection douce atraumatique de bas en haut médio-latéralement (Fig.5.16). Un tampon de gaze peut être placé à l'extrémité d'une pince pour améliorer l'efficacité de la dissection de l'espace rétro méso-colique gauche (Fig.5.17). La dissection se poursuit médialement sous l'artère et la veine mésentérique inférieure; l'uretère gauche et les vaisseaux génitaux sont soigneusement identifiés (Fig.5.18). Une compresse de gaze est placée en arrière du méso-sigmoïde pour protéger l'uretère et des vaisseaux génitaux (Fig.5.19). En ramenant le méso-sigmoïde en position médiale, la compresse de gaze peut être clairement vue à travers le méso-côlon. Les ganglions lymphatiques sont disséqués autour de la racine de l'artère mésentérique inférieure (Fig.5.20). Nous préférons squelettiser l'artère mésentérique inférieure à son origine sur 1,0 à 1,5 cm pour éviter tout saignement (Fig.5.21 et Fig.5.22). Après avoir créé une fenêtre péritonéale à gauche du pédicule, le pédicule de

l'artère mésentérique inférieure et éventuellement la veine sont clippés et sectionnés séparément (Fig.5.23 et Fig.5.24).

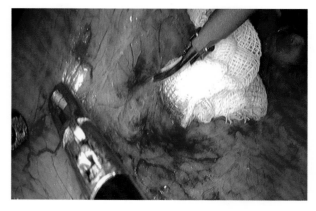

Fig.5.16   Le pédicule vasculaire est disséqué
à la fois médialement et latéralement

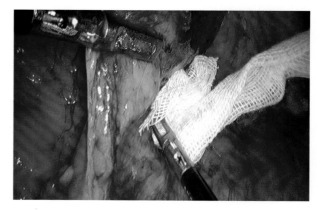

Fig.5.17   La fenêtre péritonéale est élargie
par dissection douce

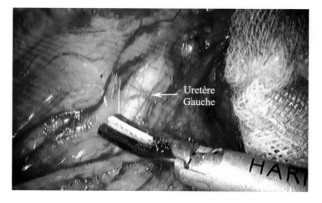

Fig.5.18   L'uretère gauche est clairement visualisé

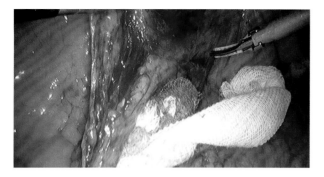

Fig.5.19    Une compresse est placée à l'arrière du méso-sigmoïde

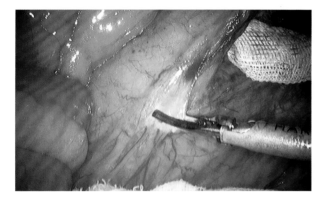

Fig.5.20    Les ganglions lymphatiques sont disséqués autour de la racine de l'artère mésentérique inférieure

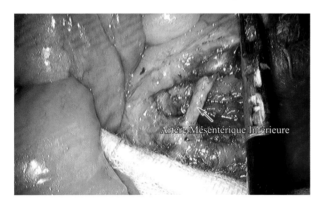

Fig.5.21    L'origine de l'artère mésentérique inférieure est disséquée sur 1,0 à 1,5 cm

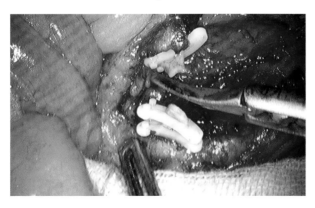

Fig.5.22    Veine mésentérique inférieure disséquée

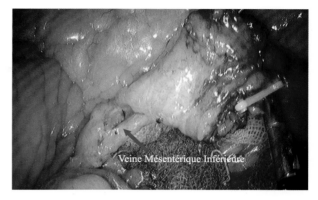

Fig.5.23    L'artère mésentérique inférieure est clippée et sectionnée

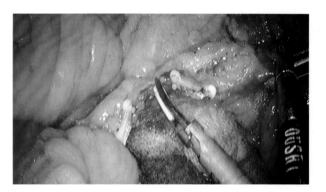

Fig.5.24    La veine mésentérique inférieure est clippée et sectionnée

### 3.2.3    Dissection du méso-rectum

Après la section des vaisseaux mésentériques inférieurs, l'assistant doit saisir doucement la racine du méso-côlon près du moignon du pédicule vasculaire et l'écarter vers l'avant en utilisant la pince à préhension dans le trocart du quadrant supérieur gauche, facilitant ainsi l'exposition du champ opératoire. La dissection du méso-côlon sigmoïde peut alors se poursuivre de dedans en dehors sous les vaisseaux sectionnés jusqu'au niveau de l'artère iliaque primitive gauche vers le bas (Fig.5.25) tout en identifiant et protégeant l'uretère et les vaisseaux génitaux gauches (Fig.5.26). Une compresse de gaze est placée en arrière du méso-côlon sigmoïde (Fig.5.27). Pour ce faire nous séparons le mésorectum postérieur en le poussant vers l'avant ouvrant de l'espace pré-sacré (Holy plane) du haut vers le bas (Fig.5.28). Les nerfs hypogastriques supérieurs et le plexus nerveux pelvien distal sont soigneusement identifiés et protégés. L'espace pré-sacré entre le fascia-propria du rectum et l'aponévrose pré-sacrée est élargi par une dissection nette et atraumatique. La dissection du mésorectum se poursuit en arrière jusqu'au niveau du coccyx découvrant les faces supérieures des muscles releveurs de l'anus à droite et à gauche.

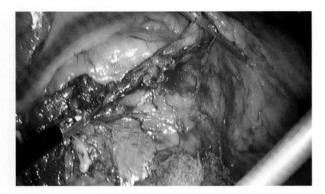

Fig.5.25   Le méso-colon sigmoïde est ensuite par approche médiale postérieure

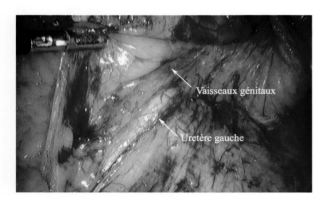

Fig.5.26   L'uretère et les vaisseaux gonadiques sont exposés et protégés

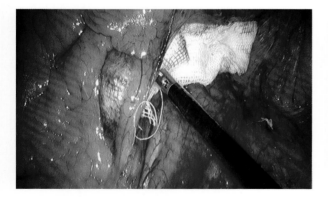

Fig.5.27   Une compresse est placée à l'arrière du méso-colon sigmoïde

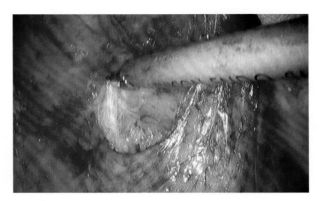

Fig.5.28   Dissection de l'espace pré-sacré de haut en bas

### 3.2.4   La dissection de la face droite du rectum

Une fois le mésorectum postérieur libéré suffisamment, la dissection de la face droite du rectum est beaucoup plus facile. La vessie (chez l'homme) ou l'utérus (chez la femme) sont écartés vers l'avant à l'aide d'une pince à préhension introduite dans le trocart du quadrant inférieur gauche (Fig.5.29). Dès que la mobilisation du mésorectum postérieur est complète, le côté droit du mésorectum doit être disséqué d'arrière en avant Le rectum est également écarté gentiment sur le côté gauche du pelvis en utilisant une pince introduite dans le trocart du quadrant supérieur gauche. Le chirurgien doit ensuite disséquer le côté droit du rectum jusqu'à la réflexion péritonéale qu'il ouvre complètement de droite à gauche (Fig.5.30). La dissection distale du méso-rectum se poursuit 5 cm sous la tumeur.

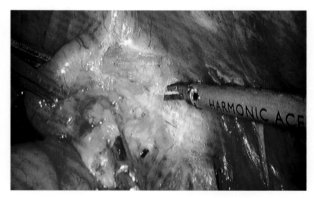

Fig.5.29   Dissection du mésorectum côté droit

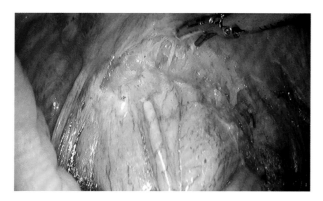

Fig.5.30　La réflexion péritonéale est incisée de droite à gauche

### 3.2.5 Mobilisation et dissection du côlon sigmoïde et de la face gauche du rectum

Les attaches latérales du côlon sigmoïde sont libérées et le côlon sigmoïde est complètement mobilisé (Fig.5.31). L'assistant écarte ensuite le côlon sigmoïde vers le côté droit. La compresse de gaze est clairement visible à travers le méso-sigmoïde (Fig.5.32). La dissection doit alors se

poursuivre vers le haut dans la gouttière pariéto-colique en direction du pôle inférieur de la rate). La mobilisation de l'angle colique gauche n'est généralement pas nécessaire dans les résections des cancers du moyen rectum. Le geste se poursuit ensuite vers le bas en disséquant la face gauche du rectum jusqu'à la réflexion péritonéale (Fig.5.33, Fig.5.34 et Fig.5.35).

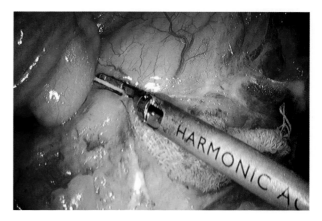

Fig.5.33　Incision de bas en haut du mésorectum côté gauche

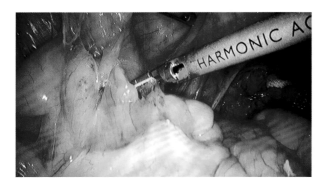

Fig.5.31　Les attaches latérales du côlon sigmoïde sont incisées

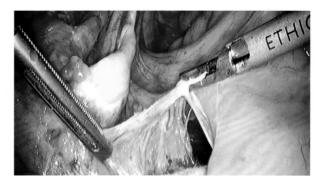

Fig.5.34　Incision de haut en bas du mésorectum côté gauche

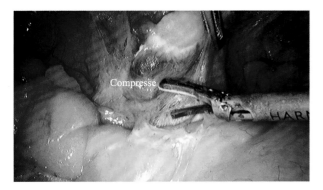

Fig.5.32　La racine du méso-sigmoïde est disséquée de dehors en dedans

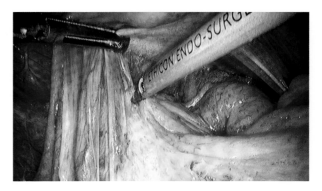

Fig.5.35　La réflexion péritonéale est incisée de gauche à droite

### 3.2.6    Dissection distale du rectum

Une fois la réflexion péritonéale incisée, les vésicules séminales (chez l'homme) ou la paroi vaginale postérieure (chez la femme) peuvent alors être parfaitement exposés. Le rectum est écarté vers l'arrière du pelvis pour ouvrir l'espace rectal antérieur et faciliter l'identification et la dissection des éléments anatomiques. Nous disséquons toujours la paroi antérieure du rectum très bas. Dans les tumeurs du moyen rectum la dissection de la paroi antérieure du rectum est poursuivie au moins 5 cm sous la marge inférieure de la tumeur (Fig.5.36). Après avoir écarté médialement la face droite du rectum on incise le mésorectum jusqu'à la paroi latérale droite du rectum au niveau de la ligne de section choisie en évitant les plaies de la paroi rectale. De même, le mésorectum est disséqué sur le côté gauche et incisé jusqu'à la paroi rectale au même niveau qu'à droite rejoignant en arrière l'incision précédente.

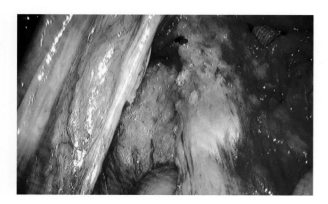

**Fig.5.36    La paroi antérieure du rectum est exposée**

### 3.2.7    Sections proximales du côlon sigmoïde et du méso-côlon

Le côlon sigmoïde est écarté vers la gauche pour exposer le méso-côlon sigmoïde. Une compresse de gaze est placée sous le méso-côlon sigmoïde. L'étendue de la résection chirurgicale et la ligne de section intestinale proximale choisies sont évaluées visuellement. Le méso-côlon sigmoïde est incisé vers le haut jusqu'au bord de l'intestin le long des vaisseaux sigmoïdiens (Fig.5.37). Les vaisseaux

sigmoïdiens sont également ligaturés le long de la dissection (Fig.5.38). Il est recommandé de retirer la graisse péri-sigmoïdienne et les franges omentales doivent être nettoyées à l'extrémité de l'intestin sur 2 à 3 cm pour faciliter l'anastomose. La longueur de côlon sigmoïde et son méso mobilisés doivent être suffisante pour faciliter l'extraction du spécimen par le vagin.

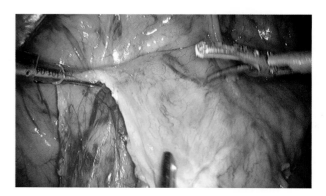

**Fig.5.37    Le méso-colon sigmoïde est incisé jusqu'au bord de l'intestin**

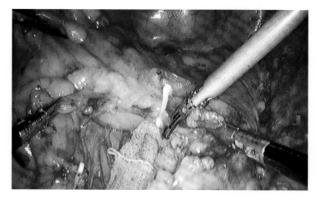

**Fig.5.38    Les vaisseaux sigmoïdes sont clippés et sectionnés**

## 3.3    Extraction des spécimens et reconstruction du circuit digestif

### 3.3.1    Extraction des spécimens

Nous effectuons un lavage rectal distal avec une solution de povidone iodée. On saisit ensuite sous laparoscopie le bas rectum sous la tumeur pour mettre en tension le rectum distal. Ensuite, nous introduisons un dispositif d'agrafage linéaire coupant laparoscopique de 60 mm appliqué à angle droit sur le bas rectum, en tirant le rectum vers le haut pour agrafer et couper le rectum à au moins 5 cm sous le bord inférieur de la tumeur (Fig.5.39). Ensuite, nous effectuons une irrigation vaginale, à travers un cathéter placé intra-vaginal, avec une solution cytotoxique (par exemple, 1% de povidone iodée, 500 ml). Un écarteur valve est introduit dans le vagin avec son extrémité soulevant le fornix vaginal postérieur (Fig.5.40). Le chirurgien utilise le bistouri à ultrasons pour ouvrir le fornix vaginal postérieur par une incision transversale à minima (Fig.5.41). Un manchon en plastique stérile est ensuite introduit dans la cavité pelvienne à travers le vagin et l'incision (Fig.5.42). Le spécimen est placé dans le manchon en plastique stérile avant d'être extrait par le vagin. Pour se faire une longue pince est introduite dans la lumière du manchon plastique extériorisé par le vagin et vient saisir le rectum sectionné pour l'amener doucement

à l'extérieur en extériorisant le sigmoïde proximal (Fig.5.43). L'étape extra-abdominale a lieu après l'extraction. Si nécessaire, le côlon sigmoïde peut être à nouveau sectionné pour obtenir une zone saine et bien vascularisée. (Fig.5.44).

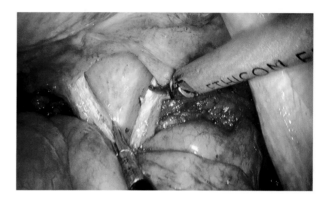

Fig.5.41    Faire une petite incision sur le fornix vaginal postérieur par voie laparoscopique

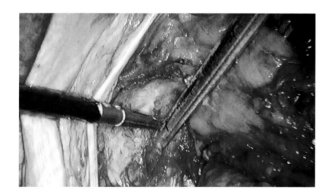

Fig.5.39    Une agrafeuse linéaire laparoscopique est appliquée à travers la ligne de résection distale

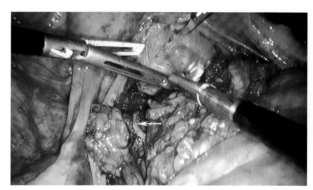

Fig.5.42    Le manchon en plastique stérile est introduit dans la cavité pelvienne par le vagin

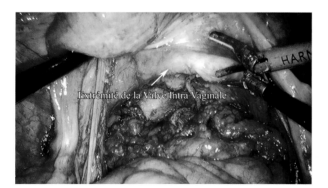

Fig.5.40    L'écarteur vésical est introduit dans le vagin avec son extrémité soutenant le fornix vaginal postérieur

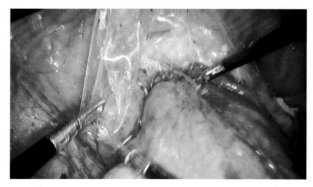

Fig.5.43    Le spécimen est extrait à l'extérieur par le vagin a travers le manchon plastique

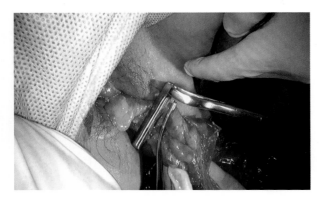

**Fig.5.44    La section proximale du côlon sigmoïde est réalisée en extra-abdominale après extériorisation vaginale**

### 3.3.2    Reconstruction du circuit digestif

Après avoir retiré le spécimen, l'enclume est insérée à l'extrémité du côlon sigmoïde extériorisé et fixée à l'aide d'une bourse autour de l'axe de l'enclume (Fig.5.45 et Fig.5.46). Ensuite, le côlon sigmoïde est réintroduit dans la cavité abdominale. L'incision du vagin est obturée avec une compresse de gaze pour rétablir le pneumopéritoine. La cavité pelvienne est à nouveau irriguée abondamment, de même que le moignon rectal. Nous utilisons généralement une solution cytotoxique (plusieurs 100 ml de povidone iodée à 1% au départ, puis lavage avec une solution saline). L'agrafeuse circulaire est ensuite introduite dans l'anus. La pointe de l'agrafeuse perfore l'angle gauche de la ligne de suture linéaire rectale (Fig.5.47). Une anastomose termino-terminale est réalisée sous contrôle laparoscopique (Fig.5.48 et Fig.5.49). L'anastomose doit être réalisée avec beaucoup de soin afin que les tissus environnants (vagin, tissus pelviens latéraux) ne soient pas pris dans l'anastomose.

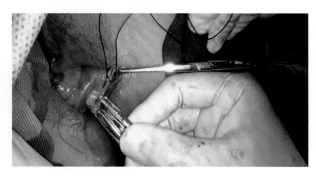

**Fig.5.45    L'enclume est introduite dans la lumière du colon proximal extériorisé**

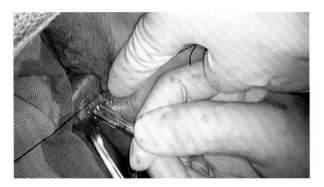

**Fig.5.46    La lumière est fermée avec une bourse à main**

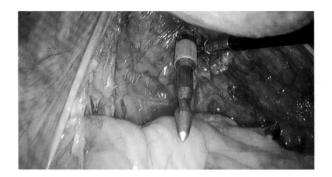

**Fig.5.47    La pointe de l'agrafeuse dépasse d'un côté de la ligne de suture distale**

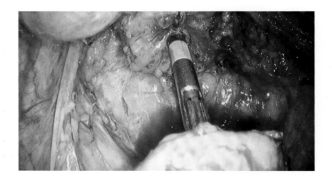

**Fig.5.48    La tige centrale de l'enclume est reliée à la pointe de l'agrafeuse**

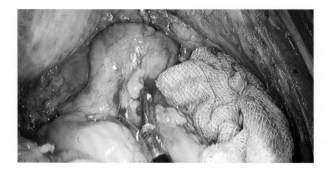

**Fig.5.49    Une anastomose termino-terminale est réalisée par laparoscopie**

### 3.3.3    Fermeture de l'incision vaginale

L'incision vaginale est suturée avec des fils résorbables sous laparoscopie (Fig.5.50). Ensuite, la cavité pelvienne est irriguée avec 1000 ml d'une solution saline. Deux drains sont placés au contact de la zone anastomotique (un de chaque côté de l'anastomose) (Fig.5.51 et Fig.5.52).

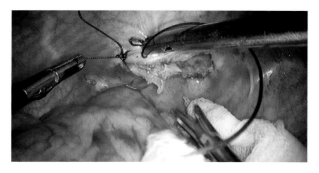

Fig.5.50    Fermeture de l'incision vaginale sous laparoscopie

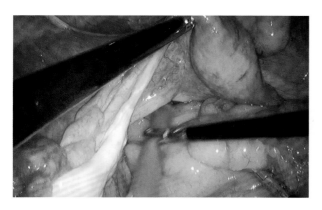

Fig.5.51    Un tube de drainage est placé sur le côté gauche de la cavité pelvienne

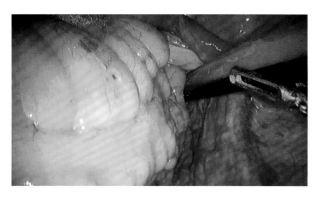

Fig.5.52    Un tube de drainage est placé sur le côté droit de la cavité pelvienne

## 3.4    Affichage de la paroi abdominale et du spécimen (Fig.5.53 et Fig.5.54)

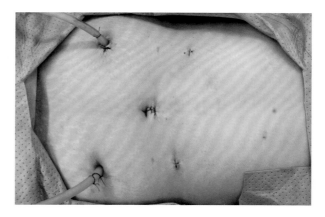

Fig.5.53    Vue de la paroi abdominale après l'intervention

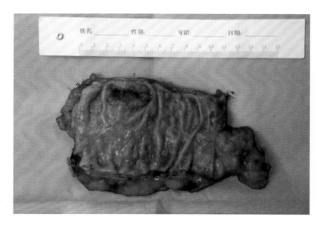

Fig.5.54    Vue de la pièce opératoire (rectum)

## 4    Les points importants de l'opération

### 4.1    La répartition des nerfs autour du rectum

La préservation des nerfs du plexus autonome pelvien est cruciale dans la résection rectale afin de préserver les fonctions sexuelle et urinaire tout en assurant un geste carcinologique curatif. Le nerf sympathique, composé du cordon thoracique T11 – T12 et du haut la moelle épinière lombaire encercle l'aorte et continue en avant de l'aorte (appelé plexus ventral supérieur, Fig.5.55). Le plexus hypogastrique supérieur se divise en deux branches (les nerfs hypogastriques) au niveau de la bifurcation de l'aorte abdominale en regard du bord interne de l'origine des vaisseaux iliaques primitifs gauches, pour descendre et cheminer postéro-médialement à l'uretère puis dans le pelvis latéralement en étant protégées dans la portion latérale des ligaments sacro-génitaux par les fascias pré-sacré et latéraux pelviens. Il donne des branches autour des vaisseaux mésentériques inférieurs qui sont un bon repère pour découvrir le plexus hypogastrique supérieur. Ce plexus est situé en arrière et à gauche de l'origine de l'artère mésentérique inférieure. Une attention particulière doit être faite lors de la dissection et la ligature des vaisseaux mésentériques inférieurs pour éviter d'endommager le plexus hypogastrique supérieur. Le plexus hypogastrique supérieur, au niveau de la bifurcation iliaque, donne ses 2 branches inférieures, une à gauche et une à droite qui descendent dans le pelvis latéralement en dedans des vaisseaux iliaques internes gauches, et poursuit son trajet le long de la paroi pelvienne vers le bas et l'avant pour rejoindre les plexus hypogastriques inférieurs droit et gauche après combinaison de ses rameaux sympathiques avec les rameaux parasympathiques venant des trous sacrés S2 à S4 postérieurs donnant ainsi naissance aux nerfs splanchniques sacrés (Fig.5.56).

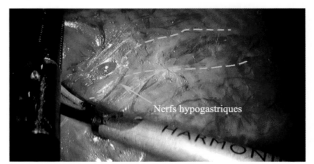

Fig.5.55    Les nerfs hypogastriques droits et ses branches sont exposés

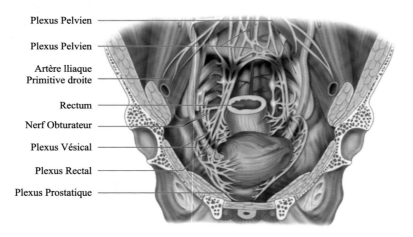

Fig.5.56    Plexus pelvien

Les plexus hypogastriques inférieurs sont donc constitués des rameaux sympathiques des nerfs hypogastriques, et des rameaux parasympathiques des racines sacrées S2 à S4. Les plexus et leurs branches sont bien protégés par les fascias rétro-péritonéaux et pelviens. Ils se trouvent dans le rétro-péritoine derrière le fascia pré-aortique, autour du méso-rectum où ils sont protégés par les fascias pré-sacré et latéro-pelviens, puis derrière les vésicules séminales, la prostate et la vessie chez l'homme, le vagin et l'utérus chez la femme où ils sont protégés en arrière par le fascia de Denonvilliers, et au niveau des ligament latéraux où ils sont protégés par les fascias latéro-pelviens dans la lame sacro-recto-génito-pubienne (bandelettes neuro-vasculaire de Walsh). C'est au niveau du pelvis que se forme les plexus nerveux secondaires qui donnent les nerfs autonomes pour le rectum, la vessie, la prostate et les branches de l'artère iliaque interne.

Les rameaux sympathiques du plexus (Fig.5.57 et Fig.5.58) proviennent du plexus hypogastrique supérieur et du tronc sympathique sacré, et la composante parasympathique provient des nerfs sacrés pelviens de S2 à S4 de la queue de cheval médullaire sacrée. Les plexus pelviens commencent au niveau du tiers proximal du rectum, ils donnent des fibres aux ligaments latéraux du moyen rectum. Le plexus hypogastrique inférieur est divisé en quatre groupes de nerfs pour innerver les différents organes pelviens: les nerfs pour le rectum sont le composant principal du ligament rectal, les nerfs pour les uretères, la vessie et la prostate sont situées plus en avant dans la lame génito-pubienne du plexus de même que les nerfs érectiles qui sont les branches distales du plexus hypogastrique inférieur. Ces derniers nerfs à visées génito-urinaires sont situés en avant du fascia de Denonvilliers dans le faisceau neuro-vasculaire antérieur.

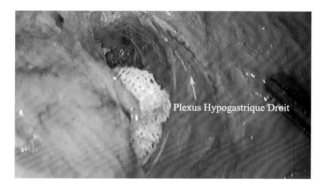

**Fig.5.57    Nerfs hypogastriques droits et ses branches**

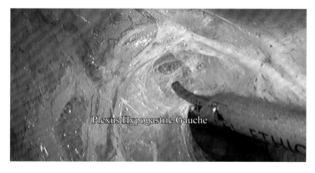

**Fig.5.58    Nerfs hypogastriques gauche et ses branches**

Le nerf abdominal est relativement épais et fixe, ce qui le rend facile à identifier sur la face antérolatérale gauche de l'aorte. Les nerfs hypogastriques pelviens sont plus fins, composés de fibres descendant autour du rectum. Rappelons qu'ils jouent un rôle dans la continence au niveau rectal avec le contingent sympathique qui a une action dilatatrice de l'ampoule rectale par relâchement musculaire et contracte le sphincter interne lisse. Le contingent parasympathique à destination rectale, ne fait pas relais dans ce plexus. Au niveau vésical les contingents sympathiques et parasympathiques jouent un rôle dans le remplissage, la miction et l'érection. Le contingent sympathique permet le remplissage de la vessie en relâchant le détrusor et stimulant le sphincter interne lisse du col vésical, le contingent parasympathique permet quant à lui de contracter le détrusor et relâcher le sphincter interne lisse du col vésical afin vider la vessie mais permet aussi l'érection chez l'homme. Pendant la résection rectale, la traction du ligament latéral peut facilement endommager les nerfs autonomes pelviens, entraînant une dysfonction érectile et vésicale; les curages autour de l'aorte abdominale et des vaisseaux iliaques internes peuvent endommager le plexus hypogastrique supérieur et les plexus hypogastriques inférieurs entrainant des troubles génito-urinaires. Lors de la dissection basse distale, en avant, chez l'homme, l'atteinte des bandelettes vasculonerveuses péri-prostatiques peut blesser les nerfs caverneux et perturber l'érection dans ses composantes réflexes entraînant un dysfonctionnement sexuel postopératoire. Comparée à la laparotomie, la chirurgie laparoscopique permet une meilleure visualisation de l'anatomie abdominale et pelvienne grâce à la magnification de l'anatomie, ce qui peut grandement améliorer l'identification des nerfs et éviter les plaies. La majeure partie de ces plaies peuvent être aisément évitées par une parfaite connaissance et identification de l'anatomie des plexus et des fascias pelviens qui les protègent.

### 4.1.1    Le concept de « néo rectum » et du syndrome de résection antérieure

Le « néo-rectum » fait référence à la formation d'une nouvelle structure anatomie liée à l'anastomose colo-rectale après une résection rectale partielle ou totale. Bien que située dans le pelvis, l'anatomie et la fonction de cette anastomose peuvent être considérablement différentes d'un rectum normal (Fig.5.59). Le « néo-rectum » en termes de vascularisation, d'innervation et de motricité, ainsi que de défécation et de contrôle de la fonction sphinctérienne, est différent du rectum d'origine. Pour la plupart des patients qui ont eu une résection rectale, le « néo-rectum » a pour principale fonction le stockage des matières fécales. Cependant, en raison de la formation de cicatrices et de la réduction du diamètre intestinal, la capacité intestinale du « néo-rectum » est souvent moindre qu'avec une ampoule rectale normale. De plus, par rapport au rectum d'origine, l'innervation, le péristaltisme et la tension du « néo-rectum » présentent des différences, entraînant des changements dans la nouvelle physiologie rectale. Ainsi, certains patients présentent un syndrome de résection antérieure après la réalisation du « néo-rectum ». Pour ces patients qui ont eu une chirurgie d'anastomose basse ou ultra-basse, les nerfs autonomes pelviens doivent être préservés pour réduire les troubles de la fonction rectale. La dissection soigneuse pendant la chirurgie pourrait réduire les troubles fonctionnels du sphincter anal. De plus, la rééducation postopératoire à la contraction du sphincter anal et la prescription d'une rééducation péri-anale de type « biofeedback » pourraient réduire les symptômes du syndrome de résection antérieure.

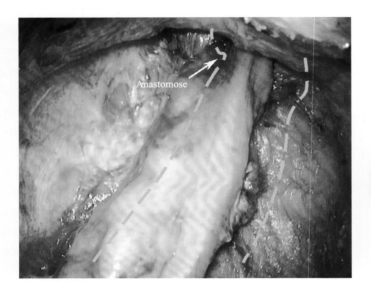
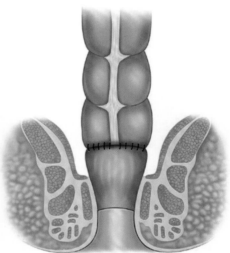

Fig.5.59    Le « Néo-rectum » après anastomose

# Résection Laparoscopique des Cancers du Haut Rectum Avec Extraction Transanale ( NOSES IV )

Xishan Wang, Zheng Jiang et Qian Zhang

« NOSES IV » est principalement adapté aux patients présentant une petite tumeur dans le tiers supérieur du rectum et du côlon sigmoïde distal. Les principaux temps opératoires des procédures de « NOSES IV » sont la dissection des spécimens dans la cavité abdominale, leur extraction par l'anus et l'anastomose laparoscopique entre le côlon sigmoïde et le rectum. Comparé à la chirurgie laparoscopique conventionnelle, « NOSES IV » peut non seulement assurer une résection oncologique appropriée, mais aussi minimiser le traumatisme causé par l'incision abdominale.

## 1 Indications et contre-indications

### 1.1 Indications (Fig.6.1, Fig.6.2 et Fig.6.3)

1. Tumeurs situées dans le rectum supérieur, la charnière recto-sigmoïdienne et le côlon sigmoïde distal.

2. Diamètre circonférentiel de la tumeur inférieur à 3 cm.

3. Tumeur n'envahissant pas la séreuse.

### 1.2 Contre-indications

1. Volumineuse tumeur difficile à extraire par l'anus.

2. Méso-rectum trop épais pour extraire le spécimen par l'anus.

3. Obésité importante (IMC>35 kg/m$^2$).

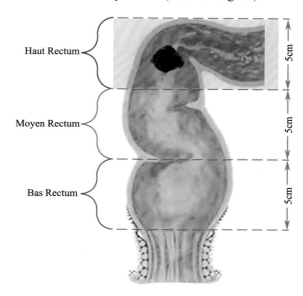

Fig.6.1    Localisation des tumeurs adaptées à NOSES IV

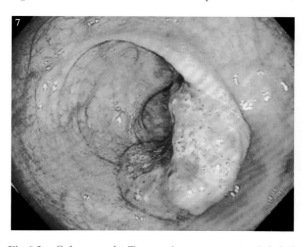

Fig.6.2   *Colonoscopie*: Tumeur bourgeonnante ulcérée à 12 cm au-dessus de la marge anale, diamètre 2,5 cm

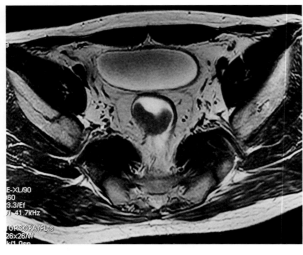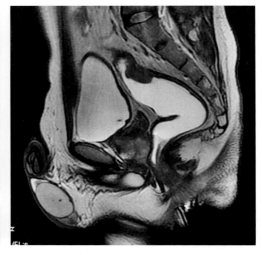

Fig.6.3 *IRM*: T3, la tumeur est à 12 cm de la marge anale; le diamètre maximum est de 2,9 cm

## 2 Anesthésie, position du patient, position des trocarts et position de l'équipe chirurgicale

### 2.1 Anesthésie

Anesthésie générale avec ou sans anesthésie péridurale.

### 2.2 Position du patient

Position de lithotomie modifiée avec la cuisse droite légèrement plus basse (Fig.6.4).

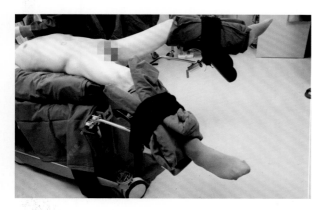

Fig.6.4 Position du patient

### 2.3 Position des trocarts

1. *Trocart A pour laparoscope* (10 mm): dans l'ombilic.

2. *Trocart B pour le chirurgien* (12 mm): sur le 1/3 externe entre l'épine iliaque antéro-supérieure droite et l'ombilic, ce qui facilite la manipulation dans le bassin et facilite la mise en place de l'agrafeuse linéaire coupante.

3. *Trocart C pour le chirurgien* (5 mm): Sur le côté droit de l'ombilic, environ 10 cm, car un placement plus proche du trocart d'accès optique empêchera une vue d'ensemble claire du laparoscope.

4. *Trocart D pour l'assistant chirurgien* (5 mm): sur le 1/3 externe entre l'ombilic et l'épine iliaque antéro-supérieure gauche, ce site est propice à l'opération chirurgicale et à la mise en place de tubes de drainage.

5. *Trocart E pour l'assistant chirurgien* (5 mm): au croisement à hauteur de l'horizontale de l'ombilic et du bord externe du droit abdominal gauche (Fig.6.5).

Ces orifices de trocarts seront utilisés pour introduire les drains à la fin de la procédure.

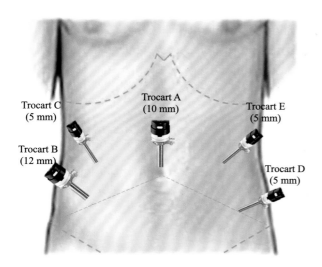

Fig.6.5    Position des trocarts pour NOSES Ⅳ

## 2.4 Position de l'équipe chirurgicale

Le chirurgien se tient du côté droit du patient, l'assistant se tient du côté gauche et le caméraman se tient du même côté que l'opérateur (Fig.6.6).

## 2.5 Instruments spécifiques pour NOSES Ⅳ

| | |
|---|---|
| Trocarts (1×10 mm, 1×12 mm, 3×5 mm) | 5 |
| Outil de dissection (bistouri à ultra-sons) | 1 |
| Agrafeuse linéaire coupante droite (60 mm) | 1 |
| Agrafeuse circulaire (29 mm) | 1 |
| Manchon plastique stérile | 1 |
| Dissecteur laparoscopique | 1 |
| Pinces laparoscopiques | 2–3 |

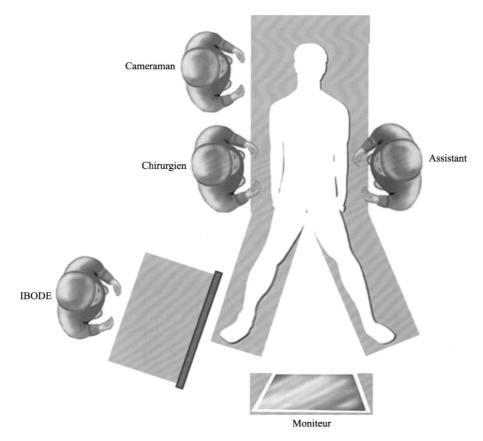

Fig.6.6    Position de l'équipe chirurgicale

# 3    Procédures et compétences chirurgicales

## 3.1    Exploration et planification chirurgicale

Sur la base d'un examen préopératoire détaillé et d'une discussion des éléments du dossier avec l'équipe médico-chirurgicale, l'exploration peropératoire comprend principalement trois étapes:

### 3.1.1    Exploration globale

Après avoir placé le laparoscope dans le trocart ombilical, nous recommandons une exploration globale de la cavité abdominale dans le sens des aiguilles d'une montre à partir du quadrant supérieur droit, afin de vérifier la cavité abdominale. Les organes vérifiés sont le foie, la vésicule biliaire, l'estomac, la rate, le grand omentum, le côlon, l'intestin grêle et le pelvis (Fig.6.7 et Fig.6.8).

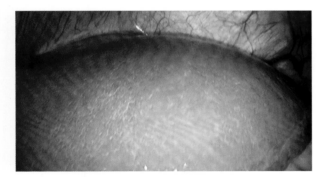

Fig.6.7    Lobe gauche du foie

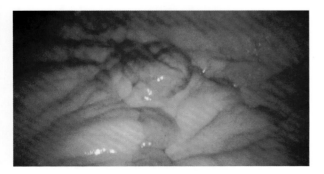

Fig.6.8    Intestin grêle

### 3.1.2    Exploration de la tumeur

Le cancer rectal supérieur est situé au-dessus de la réflexion péritonéale (Fig.6.9). Le chirurgien doit déterminer l'emplacement de la tumeur, la taille de la tumeur, ainsi que la profondeur de l'invasion tumorale sous laparoscopie.

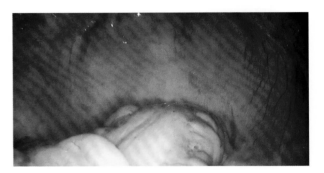

Fig.6.9    Exploration de la tumeur

### 3.1.3    Exploration des éléments anatomiques

Il est important d'évaluer la faisabilité de l'extraction transanale sur la base de l'anatomie du côlon sigmoïde et du rectum ainsi que des mésos et des vaisseaux. Cette évaluation doit être faite au début de l'intervention.

## 3.2    Dissection et mobilisation

### 3.2.1    Début de la dissection

Après avoir établi le pneumopéritoine par le trocart ombilical, quatre autres trocarts sont placés dans des sites décrits précédemment. La patiente doit être incliné en position tête en bas (position de Trendelenburg) pour éloigner l'intestin grêle du pelvis. Une compresse de gaze peut également être utilisée pour écarter et protéger l'intestin grêle afin d'exposer totalement le site chirurgical. (Fig.6.10). La dissection débute par une incision du péritoine 3 à 5 cm sous le promontoire sacré et à poursuivre l'incision vers le haut le long de l'aorte abdominale jusqu'au bord inférieur du 3ème duodénum. L'incision du péritoine au niveau du promontoire est idéale car le péritoine est à ce niveau relativement mince et facile à saisir (en particulier chez les patients obèses) (Fig.6.11). L'infiltration des tissus conjonctifs aréolaires dit « en nid d'abeilles » due à la pneumo-dissection des espaces celluleux signifie l'ouverture du plan de dissection à droite dans le rétro-péritoine (Fig.6.12).

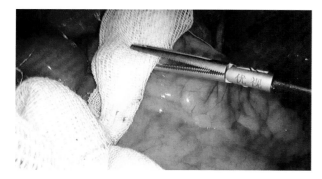

Fig.6.10    Une compresse peut également être utilisée pour écarter et protéger l'intestin grêle

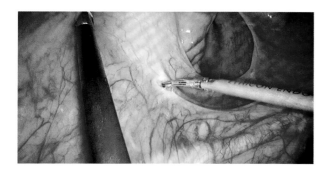

Fig.6.11    Début de la dissection, incision du meso-sigmoïde en avant du promontoire

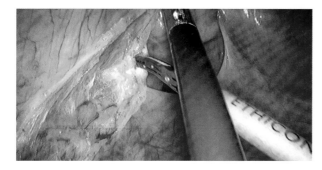

Fig.6.12    Entrée dans l'espace rétro-péritonéal de Toldt

### 3.2.2    Division des vaisseaux mésentériques inférieurs

L'artère et la veine mésentériques inférieures sont exposées en écartant le méso-sigmoïde vers la gauche (par l'assistant). Ensuite, une fenêtre rétro-péritonéale est créée juste sous le pédicule vasculaire en utilisant une dissection douce atraumatique de bas en haut médio-latéralement. En traction continue, le péritoine est incisé vers le haut jusqu'à l'origine de l'artère mésentérique inférieure (Fig.6.13). Le chirurgien saisit le pédicule vasculaire et le pousse vers l'avant et pour agrandir la fenêtre rétro-vasculaire à l'aide des ciseaux à ultra-sons. Le plexus hypogastrique supérieur au contact de l'aorte doit être disséqué gentiment pour éviter toute plaie (Fig.6.14). La vue médiale à latérale rétro-péritonéale nous permet de voir clairement l'uretère gauche et les vaisseaux génitaux (Fig.6.15). On place ensuite une compresse de gaze à l'arrière du méso-sigmoïde pour mieux protéger l'uretère et les vaisseaux génitaux. La compresse de gaze est clairement visible à travers le méso-côlon sigmoïde par en avant (Fig.6.16). Des précautions doivent être prises lors de l'exposition de la racine de l'artère mésentérique inférieure et de la veine car des saignements peuvent survenir facilement lors de

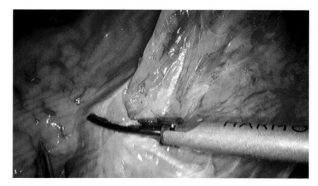

Fig.6.13    Le péritoine est incisé de bas en haut vers l' origine de l' artère mésentérique inférieure

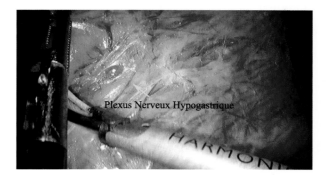

Fig.6.14    Le plexus hypogastrique supérieur doit être visualisé et trespecté

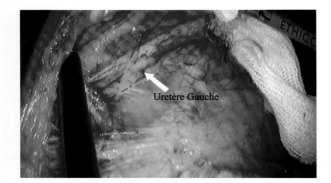

**Fig.6.15    L' uretère gauche et les vaisseaux gonadiques sont clairement visualisés**

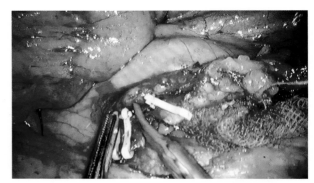

**Fig.6.17    L'artère mésentérique inférieure est clippée et sectionnée**

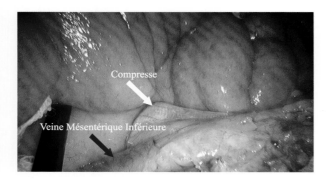

**Fig.6.16    La compresse est clairement visible à travers le mésentère**

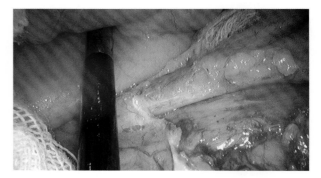

**Fig.6.18    La veine du mésentère inférieur est disséquée**

la dissection. Nous libérons ensuite les tissus autour des vaisseaux pour faciliter la mise en place des clips et la section des vaisseaux (squelettisation) (Fig.6.17, Fig.6.18 et Fig.6.19).

### 3.2.3    Dissection du mésorectum supérieur

Après la section des vaisseaux mésentériques inférieurs, l'assistant doit saisir doucement la racine du méso-côlon près du moignon du pédicule vasculaire et l'écarter vers l'avant en utilisant la pince à préhension dans le trocart du quadrant supérieur gauche, facilitant ainsi l'exposition du champ opératoire. La dissection du méso-côlon sigmoïde peut alors se poursuivre de dedans en dehors sous les vaisseaux sectionnés jusqu'au niveau de l'artère iliaque primitive gauche vers le bas tout en identifiant et protégeant l'uretère et les vaisseaux génitaux gauches. Le temps pelvien de l'opération peut commencer. Nous écartons le mésorectum postérieur en le poussant vers l'avant ouvrant ainsi l'espace pré-sacré (Holy plane) du haut

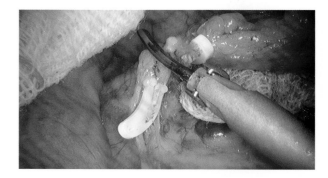

**Fig.6.19    La veine du mésentère inférieur est clippée et sectionnée**

vers le bas. Les nerfs hypogastriques supérieurs et le plexus nerveux pelvien distal sont soigneusement identifiés et protégés (Fig.6.20). Nous adoptons une dissection de l'espace pré-sacré (Holy Plane) du haut vers le bas. Si le plan est ouvert proprement, aucun saignement ne se produira et ce plan peut être facilement disséqué. Nous devons prendre soin d'identifier et de protéger les nerfs hypogastriques et les vaisseaux pré-sacrés (Fig.6.21). L'espace pré-sacré entre le fascia-propria du rectum et l'aponévrose pré-sacrée est élargi par une dissection

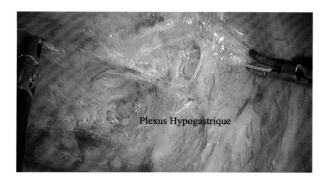

Fig.6.20    Le plan sacré, en arrière du méso-rectum est
ouvert du haut vers le bas

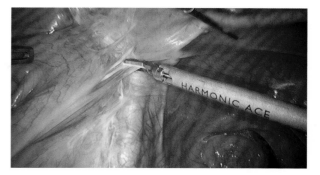

Fig.6.22    Les attaches latérales du côlon
sigmoïde sont incisées

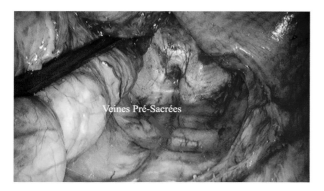

Fig.6.21    Exposition des veines pré-sacrées

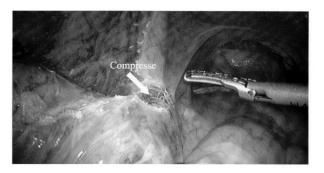

Fig.6.23    La compresse au-dessus de l'uretère peut être
identifiée en avant du méso-sigmoïde

nette et atraumatique. La dissection du mésorectum
se poursuit en arrière jusqu'au niveau du coccyx
découvrant les faces supérieures des muscles
releveurs de l'anus à droite et à gauche.

### 3.2.4    Mobilisation et dissection du côlon sigmoïde et de la face gauche du rectum

Une compresse de gaze a été placée à l'arrière du
méso-sigmoïde pour protéger l'uretère et les vaisseaux
génitaux. Les attaches latérales du côlon sigmoïde
sont libérées et le côlon sigmoïde est complètement
mobilisé (Fig.6.22). Encore une fois, il faut prendre
grand soin d'identifier et d'éviter toutes lésions des
nerfs hypogastriques, des vaisseaux gonadiques ou de
l'uretère. L'assistant écarte ensuite le côlon sigmoïde
vers le côté droit. La compresse de gaze est clairement
visible à travers le méso-sigmoïde (Fig.6.23). Dans
la plupart des cas de résection pour cancer rectal, il
n'est pas nécessaire de mobiliser l'angle splénique.
Le chirurgien dissèque ensuite le côté gauche de du
rectum jusqu'à la réflexion péritonéale du cul de sac de
Douglas (Fig.6.24).

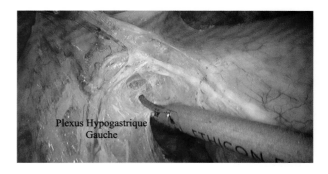

Fig.6.24    Le côté gauche du mésorectum est
incisé de haut en bas

### 3.2.5    Dissection distale du rectum

Une fois le péritoine incisé au niveau de la
réflexion péritonéale, la paroi vaginale postérieure (chez
la femme) ou les vésicules séminales (chez l'homme)
peuvent alors être exposées. Le rectum est écarté vers
l'arrière du pelvis pour ouvrir l'espace rectal antérieur
et faciliter l'identification et la dissection des éléments
anatomiques. (Fig.6.25). Nous disséquons toujours la
paroi antérieure du rectum très bas. Repoussant la face
droite du rectum médialement on commence à inciser
le mésorectum sur sa face postéro-droite à hauteur du

haut rectum jusqu'à la paroi latérale droite du rectum au niveau de la future ligne de section choisie; les plaies de la paroi rectale doivent être évitées (Fig.6.26). De même, le mésorectum est disséqué sur le côté gauche et sectionné au même niveau, jusqu'à la paroi rectale (Fig.6.27) rejoignant les lignes de section droite et gauche en arrière en sectionnant les vaisseaux rectaux supérieurs.

### 3.2.6    Sections proximales du côlon sigmoïde et du méso-sigmoïde

Le côlon sigmoïde est écarté vers la gauche pour exposer le méso-côlon sigmoïde. Une compresse de gaze est placée sous le méso-côlon sigmoïde. L'étendue de la résection chirurgicale et la ligne de section intestinale proximale choisies sont déterminées visuellement. Le méso-côlon sigmoïde est incisé vers le haut jusqu'au bord de l'intestin. Les vaisseaux sigmoïdes sont ligaturés puis sectionnés (Fig.6.28 et Fig.6.29). Il est souhaitable de retirer la graisse péri-sigmoïdienne et les franges omentales pour préparer l'extrémité de l'intestin sur 2 à 3 cm et faciliter l'anastomose (Fig.6.30).

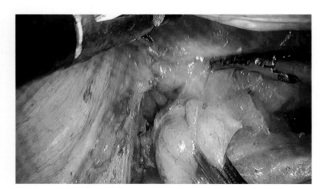

**Fig.6.25    Pour ouvrir l'espace rectal antérieur**

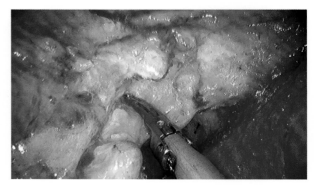

**Fig.6.26    Le côté droit de la paroi rectale est exposé**

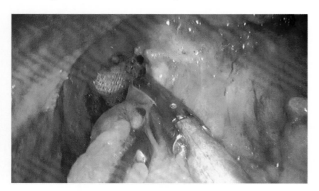

**Fig.6.27    Le côté gauche de la paroi rectale est exposé**

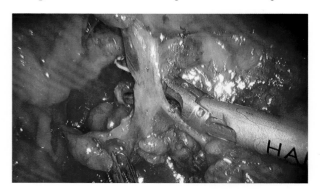

**Fig.6.28    Le méso-colon sigmoïde est incisé jusqu'au bord de l'intestin**

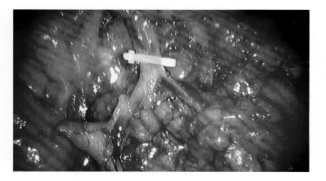

**Fig.6.29    Les vaisseaux sigmoïdes sont clippés et sectionnés**

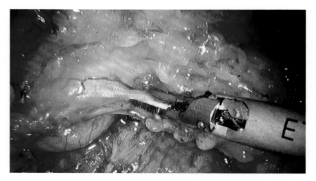

**Fig.6.30    Le bord mésentérique de la paroi intestinale du côlon sigmoïde est exposée**

## 3.3 Extraction des spécimens et reconstruction du tube digestif

### 3.3.1 Extraction des spécimens

Après une légère dilatation de l'anus, une irrigation rectale est effectuée en utilisant une solution cytotoxique (par exemple, 1% de povidone iodée, 500 ml). L'enclume de l'agrafeuse circulaire est introduite dans le rectum distal sous la tumeur plus haut située (Fig.6.31). Par laparoscopie, on fait une petite incision sur la face antérieure du rectum en regard de l'enclume dont le relief est visible sous la paroi, et l'enclume est extraite de la lumière rectale puis déposée dans la cavité pelvienne (Fig.6.32). On fait ensuite une autre incision sur bord anti-mésentérique du côlon sigmoïde à distance de la tumeur (Fig.6.33); Une compresse de gaze povidone iodée est introduite dans le côlon sigmoïde proximal pour désinfecter la lumière intestinale (Fig.6.34). L'enclume est introduite dans la lumière intestinale du côlon sigmoïde proximal (Fig.6.35 et Fig.6.36). L'agrafeuse linéaire droite de 60 mm est appliquée distalement à l'enclume pour fermer l'incision sur le côlon sigmoïde, laissant l'enclume dans le côlon sigmoïde proximal (Fig.6.37). Les recoupes intestinales sont désinfectées avec la compresse de gaze povidone iodée (Fig.6.38). Le bistouri à ultrasons est utilisé pour sectionner la paroi rectale 5 cm sous la tumeur, et le rectum réséqué est maintenant libre dans la cavité abdominale. Un manchon plastique stérile est introduit dans la cavité abdominale avec une pince ovale à travers l'ano-rectum (Fig.6.39). Le spécimen est placé dans le manchon plastique stérile avant d'être extrait à travers l'anus avec le manchon. Pour se faire, l'assistant introduit une longue pince dans la cavité pelvienne à travers le manchon pour saisir fermement une extrémité du spécimen et le tirer lentement vers l'extérieur à travers le rectum et l'anus (Fig.6.40).

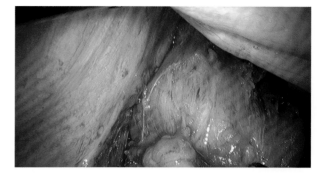

Fig.6.31    L'enclume de l'agrafeuse est introduite dans le rectum par l'anus

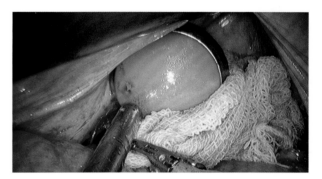

Fig.6.32    L'enclume est extraite de la lumière rectale et déposée dans la cavité pelvienne

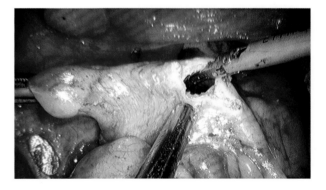

Fig.6.33    Faire une incision du côlon sigmoïde proximal

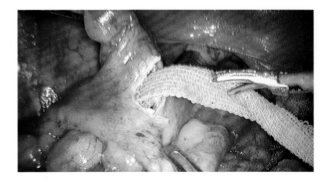

Fig.6.34    La mèche iodée est introduite dans le côlon sigmoïde proximal pour désinfecter la lumière intestinale

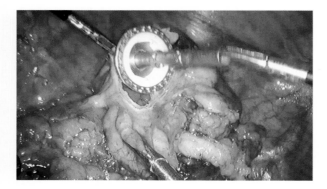

**Fig.6.35** L'enclume est introduite dans la lumière intestinale du côlon sigmoïde proximal

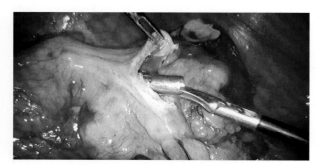

**Fig.6.36** L'enclume est poussée dans la lumière intestinale du côlon sigmoïde proximal

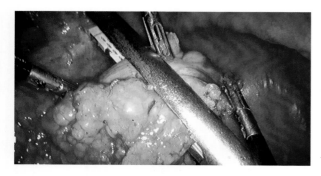

**Fig.6.37** L'agrafeuse linéaire sectionne le côlon sigmoïde proximal en aval de l'enclume

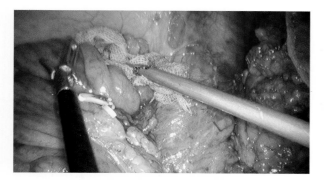

**Fig.6.38** Le moignon du côlon sigmoïde est stérilisé avec une compresse iodée

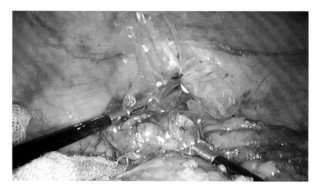

**Fig.6.39** Un fourreau plastique stérile est introduit dans la cavité abdominale via l'anus

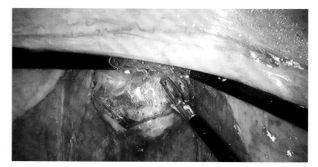

**Fig.6.40** La pièce opératoire est extraite à l'extérieur par l'anus à travers le fourreau

### 3.3.2　Reconstruction du circuit digestif

Le moignon rectal ouvert est fermé avec une agrafeuse linéaire coupante de 60 mm de long (Fig.6.41); la recoupe du moignon est placée dans un sac à échantillons et extrait par un orifice du trocart de 12 mm. La tige centrale de l'enclume fait saillie à côté de la ligne de suture du côlon sigmoïde (Fig.6.42 et Fig.6.43). L'agrafeuse circulaire est introduite dans le rectum à travers l'anus doucement

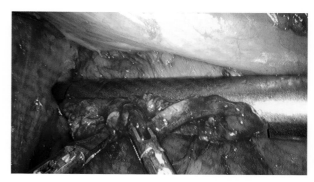

**Fig.6.41** Le moignon rectal ouvert est fermé avec une agrafeuse linéaire coupante

dilaté. Le moignon rectal est ensuite transpercé avec la pointe de la tête de l'agrafeuse circulaire dans l'angle gauche de la suture linéaire (Fig.6.44). Une fois la tige centrale et l'enclume encliquetées, nous vérifions l'absence de torsion du côlon et du méso. L'agrafage est ensuite réalisé après s'être assurée que les organes voisins soient éloignés de la ligne d'agrafage (Fig.6.45). L'agrafeuse est ensuite ouverte et retirée. On fait ensuite une suture

en « 8 » sur le « triangle du danger » par voie intra-abdominale pour sécuriser l'anastomose (Fig.6.46 et Fig.6.47). L'anastomose est vérifiée pour détecter d'éventuelles fuites en vérifiant l'intégrité des rondelles proximale et distale, ainsi qu'en effectuant un test à l'air (Fig.6.48 et Fig.6.49). Deux drains sont placés au contact de la zone anastomotique, un drain de chaque côté de la cavité pelvienne (Fig.6.50 et Fig.6.51).

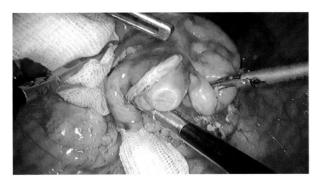

**Fig.6.42**    L'axe de l'enclume fait saillie à l'extrémité du côlon sigmoïde prés de la zone d'agrafage

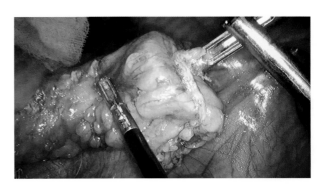

**Fig.6.43**    L'axe de l'enclume est extériorisée du côlon sigmoïde

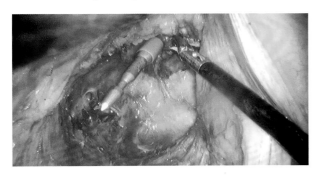

**Fig.6.44**    L'agrafeuse circulaire est introduite à partir de l'anus dans le moignon rectal

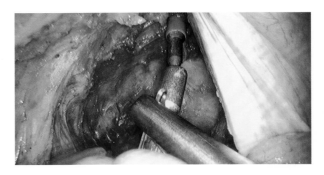

**Fig.6.45**    L'axe de l'enclume est encliquetée dans la partie proximale de l'agrafeuse circulaire

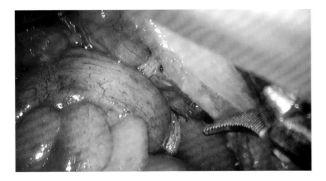

**Fig.6.46**    Zone de faiblesse dite le « Triangle de risque »

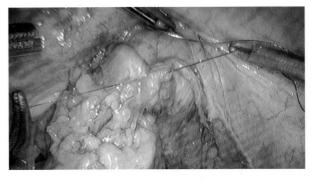

**Fig.6.47**    Renforcement par suture de la zone dite « triangle du risque »

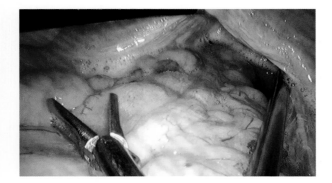

Fig.6.48    Réalisation d'un test à l'air

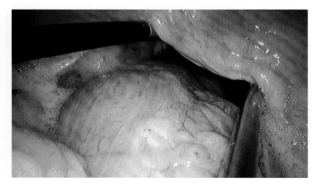

Fig.6.49    L'anastomose est vérifiée pour
vérifier l'absence de fuites

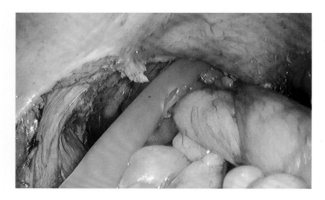

Fig.6.50    Tube de drainage est placé sur le côté
gauche de la cavité pelvienne

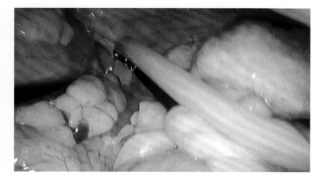

Fig.6.51    Tube de drainage est placé sur le
côté droit de la cavité pelvienne

### 3.4  L' affichage de la paroi abdominale et de l' échantillon (Fig.6.52 et Fig.6.53)

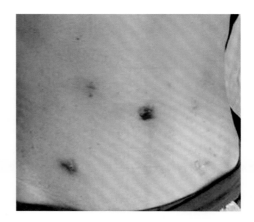

Fig.6.52    Vue de la paroi abdominale en fin d'intervention

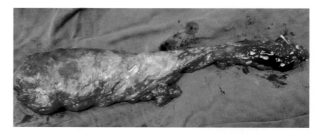

Fig.6.53    Vue de la pièce opératoire (rectum)

## 4    Les points importants de l' opération

### 4.1  Plan chirurgical et procédure de TME

L'approche chirurgical idéale pour réaliser la dissection dans la procédure ETM/TME est de commencer par l'approche de la face postérieure du mésorectum et de continuer autour du rectum (Fig.6.54); des deux côtés du rectum on trouve les ligaments latéraux; en avant du rectum on a les deux feuillets du fascia de Denonvilliers. Pendant la libération du mésorectum, la première étape est donc d'ouvrir l'espace rectal postérieur pré-sacré, libérant complètement la paroi postérieure du mésorectum au contact du fascia propria puis on continue en libérant circonférentiellement le rectum. L'exécution de l'ETM/TME dans cet ordre facilite l'entrée dans le bon plan décrit par Toldt, évitant les plaies des rameaux nerveux, et surtout assure une résection oncologique. De plus, même dans le plan de Toldt, nous devons également libérer le rectum postérolatéral près du fascia rectal, ce qui peut être plus efficace dans la protection du fascia antérieur sacré protégeant les nerfs autonomes pelviens et les veines sacrées antérieures.

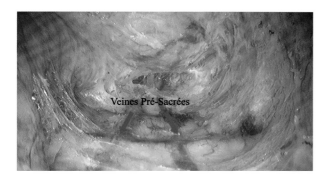

**Fig.6.54   Vue du plan pré-sacré disséqué**

## 4.2  Anatomie du ligament latéral rectal

Anatomiquement, un grand nombre de tissus conjonctifs lâches existent des deux côtés du rectum, où les vaisseaux sanguins et les nerfs autonomes peuvent être vus perpendiculairement à la paroi rectale formant ce que l'on appelle le ligament latéral rectal (Fig.6.55). Les chirurgiens soulignent souvent la présence de ce ligament, mais leur morphologie, leur portée et la structure ne sont pas encore claires. Les ligaments latéraux rectaux n'ont pas une structure ligamentaire à proprement parlé, et la position anatomique n'est pas uniforme. Certaines études ont montré que si 71% des patients présentent cette structure ligamentaire des deux côtés du rectum au microscope, seulement 57% des patients ont une artère rectale moyenne dans le soi-disant ligament latéral. Dans la résection radicale rectale l'anatomie est beaucoup moins claire que dans les résections méso-coliques. Bien que de nombreux chirurgiens pensent que l'artère rectale moyenne existait dans les ligaments latéraux rectaux, ce ligament n'a pas besoin de ligature spécifique pendant la dissection.

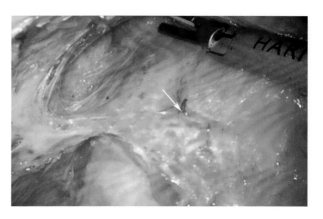

**Fig.6.55   « Ligament » latéral gauche du rectum**

# Chapitre 7

# Résection Laparoscopique des Cancers du Haut Rectum Avec Extraction Transvaginale ( NOSES V )

Xishan Wang, Zheng Jiang, and Qingchao Tang

« NOSES V » est principalement adapté aux patients présentant une tumeur plus volumineuse dans le haut rectum et le côlon sigmoïde distal mais n'est possible que chez la femme. Les principaux temps opératoires de « NOSES V » sont les suivantes: dissection d'un spécimen dans la cavité abdominale puis extraction par le vagin et anastomose totalement laparoscopique entre le côlon sigmoïde et le rectum. Par rapport à « NOSES Ⅳ », la principale différence de « NOSES V » comprend (1) des indications plus larges de « NOSES V » en raison de la compliance anatomique du vagin dont l'accès est facile, mais elle est limitée car possible uniquement chez la femme. (2) ouverture à minima sur le côlon sigmoïde au-dessus de la tumeur pour insérer l'enclume, ce qui minimise la contamination abdominale. Tant que les chirurgiens respectent la technique aseptique et les principes oncologiques, « NOSES V » est justifié d'un point de vue oncologique.

## 1 Indications et contre-indications

### 1.1 Indications (Fig.7.1, Fig.7.2 et Fig.7.3)

1. Tumeurs situées dans le Haut rectum, la charnière recto-sigmoïdienne et le côlon sigmoïde distal.

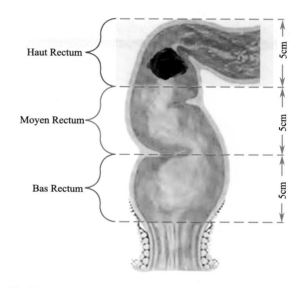

Fig.7.1 Localisation des tumeurs adaptées à NOSES V

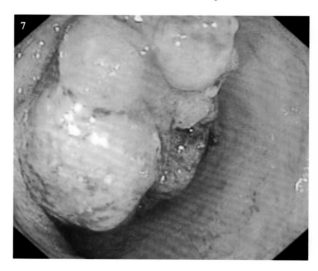

Fig.7.2 *Colonoscopie*: Tumeur bourgeonnante à 13 cm de l'anus; diamètre de 4 cm

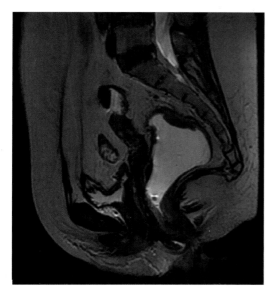

Fig.7.3 *IRM*: T2, la tumeur à 11 cm de la marge anale; diamètre maximum de 3,5 cm

2. Diamètre circonférentiel de la tumeur de 3 à 5 cm.

3. Tumeur n'envahissant pas la séreuse (Fig.7.4).

4. Femme.

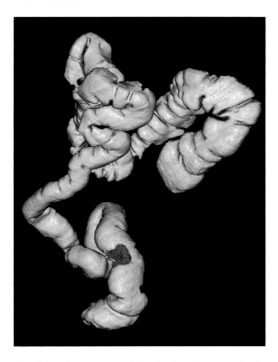

Fig.7.4 **Endoscopie virtuelle CT: tumeur située dans le rectum supérieur qui envahit l'intestin sur 1/3 de cercle**

## 1.2 Contre-indications

1. Diamètre circonférentiel de la tumeur supérieur à 5 cm, ce qui peut être difficile à extraire du vagin.

2. Envahissement tumoral de la séreuse, ce qui augmente le risque greffe tumorale.

3. Obésité importante (IMC>35 kg/m$^2$).

# 2 Anesthésie, position du patient, position des trocarts et position de l' équipe chirurgicale

## 2.1 Anesthésie

Anesthésie générale avec ou sans anesthésie péridurale.

## 2.2 Position du patient

Lithotomie modifiée avec la cuisse droite légèrement plus droite que la gauche pour faciliter la dissection (Fig.7.5).

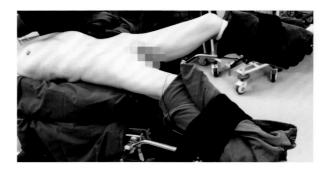

Fig.7.5 Position du patient

## 2.3 Position des trocarts

1. *Trocart A pour laparoscope* (10 mm): dans l'ombilic.

2. *Trocart B pour le chirurgien* (12 mm): sur le 1/3 externe entre l'épine iliaque supérieure antérieure droite et l'ombilic, ce qui facilite la manipulation dans le bassin et facilite la mise en place de l'agrafeuse linéaire coupante.

3. *Trocart C pour le chirurgien* (5 mm): Sur le côté droit de l'ombilic, environ 10 cm, car un placement plus proche du trocart d'accès optique empêchera une vue d'ensemble claire du laparoscope.

4. *Trocart D pour l'assistant chirurgien* (5 mm): sur le 1/3 externe entre l'ombilic et l'épine iliaque supérieure antérieure gauche, ce site est propice à l'opération chirurgicale et à la mise en place de tubes de drainage.

5. *Trocart E pour l'assistant chirurgien* (5 mm): au croisement à hauteur de l'horizontale de l'ombilic et du bord externe du droit abdominal gauche.

Ces orifices de trocarts seront utilisés pour introduire les drains à la fin de la procédure. (Fig.7.6).

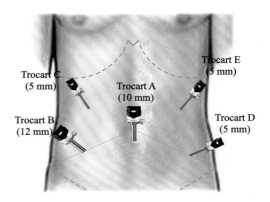

Fig.7.6    Position des trocarts pour NOSES V

## 2.4    Position des chirurgiens

Le chirurgien se tient du côté droit du patient, l'assistant se tient du côté gauche et le caméraman se tient du même côté que l'opérateur (Fig.7.7).

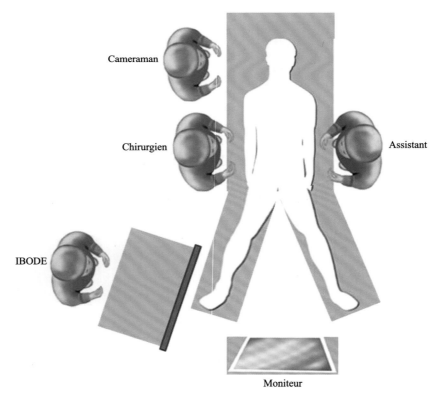

Fig.7.7    Position de l'équipe chirurgicale

## 2.5 Instruments spécifiques pour NOSES V

| | |
|---|---|
| Trocarts (1×10 mm, 1×12 mm, 3×5 mm) | 5 |
| Outil de dissection (bistouri à ultra-sons) | 1 |
| Agrafeuse linéaire coupante droite (60 mm) | 1 |
| Agrafeuse circulaire (29 mm) | 1 |
| Manchon plastique stérile | 1 |
| Dissecteur laparoscopique | 1 |
| Pinces laparoscopiques | 2–3 |

# 3    Procédures et compétences chirurgicales

## 3.1 Exploration et planification chirurgicale

Sur la base d'un examen préopératoire détaillé et d'une discussion des éléments du dossier avec l'équipe médico-chirurgicale, l'exploration peropératoire comprend principalement trois étapes:

### 3.1.1    Exploration globale

Après avoir placé le laparoscope dans le trocart ombilical, nous recommandons une exploration globale de la cavité abdominale dans le sens des aiguilles d'une montre à partir du quadrant supérieur droit, afin de vérifier la cavité abdominale. Les organes vérifiés sont le foie, la vésicule biliaire, l'estomac, la rate, le grand omentum, le côlon, l'intestin grêle et le pelvis (Fig.7.8 et Fig.7.9).

### 3.1.2    Exploration de la tumeur

Le cancer rectal supérieur est situé au-dessus de la réflexion péritonéale (Fig.7.10). Le chirurgien doit déterminer exactement l'emplacement de la tumeur, la taille de la tumeur, ainsi que la profondeur de l'invasion tumorale sous laparoscopie (Fig.7.10).

### 3.1.3    Exploration des éléments anatomiques

Avant une dissection extensive, vérifiez d'abord si l'anatomie permet une extraction transvaginale. Cette évaluation doit être faite au début de l'intervention.

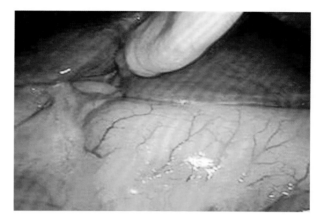

Fig.7.8    Lobe gauche du foie et de l' estomac

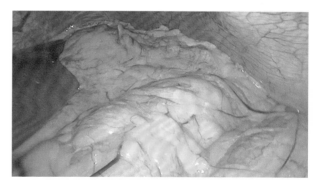

Fig.7.9    Grand omentum

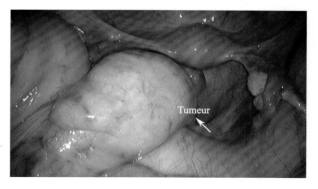

Fig.7.10    Exploration de l' emplacement de la tumeur

## 3.2   Dissection et mobilisation

### 3.2.1   Début de la dissection

Après avoir établi le pneumopéritoine par le trocart ombilical, quatre autres trocarts sont placés comme décrits auparavant. La patiente doit être incliné en position tête en bas (position de Trendelenburg) pour éloigner l'intestin grêle du pelvis. Le rectum et les vaisseaux mésentériques inférieurs sont saisis et soulevés vers l'avant avec le méso-côlon par deux pinces de préhension par le chirurgien et son assistant, pour exposer clairement le site chirurgical (Fig.7.11). La dissection débute par une incision du péritoine 3 à 5 cm sous le promontoire sacré et à poursuivre l'incision vers le haut le long de l'aorte abdominale jusqu'au bord inférieur du 3$^{ème}$ duodénum. L'incision du péritoine au niveau du promontoire est idéale car le péritoine est à ce niveau relativement mince et facile à saisir (en particulier chez les patients obèses (Fig.7.12). L'infiltration des tissus aréolaires dit « en nid

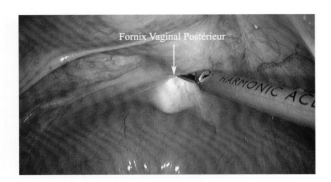

**Fig.7.11     Fornix vaginal postérieur**

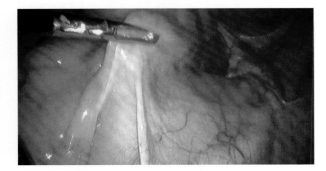

**Fig.7.12     Le site chirurgical est clairement exposé**

d'abeilles » due à la pneumo-dissection des espaces celluleux signifie l'ouverture du plan de dissection à droite dans le rétro-péritoine (Fig.7.13 et Fig.7.14).

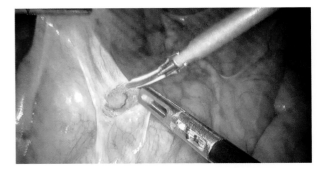

**Fig.7.13     Début de la dissection, ouverture du péritoine en avant du promontoire**

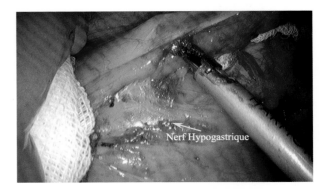

**Fig.7.14     Entrée de l'espace rétro-péritonéal de Toldt**

### 3.2.2   Division des vaisseaux mésentériques inférieurs

L'artère et la veine mésentériques inférieures sont exposées en écartant le méso-sigmoïde vers la gauche (par l'assistant). Ensuite, une fenêtre péritonéale est créée juste sous le pédicule vasculaire en utilisant une dissection douce atraumatique de bas en haut médialement et latéralement. En traction continue, le péritoine est incisé vers le haut jusqu'à l'origine de l'artère mésentérique inférieure. Le chirurgien saisit ensuite avec le pédicule vasculaire et le soulève vers l'avant puis agrandit la fenêtre à l'aide de la pointe de la pince ou du bistouri à ultrasons. Le plexus hypogastrique supérieur au contact de l'aorte doit être disséqué gentiment pour éviter toute plaie. On place ensuite une compresse de gaze à l'arrière du méso-sigmoïde (Fig.7.15). P Cette compresse de gaze sert à mieux protéger l'uretère et les vaisseaux gonadiques (Fig.7.16). Le méso-sigmoïde est repositionné médialement; La compresse de gaze est clairement visible à travers le méso-côlon sigmoïde par en avant (Fig.7.17). Des précautions doivent être prises lors de l'exposition de la racine de l'artère mésentérique inférieure et de la veine car des saignements peuvent survenir facilement lors de la dissection. Nous libérons ensuite les tissus autour des vaisseaux pour effectuer

la mise en place du clip et la section (Fig.7.18). Nous libérons ensuite la veine mésentérique inférieure suffisamment pour effectuer un la mise en place d'un clip puis une section (Fig.7.19 et Fig.7.20). Nous prenons soin d'identifier une fois de plus l'uretère et les vaisseaux gonadiques avant la section. Nous libérons ensuite les tissus autour des vaisseaux pour faciliter la mise en place des clips et la section des vaisseaux (squelettisation) (Fig.7.21).

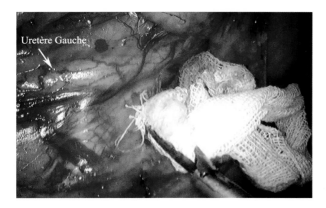

Fig.7.15    L' uretère gauche est
clairement exposé

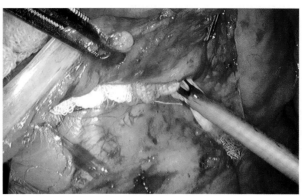

Fig.7.16    Placer une compresse à l' arrière
du méso-sigmoïde

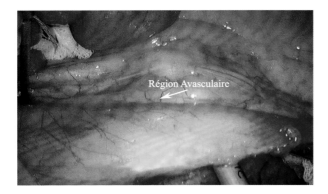

Fig.7.17    L' artère du mésentère inférieur est
clippée et sectionnée

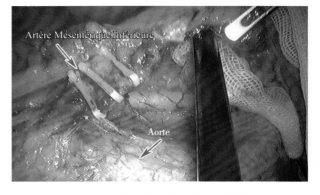

Fig.7.18    L'artère du mésentère inférieur est
clippée et sectionnée

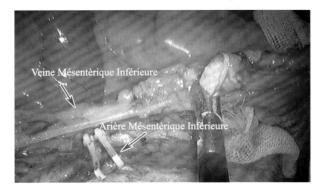

Fig.7.19    La veine du mésentère
inférieur est exposée

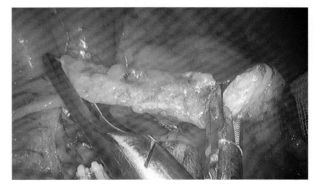

Fig.7.20    La veine du mésentère inférieur
est clippée et sectionnée

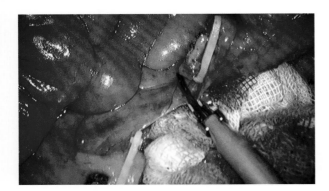

Fig.7.21    Le méso-colon gauche est
incisé plus latéralement

### 3.2.3    Dissection du mésorectum supérieur

Après la section des vaisseaux mésentériques inférieurs, l'assistant doit saisir doucement la racine du méso-côlon près du moignon du pédicule vasculaire et l'écarter vers l'avant en utilisant la pince à préhension dans le trocart du quadrant supérieur gauche, facilitant ainsi l'exposition du champ opératoire. Ensuite, la dissection du méso-côlon sigmoïde est poursuivie de dedans en dehors sous les vaisseaux sectionnés jusqu'au niveau de l'artère iliaque primitive gauche tout en identifiant et protégeant l'uretère et les vaisseaux génitaux gauches. Le temps pelvien de l'opération peut commencer. Nous écartons le méso-rectum postérieur en le poussant vers l'avant (Fig.7.22) ouvrant ainsi l'espace pré-sacré (Holy plane) du haut vers le bas. Si le plan est ouvert proprement, aucun saignement ne se produira et ce plan peut être facilement disséqué. Nous devons prendre soin d'identifier et de protéger les nerfs hypogastriques

et les vaisseaux pré-sacrés. L'espace pré-sacré entre l'aponévrose propria du rectum et l'aponévrose pré-sacré est élargi par une dissection nette et atraumatique vers le plancher pelvien. La dissection du mésorectum se poursuit vers le bas à 5 cm sous la tumeur. (Fig.7.23).

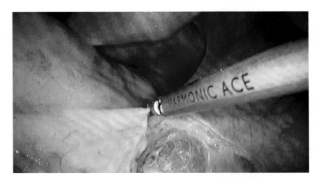

Fig.7.23    La dissection du mésorectum se poursuit
vers le bas dans le pelvis

### 3.2.4    Dissection de la face droite du rectum

L'utérus est soulevé vers l'avant à l'aide d'une pince à préhension introduite dans le trocart du quadrant inférieur gauche. Après avoir repoussé vers l'avant le mésorectum et ouvert suffisamment l'espace pré-sacré en arrière du mésorectum postérieur, le côté droit du mésorectum doit être disséqué en continuité de l'arrière vers l'avant (Fig.7.24). Cette dissection est réalisée en plaçant le rectum sur le côté gauche du pelvis sous une légère tension. Le chirurgien doit ensuite disséquer la face droite du rectum jusqu'à la réflexion péritonéale et inciser dans la continuité la réflexion péritonéale de droite à gauche.

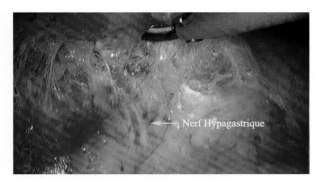

Fig.7.22    Le mésorectum postérieur est ouvert depuis
l'espace de Toldt

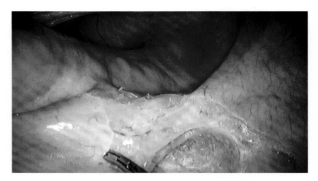

Fig.7.24    Dissection de la face latérale
droite du rectum

### 3.2.5　Mobilisation et dissection du côlon sigmoïde et de la face gauche du rectum

Une compresse de gaze a été placée à l'arrière du méso-sigmoïde pour protéger l'uretère et les vaisseaux génitaux (Fig.7.25). Les attaches latérales du côlon sigmoïde sont libérées et le côlon sigmoïde est complètement mobilisé (Fig.7.26). L'assistant tire le côlon sigmoïde sur le côté droit. La dissection doit alors se poursuivre de bas en haut dans la gouttière colo-pariétale gauche (Fig.7.27). Dans la plupart des cas de résection pour cancer rectal, il

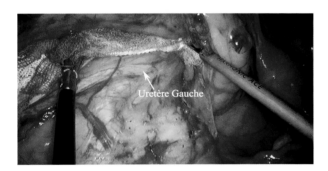

Fig.7.25　Une compresse est placée à l' arrière du méso-sigmoïde

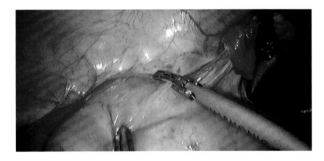

Fig.7.26　Les attaches latérales du côlon sigmoïde sont incisées

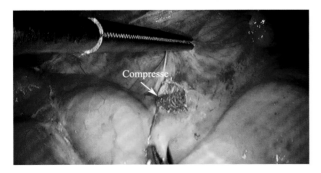

Fig.7.27　La dissection doit se poursuivre de bas en haut

n'est pas nécessaire de mobiliser l'angle splénique. Le chirurgien dissèque ensuite le côté gauche du rectum jusqu'à la réflexion péritonéale du cul de sac de Douglas (Fig.7.28).

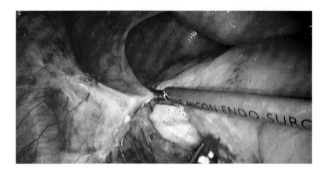

Fig.7.28　Le côté gauche du rectum est disséqué jusqu'au pelvis

### 3.2.6　Dissection distale du rectum

Une fois le péritoine incisé au niveau de la réflexion péritonéale, la paroi vaginale postérieure peut alors être exposée. Le rectum est écarté vers l'arrière du pelvis pour ouvrir l'espace rectal antérieur et faciliter l'identification et la dissection des éléments anatomiques. Nous disséquons toujours la paroi antérieure du rectum distale 5 cm au moins sous le bord inférieur de la tumeur. L'artère rectale supérieure doit être coupée et sectionnée dans le mésorectum (Fig.7.29). Repoussant la face droite du rectum médialement on peut mieux inciser le mésorectum jusqu'à la paroi latérale droite du rectum au niveau de la ligne de section choisie (Fig.7.30). Les plaies de la paroi rectale doivent être évitées. De même, le mésorectum est disséqué sur le côté gauche, exposant la paroi rectale et reliant les lignes de résection droite et gauche en arrière.

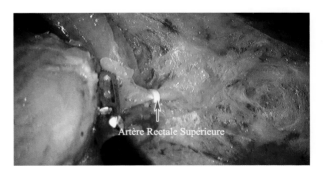

Fig.7.29　L'artère rectale supérieure est clippée et sectionnée

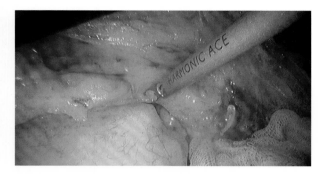

Fig.7.30    Le mésorectum est séparé de la paroi
latérale droite du rectum

### 3.2.7    Sections proximales du côlon sigmoïde et du méso-sigmoïde

Le côlon sigmoïde est écarté vers la gauche pour exposer le méso-côlon sigmoïde. Une compresse de gaze est placée sous le méso-côlon sigmoïde. L'étendue de la résection chirurgicale et la ligne de section intestinale proximale choisies sont déterminées visuellement. Le méso-côlon sigmoïde est incisé vers le haut jusqu'au bord de l'intestin (Fig.7.31). Les vaisseaux sigmoïdes sont ligaturés puis sectionnés (Fig.7.32). Il est recommandé de retirer la graisse péri-

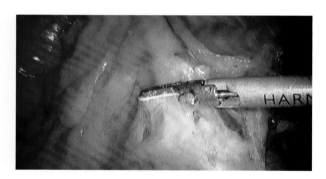

Fig.7.31    Le méso-colon sigmoïde est
incisé jusqu' au bord de l' intestin

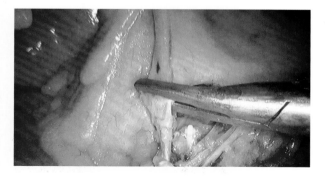

Fig.7.32    Les vaisseaux sigmoïdes
sont clippés et sectionnés

sigmoïdienne et les franges omentales doivent être nettoyées à l'extrémité de l'intestin sur 2 à 3 cm pour faciliter l'anastomose (Fig.7.33).

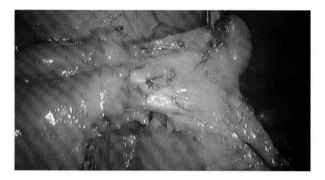

Fig.7.33    La paroi intestinale du côlon sigmoïde
(bord mésentérique) est exposée

## 3.3    Extraction du recto-sigmoïde et reconstruction du tube digestif

### 3.3.1    Extraction du recto-sigmoïde

Nous effectuons une irrigation vaginale, à travers un cathéter placé dans le vagin, avec une solution cytotoxique (par exemple, 1% de povidone iodée, 500 ml). Un écarteur valve vésical est introduit dans le vagin avec son extrémité soutenant le fornix vaginal postérieur (Fig.7.34). Le chirurgien utilise le bistouri à ultrasons pour pratiquer une incision sur le fornix vaginal postérieur (Fig.7.35). L'enclume est introduite dans la cavité pelvienne par le vagin (Fig.7.36). Ensuite on fait une incision sur bord anti-mésentérique du côlon sigmoïde à distance de la tumeur (Fig.7.37). Si le contenu intestinal coule dans la cavité abdominale, une aspiration douce doit être utilisée pour éliminer le liquide (Fig.7.38). Une compresse de gaze povidone iodée est ensuite introduite dans le côlon sigmoïde proximal pour désinfecter la lumière intestinale (Fig.7.39). L'enclume est introduite dans la lumière intestinale du côlon sigmoïde proximal (Fig.7.40). L'agrafeuse linéaire droite de 60 mm est utilisée pour fermer l'incision sur le côlon sigmoïde en laissant l'enclume dans le côlon sigmoïde proximal (Fig.7.41). Ensuite, nous introduisons à nouveau une agrafeuse

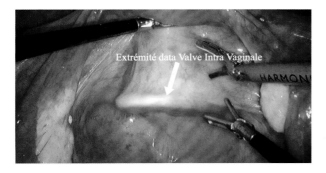

Fig.7.34 L' écarteur vésical est introduit dans le vagin avec son extrémité soulevant le fornix vaginal postérieur

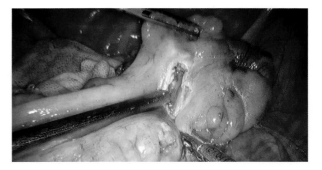

Fig.7.38 L'aspiration doit être utilisée pour éliminer l'excès de liquide

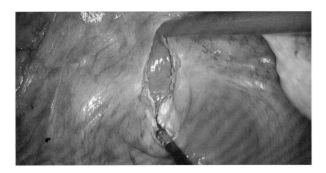

Fig.7.35 Faire une petite incision sur le fornix vaginal postérieur par laparoscopique

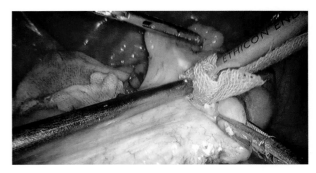

Fig.7.39 Une mèche iodée peut être introduite dans le côlon sigmoïde proximal pour désinfection

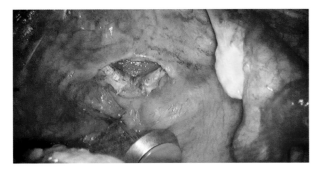

Fig.7.36 L' enclume est introduite dans la cavité pelvienne par le vagin

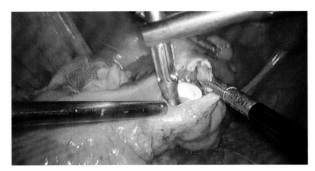

Fig.7.40 L'enclume est introduite dans la lumière intestinale du côlon sigmoïde proximal

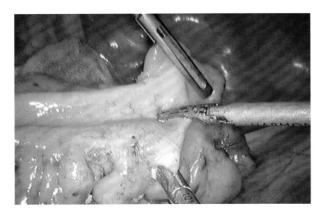

Fig.7.37 Faire une petite incision du côlon sigmoïde au-dessus de la tumeur

linéaire coupante endoscopique, pour sectionner le bas rectum 5 cm sous la tumeur (Fig.7.42). A présent, le rectum est complètement libre dans la cavité abdominale. Un manchon plastique stérile est ensuite introduit dans la cavité pelvienne par le vagin (Fig.7.43). Le spécimen est placé dans le manchon plastique stérile avant d'être extrait par le vagin avec l'aide de l'assistant entre les jambes de la patiente. Pour ce faire il introduit une grande pince dans le manchon par le bas et saisit fortement le spécimen pour le tirer doucement à l'extérieur (Fig.7.44).

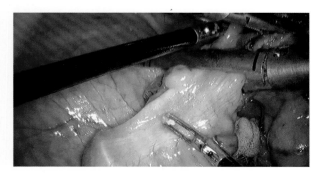

**Fig.7.41** L'agrafeuse linéaire est utilisée pour fermer l'incision sur le côlon sigmoïde sous l'enclume

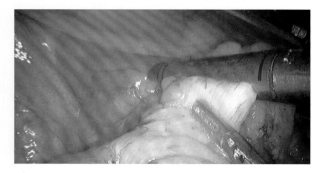

**Fig.7.42** Une agrafeuse linéaire endoscopique est appliquée sur le rectum distal

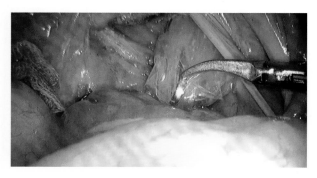

**Fig.7.43** Un fourreau en plastique stérile est introduit dans la cavité pelvienne par le vagin

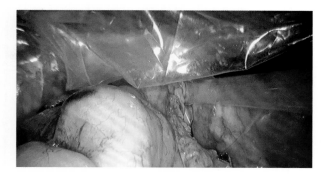

**Fig.7.44** La pièce opératoire est placée dans le fourreau en plastique stérile avant d'être extrait par le vagin

### 3.3.2    Reconstruction du circuit digestif

La tige centrale de l'enclume fait saillie à côté de la ligne de suture sur le côlon sigmoïde (Fig.7.45). L'agrafeuse circulaire est introduite dans le rectum à travers l'anus doucement dilaté. Le moignon rectal est ensuite transpercé avec la pointe de la tête de l'agrafeuse circulaire dans l'angle gauche de la suture linéaire (Fig.7.46). Une fois la tige centrale et l'enclume encliquetées, nous vérifions l'absence de torsion du côlon et de son méso. L'agrafage est ensuite réalisé après s'être assurée que les organes voisins sont éloignés de la ligne d'agrafage (Fig.7.47). Une anastomose de type termino-terminale est réalisée (Fig.7.48). On fait ensuite une suture en « 8 » sur le « triangle du danger » par voie intra-abdominale pour sécuriser l'anastomose (Fig.7.49). L'anastomose est vérifiée pour détecter d'éventuelles fuites en vérifiant l'intégrité des collerettes proximal et distal, ainsi qu'en effectuant un test à l'air (Fig.7.50). Deux drains sont placés au contact de la zone anastomotique (un drain de chaque côté de la cavité pelvienne).

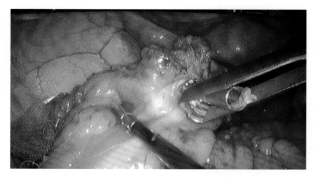

**Fig.7.45** La tige centrale de la tête d'enclume sort du côlon sigmoïde près de la zone d'agrafage linéaire

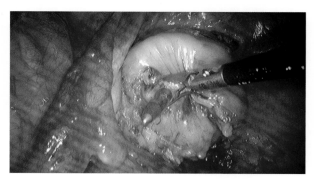

**Fig.7.46** L'agrafeuse circulaire est introduite à partir de l'anus

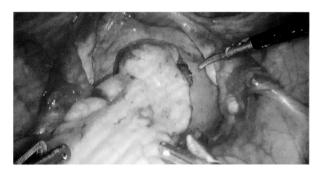

**Fig.7.47** La tige centrale est encliquetée dans la partie distale de l'agrafeuse circulaire

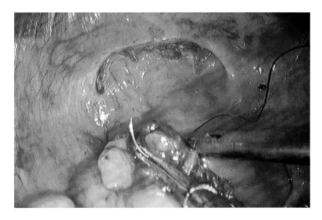

**Fig.7.48** Une anastomose de termino-terminale est réalisée

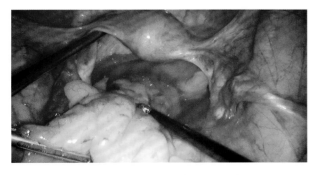

**Fig.7.49** Renforcement par suture de la zone dite « triangle du risque »

### 3.3.3 Fermeture de l' incision vaginale

L'incision vaginale est exposée voie intra vaginale et saisie avec deux pinces d'Allis. Ensuite, l'incision vaginale est suturée avec du fil résorbable en points séparés (Fig.7.51).

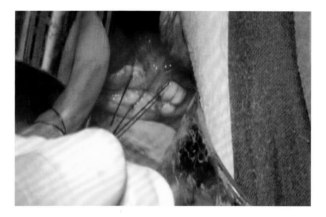

**Fig.7.51** Suture du vagin par voie trans-vaginale

## 3.4 L' affichage de la paroi abdominale et de l'échantillon (Fig.7.52 et Fig.7.53)

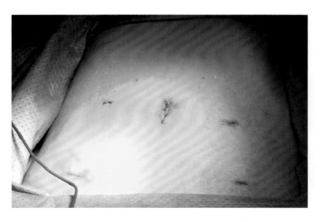

**Fig.7.52** Vue de la paroi abdominale en fin d'intervention

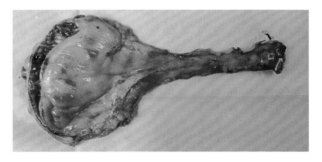

**Fig.7.53** Vue du spécimen (recto-sigmoïde)

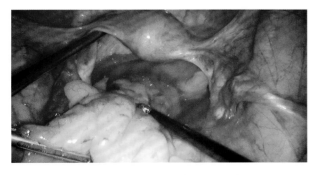

**Fig.7.50** Réalisation d'un test à l'air

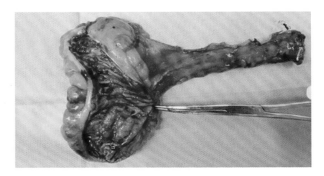

Fig.7.53　(suite)

# 4　Les éléments essentiels pour le succès de l'opération

## 4.1　Les points importants concernant les agrafages mécaniques en résection rectale

Les principes de la laparoscopie avancée sont nécessaires à connaitre pour les techniques « NOSES ».

Les cartouches des agrafeuses linéaires coupantes laparoscopique dans « NOSES » sont les mêmes qu'en chirurgie laparoscopique standard (longueurs de 30, 45, 60 mm et couleurs différentes en fonction de l'épaisseur des tissus). Le choix des différentes longueurs et couleurs de cartouches d'agrafeuses dépendent du diamètre et de l'épaisseur de l'intestin. Dans la résection rectale basse et très basse, le choix de l'agrafeuse doit respecter les principes suivants: (1) les agrafeuses articulées sont plus adaptées dans le pelvis (2) utiliser le moins de cartouches possible; (3) la ligne de coupe doit former un angle droit par rapport à l'intestin, pour éviter d'affecter la vascularisation (4) si la fermeture ne peut pas être effectuée avec une seule agrafeuse, essayez de vous assurer que la ligne de fermeture suivante est au même niveau (Fig.7.54). Selon l'expérience de l'auteur, une agrafeuse de 60 mm peut être suffisante pour réaliser la section du rectum dans la partie basse. Mais chez certains patients obèses, la section du rectum ne peut pas

être terminée en une seule fois, avec 5 à 10 mm d'intestin résiduel non agrafé. Dans ce cas, nous utilisons cette bande de tissu intestinal résiduel comme point de passage de la pointe de l'agrafeuse (Fig.7.55, Fig.7.56, Fig.7.57 et Fig.7.58), ce qui peut réduire le « triangle du danger » et le risque de fuite anastomotique et également éviter l'utilisation de plus d'agrafeuse.

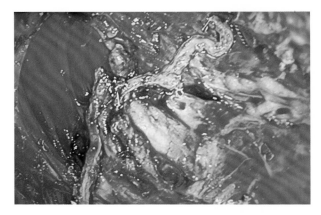

Fig.7.54　Ligne de section en forme de « Z » formée de trois agrafeuses linéaires

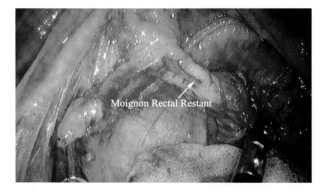

Fig.7.55　Moignon rectal restant après le premier coup d'agrafage

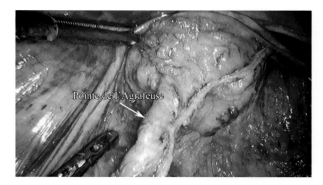

Fig.7.56　La pointe est poussée dans le moignon rectal restant non sectionné

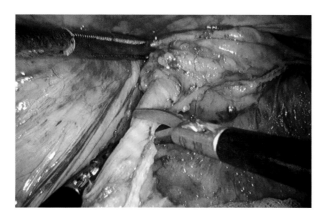

Fig.7.57    Ouverture du moignon rectal non sectionné

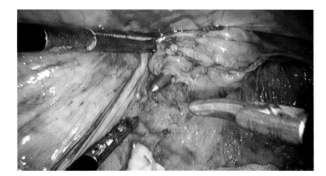

Fig.7.58    La pointe est poussée dans l'ouverture
en coin de la ligne de résection

L'agrafeuse circulaire utilisée dans les « NOSES » et dans la résection rectale traditionnelle sont similaires, utilisant les mêmes tailles d'agrafage (25, 28, 29, 31, 33 mm). Le choix de l'agrafeuse doit être fonction du diamètre de l'intestin. L'application d'une agrafeuse circulaire doit répondre aux critères suivants:

1. Ajustez l'espacement de manière appropriée; le serrage des deux parois est la clé pour assurer la sécurité de l'anastomose. L'épaisseur de la paroi intestinale étant différente, l'agrafeuse serrée doit avoir un espacement de 1,5 à 2,0 mm.

2. Après avoir agrafé, il faut réduire le traumatisme des tissus en minimisant le temps de compression. Il a été rapporté que certaines sténoses anastomotiques postopératoires étaient associées à une compression excessive de la paroi intestinale. Cependant, certains ont pensé qu'une petite pause puis une relaxation après la compression pourrait aider à prévenir les saignements anastomotiques. Ceci doit encore être validé par des études cliniques.

3. Éviter la traction sur l'anastomose. La traction sur l'anastomose peut provoquer une section ou une dilacération la paroi intestinale par les agrafes, entraînant une faiblesse puis une fuite anastomotique. Une préparation soigneuse des zones d'anastomoses en supprimant le tissu graisseux qui entoure les extrémités à anastomoser sur 2,0 cm pourrait empêcher les fuites; cependant, une trop grande dissection entraînera une nécrose des extrémités

4. Garantir la vascularisation des segments anastomosés.

5. Lors de l'extraction de l'agrafeuse hors du rectum, une rotation lente peut empêcher de déchirer la muqueuse d'anastomose. Après avoir retiré l'agrafeuse, vérifiez si les collerettes de coupe de la paroi intestinale aux deux extrémités sont complètes. Si nécessaire, un test d'injection d'eau ou à l'air doit être effectué pour vérifier s'il y a une fuite.

# Chapitre 8

# Résection Laparoscopique des Cancers du Côlon Gauche Avec Extraction Transanale ( NOSES ⅥA )

Xishan Wang, Zheng Jiang et Rui Huang

La faible incidence relative du cancer du côlon du côté gauche (ils ne représentent que 5 à 6% des cancers du côlon), certains accompagnés de symptômes obstructifs, explique notre expérience plus limitée dans « NOSES ⅥA ». Par rapport à l'hémicolectomie laparoscopique gauche conventionnelle, les principales caractéristiques de « NOSES ⅥA » sont la résection laparoscopique totale du côlon gauche, l'extraction du spécimen à travers le rectum et de l'anus suivie d'une anastomose entre le côlon transverse et le rectum dans la cavité abdominale. Les difficultés de réalisation de « NOSES ⅥA » concernent principalement celles liées à l'approche laparoscopique et ceux liés à l'extraction du spécimen par voie transanale. Plus précisément, les difficultés techniques laparoscopiques concernent l'excision complète du méso-côlon et du côlon gauche,

le curage étendu des ganglions lymphatiques, ainsi que la libération de l'angle gauche. Les difficultés techniques du « NOSES ⅥA » sont l'extraction du côlon gauche puis la reconstruction du circuit digestif dans la cavité abdominale, en réalisant une technique aseptique et oncologique.

## 1    Indications et contre-indications

### 1.1    Indications (Fig.8.1, Fig.8.2 et Fig.8.3)

1. Tumeurs situées dans le côlon descendant et le côlon sigmoïde proximal.
2. Diamètre de la tumeur inférieur à 3 cm.
3. Pas d'envahissement tumoral de la séreuse.

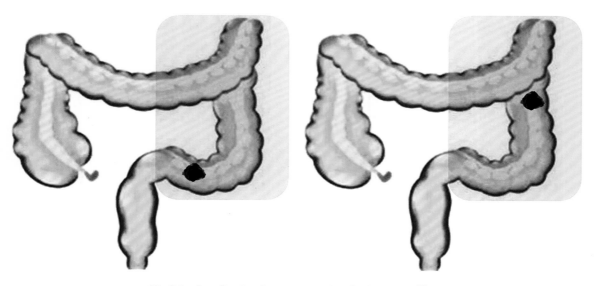

Fig.8.1    Localisation des tumeurs adaptées à NOSES Ⅵ A

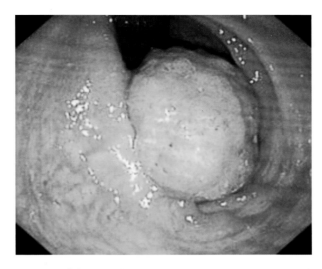

Fig.8.2 *Colonoscopie*: La tumeur bourgeonnante située à
29 cm au-dessus de l'anus, diamètre de 2,5 cm

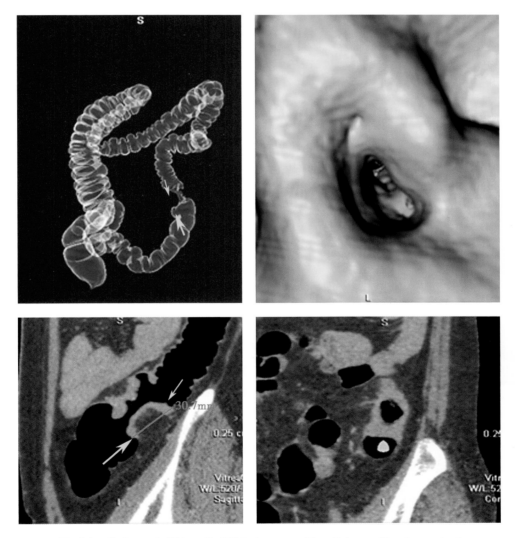

Fig.8.3 *Endoscopie ViArtuelle CT*: la tumeur est localisée au côlon descendant

## 1.2   Contre-indications

1. Tumeurs situées dans l'angle colique gauche.
2. Diamètre de la tumeur supérieur à 3 cm.
3. Envahissement tumoral de la séreuse.
4. Obésité importante (IMC>35 kg/m²).

# 2   Anesthésie, position du patient, position des trocarts et position de l'équipe chirurgicale

## 2.1   Anesthésie

Anesthésie générale avec ou sans anesthésie péridurale.

## 2.2   Position du patient

Position de lithotomie modifiée avec la cuisse droite légèrement plus basse (Fig.8.4).

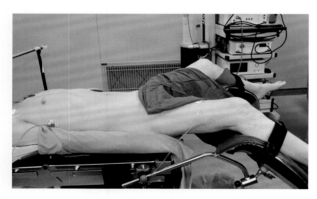

Fig.8.4   Position du patient

## 2.3   Position des trocarts

1. *Trocart A pour laparoscope* (*10* mm): 2–3 cm sous l'ombilic.

2. *Trocart B pour le chirurgien* (*12* mm): à un point situé au 1/3 entre la ligne Épine iliaque antéro-supérieure droite et l'Ombilic.

3. *Trocart C pour le chirurgien* (*5* mm): à l'intersection de la ligne située 10 cm au-dessus de l'ombilic et du bord externe du muscle droit de l'abdomen.

4. *Trocart D pour l'assistant chirurgien* (*5* mm): à un point situé 1/3 entre l'Ombilic et l'Épine iliaque supérieure antérieure gauche, qui est disponible pour poser le tube de drainage en fin d'intervention.

5. *Trocart E pour l'assistant chirurgien* (*5* mm): à l'intersection de la ligne située 10 cm au-dessus de l'ombilic et de la ligne médio-claviculaire gauche (Fig.8.5).

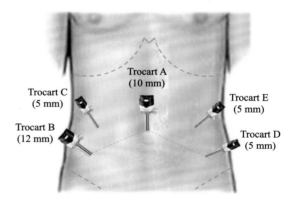

Fig.8.5   Position des trocarts pour NOSES Ⅵ A

## 2.4   Position de l'équipe chirurgicale

Le chirurgien se tient sur le côté droit du patient et l'assistant doit se tenir sur le côté gauche. Lors de la mobilisation de l'angle colique gauche, l'assistant doit se déplacer entre les deux jambes écartées du patient. Au cours de la reconstruction du circuit digestif et de l'extraction du côlon gauche, l'assistant revient sur le côté gauche du patient. Le caméraman doit se tenir du même côté que le chirurgien (Fig.8.6).

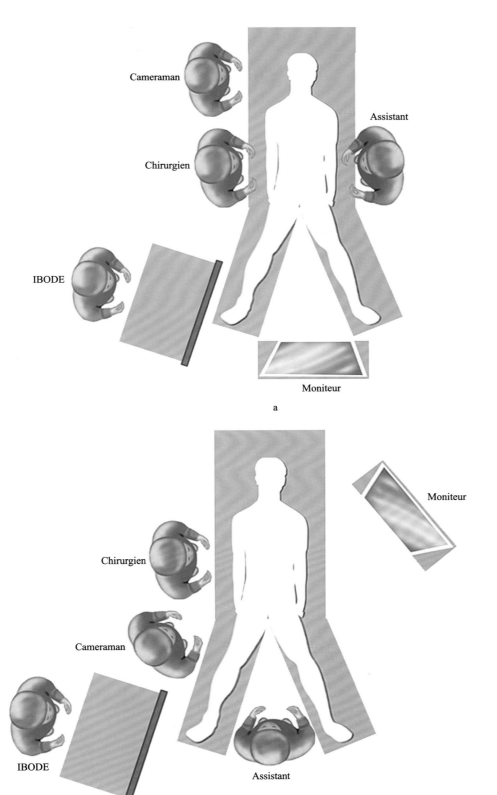

**Fig.8.6** **(a) Position de l'équipe chirurgicale (avant de mobiliser l'angle gauche). (b) Position de l'équipe chirurgicale (mobilisant l'angle gauche). (c) Position de l'équipe chirurgicale (extraction spécimen et reconstruction du tube digestif)**

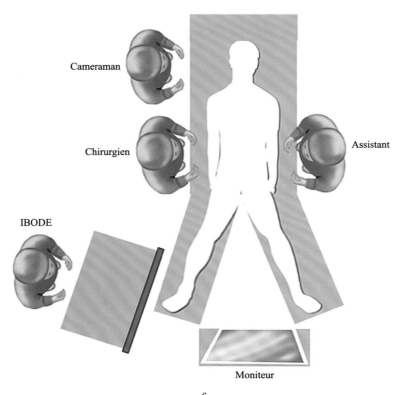

Cameraman

Chirurgien

Assistant

IBODE

Moniteur

c

Fig.8.6 (suite)

## 2.5 Instruments spécifiques pour NOSES Ⅵ A

| | |
|---|---|
| Trocarts (1×10 mm, 1×12 mm, 3×5 mm) | 5 |
| Outil de dissection (bistouri à ultra-sons) | 1 |
| Agrafeuse linéaire coupante droite (60 mm) | 2 |
| Agrafeuse circulaire (29 mm) | 1 |
| Manchon plastique stérile | 1 |
| Dissecteur laparoscopique | 1 |
| Pinces laparoscopiques | 2–3 |

# 3 Procédures et compétences chirurgicales

## 3.1 Exploration et planification chirurgicale

Sur la base d'un examen préopératoire détaillé et d'une discussion sur le plan chirurgical, l'examen peropératoire comprend trois étapes:

### 3.1.1 Exploration globale:

Nous recommandons une exploration globale de la cavité abdominale dans le sens des aiguilles d'une montre à partir du quadrant supérieur droit, afin de s'assurer que rien de significatif n'est négligé. Les organes explorés sont le foie, la vésicule biliaire, l'estomac, la rate, le grand épiploon, le côlon, l'intestin grêle et le pelvis (Fig.8.7 et Fig.8.8).

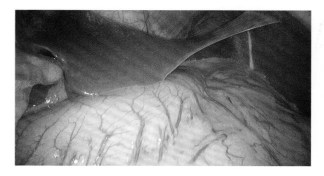

Fig.8.7 Foie et estomac

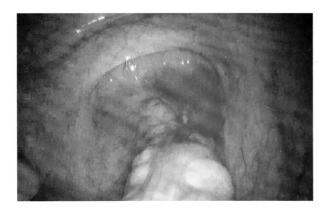

Fig.8.8    Cavité pelvienne

### 3.1.2    Exploration de la tumeur:

La tumeur, dans notre cas, est située au côlon descendant ou à la jonction du côlon sigmoïde côlon descendant; le chirurgien doit déterminer le siège, la taille, ainsi que la profondeur de l'invasion tumorale (Fig.8.9).

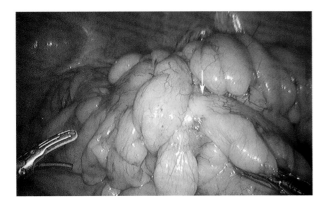

Fig.8.9    Exploration de la tumeur

### 3.1.3    Exploration des éléments anatomiques:

Il faut évaluer d'abord les caractéristiques anatomiques du côlon et de son méso puis la longueur et la qualité de l'arcade vasculaire à abaisser pour déterminer la faisabilité d'une anastomose dans la cavité abdominale après la résection intestinale. Deuxièmement, il faut évaluer le volume du spécimen à extraire (volume des mésos et de la graisse péri-colique, tumeur volumineuse).

## 3.2    Dissection et mobilisation

### 3.2.1    Section des vaisseaux mésentériques inférieurs:

Après avoir établi le pneumopéritoine par le trocart ombilical, quatre trocarts supplémentaires sont placés dans des sites décrits précédemment. Pour exposer complètement le champ opératoire, le patient doit être incliné en position Trendelenburg. Les anses grêles sont doucement rangées dans le quadrant supérieur droit de l'abdomen. Le méso-côlon sigmoïde est écarté pour exposer la racine du méso-côlon (Fig.8.10). Le péritoine est incisé au niveau du promontoire sacré (Fig.8.11). Une fenêtre péritonéale est créée dans l'espace rétro-péritonéal entre les fascias de Toldt en avant et de Gerota en arrière (Fig.8.12). La dissection se poursuit vers le haut en ouvrant progressivement le péritoine viscéral pour exposer la racine de l'artère mésentérique inférieure (Fig.8.13). L'artère mésentérique inférieure peut être clippée et sectionnée (Fig.8.14). L'incision péritonéale se poursuit vers le haut le long du bord antérieur droit de l'aorte jusqu'au ligament de Treitz. La veine mésentérique inférieure est identifiée à gauche de l'artère mésentérique inférieure. La veine est clippée et sectionnée sous le bord inférieur du pancréas (Fig.8.15 et Fig.8.16).

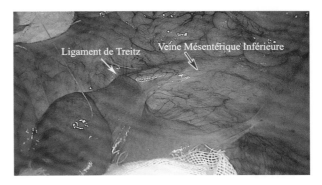

Fig.8.10    L'exposition du ligament de Treitz et de la veine mésentérique inférieure

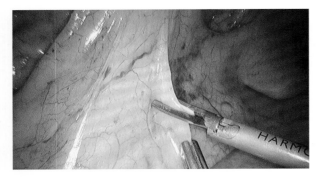

Fig.8.11    Exposition de la racine du méso-sigmoïde,
début de la dissection

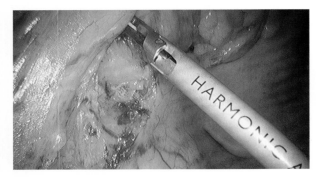

Fig.8.12    Entrée dans l'espace rétro-péritonéal de Toldt

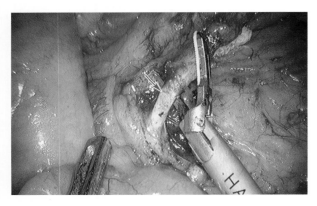

Fig.8.13    Les ganglions lymphatiques sont disséqués
autour de la racine de l'artère mésentérique inférieure

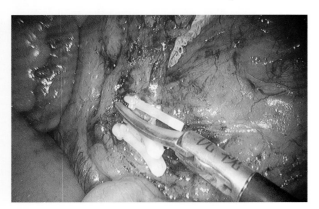

Fig.8.14    L'artère du mésentère inférieur
est clippée et sectionnée

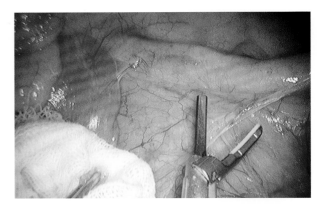

Fig.8.15    La veine mésentérique
inférieure est disséquée

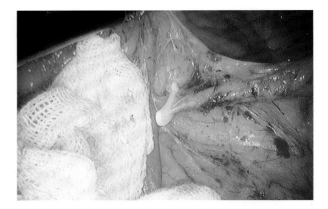

Fig.8.16    La veine du mésentère inférieur est clippée

### 3.2.2    Mobilisation du côlon descendant (approche médiale):

Nous effectuons régulièrement cette dissection laparoscopique médio-latérale pour tous les patients atteints d'un cancer du côlon gauche. Le méso-côlon sigmoïde est écarté en avant pour ouvrir le plan rétro-péritonéal postérieur. Le plan entre le fascia de Gerota en arrière et de Toldt sur la face postérieure du méso-côlon sigmoïde est élargi en utilisant dissection atraumatique (Fig.8.17). La vue médio-latérale nous permet de voir clairement l'uretère gauche, les vaisseaux génitaux et la loge rénale gauche. La limite supérieure de la dissection est le bord inférieur du pancréas (Fig.8.18). Une compresse de gaze est placée à l'arrière du méso-côlon descendant pour protéger l'uretère et les vaisseaux génitaux (Fig.8.19).

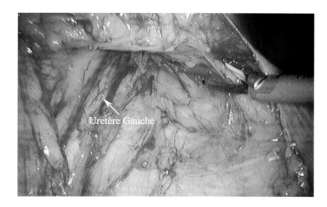

**Fig.8.17    Espace rétro-péritonéal de Toldt ouvert après dissection soigneuse**

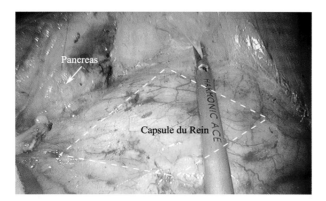

**Fig.8.18    La dissection se poursuit de dedans en dehors par approche médiale**

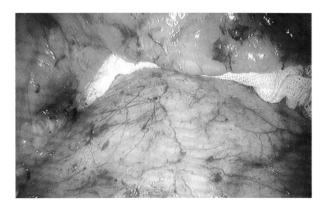

**Fig.8.19    Une compresse est placée à l'arrière du méso-colon descendant**

### 3.2.3    Mobilisation du côlon gauche et du recto-sigmoïde:

La section distale du côlon doit être situé au niveau du haut rectum ou de la jonction recto-sigmoïde. La partie supérieure du rectum est mobilisée en arrière et latéralement en suivant l'espace rétro-péritonéal comme décrit précédemment, jusqu'à ce que la marge distale d'au moins 5 cm soit obtenue. La dissection du rectum supérieur doit se faire avec prudence car les nerfs hypogastriques supérieurs sont en contact étroit à la partie supérieure du mésorectum et peuvent être blessés par inadvertance (Fig.8.20). Ces nerfs peuvent être pariétalisés vers l'arrière avant de sectionner le tube digestif distal. Les vaisseaux rectaux supérieurs sont alors sectionnés après être clippés dans le mésorectum postéro-supérieur (Fig.8.21 et Fig.8.22). Une fois le rectum supérieur libéré, la zone de résection distale est localisée, pour avoir une marge distale d'au moins 5 cm. La graisse entourant cette zone est éliminée au dissecteur ultrasonique (Fig.8.23).

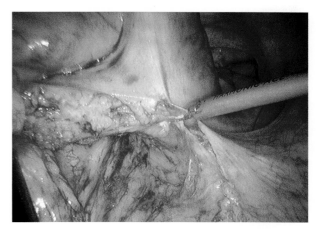

**Fig.8.20    Les côtés droit du méso-colon sigmoïde et du mésorectum supérieur sont disséqués**

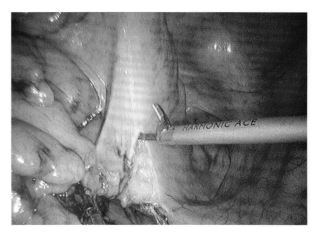

**Fig.8.21    Le méso-colon sigmoïde est incisé jusqu'au bord de l'intestin**

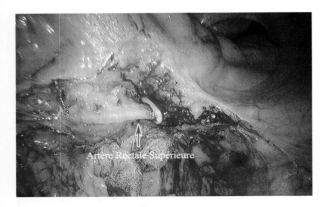

**Fig.8.22    Les vaisseaux rectaux supérieurs sont clippés**

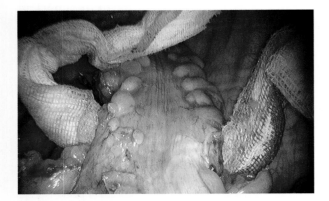

**Fig.8.23    La graisse entourant le côlon sigmoïde est dégagée**

### 3.2.4    Mobilisation du côlon transverse distal et de l'angle colique gauche:

L'équipe chirurgicale se repositionne ensuite pour faire la mobilisation du côlon transverse distal et l'angle colique gauche. La libération du grand omentum du côlon transverse commence au milieu du côlon transverse (Fig.8.24), en ouvrant l'arrière-cavité du petit omentum (Fig.8.25). La dissection peut alors se poursuivre de droite à gauche vers côlon transverse distal et l'angle gauche, jusqu'au pôle inférieur de la rate (Fig.8.26). La libération de l'omentum du côlon est essentielle pour une libération précise de l'angle colique gauche. Après avoir séparé l'omentum de cette zone, l'omentum est ensuite écarté vers le haut sous le diaphragme gauche par l'assistant à l'aide d'une pince pour mieux exposer le méso-côlon transverse gauche. Ensuite, le côlon transverse est soulevé vers l'avant par l'assistant à l'aide d'une pince atraumatique. De cette façon, le méso-côlon transverse gauche

est clairement exposé, et il peut être plus facile de sectionner le méso-côlon transverse ainsi que les vaisseaux. La compresse de gaze sous le bord inférieur du pancréas est identifiée à travers le méso-côlon descendant (Fig.8.27). La dissection du méso-côlon transverse se poursuit latéralement par la face inférieure vers le pôle inférieur de la rate (Fig.8.28).

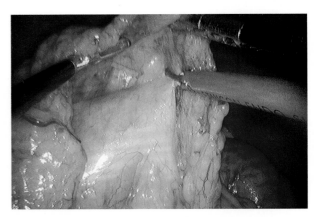

**Fig.8.24    Le grand omentum est séparé du côlon transverse**

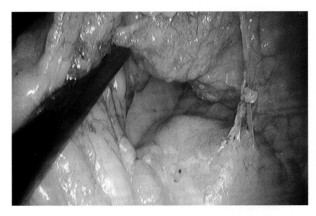

**Fig.8.25    La dissection se poursuit vers l'angle gauche**

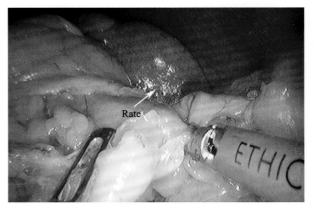

**Fig.8.26    Visualisation du pôle inférieur de la rate**

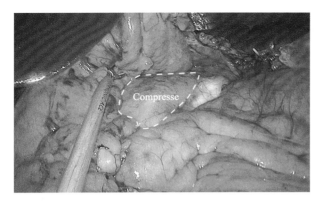

Fig.8.27   La compresse sous le bord inférieur du pancréas est identifiée à travers le méso-colon

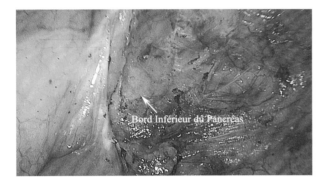

Fig.8.28   Exposition du bord inférieur du pancréas

### 3.2.5   Libération des attaches latérales du côlon gauche:

Les attaches latérales du côlon sigmoïde sont incisées et le côlon sigmoïde est complètement mobilisé. Le côlon sigmoïde est maintenant tiré médialement et caudalement par l'assistant à l'aide d'une pince atraumatique. De cette façon, les attaches latérales du côlon gauche sont mises sous tension et peuvent être sectionnées plus facilement par le chirurgien. Ce geste se fait de bas en haut vers l'angle gauche (Fig.8.29). Cette séquence de rétraction et de dissection accélérera considérablement la libération de l'angle colique gauche. L'incision latérale du péritoine rejoint celle faite précédemment pour libérer latéralement le côlon transverse et l'angle gauche (Fig.8.30).

### 3.2.6   Sections proximales du côlon transverse et du méso:

L'étendue de la résection chirurgicale et de la ligne de section intestinale proximale choisie est

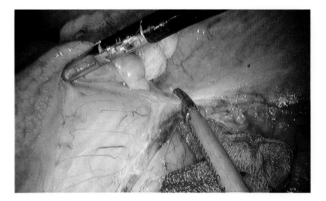

Fig.8.29   Les attaches latérales du côlon gauche sont divisées vers l'angle gauche

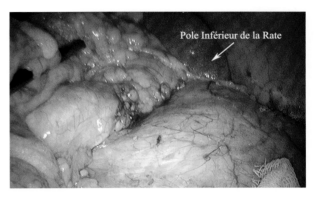

Fig.8.30   Exposition du pôle inférieur de la rate

mesurée visuellement. Le méso-côlon transverse est incisé jusqu'au bord de l'intestin. Les vaisseaux transverses du côlon sont également ligaturés et sectionnés le long de la dissection (Fig.8.31). Il n'est pas souhaitable d'utiliser des clips vasculaires près de la paroi intestinale. Il est recommandé de retirer la graisse péri-sigmoïdienne et les franges omentales doivent être nettoyées à l'extrémité de l'intestin sur 2 à 3 cm pour faciliter l'anastomose (Fig.8.32).

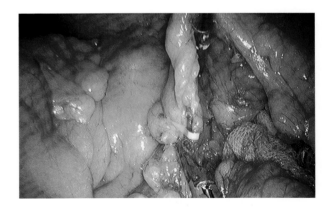

Fig.8.31   Les vaisseaux coliques moyens sont clippés

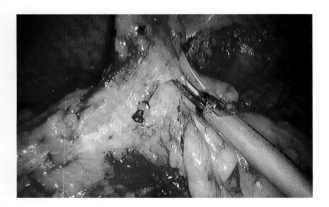

Fig.8.32    La graisse entourant le côlon transverse est dégagée

## 3.3    Extraction du côlon gauche et reconstruction du circuit digestif

### 3.3.1    Extraction du côlon gauche

Après une légère dilatation de l'anus, l'irrigation rectale est effectuée en utilisant une solution cytotoxique (par exemple, 1% de povidone iodée, 500 ml). L'enclume est introduite dans la lumière intestinale avec une pince ovale via l'ano-rectum. On fait ensuite une incision à minima sur la zone exposée du rectum sous la tumeur par voie intraabdominale (Fig.8.33), l'enclume est extraite de la lumière rectale (Fig.8.34) puis déposée dans la cavité pelvienne (Fig.8.35). Une autre incision à minima est réalisée sur la zone choisie du côlon transverse au-dessus de la tumeur (Fig.8.36); une compresse de gaze de povidone iodée est ensuite introduite dans le côlon transverse proximal pour désinfecter la lumière intestinale (Fig.8.37 et Fig.8.38). L'enclume est introduite dans la lumière intestinale du côlon transverse proximal (Fig.8.39). L'agrafeuse linéaire droite de 60 mm est utilisée pour fermer l'incision sur le côlon transverse, laissant l'enclume dans le côlon transverse proximal (Fig.8.40). Les extrémités agrafées de l'intestin sont désinfectées avec une compresse de gaze povidone iodée (Fig.8.41). Le bistouri ultrasonique est utilisé pour sectionner le haut rectum 5 cm sous la tumeur (Fig.8.42) et le côlon gauche est maintenant complètement libre dans la cavité abdominale. Un manchon en plastique stérile est introduit dans la cavité abdominale avec une pince ovale à travers l'ano-rectum (Fig.8.43). Une extrémité du côlon gauche est placée dans le manchon en plastique stérile avant d'être extrait à travers l'anus. Pour ce faire, l'assistant introduit une pince ovale dans la cavité pelvienne à travers le manchon trans ano-rectal pour saisir l'extrémité du côlon gauche et le tirer lentement à travers le manchon en dehors de l'abdomen (Fig.8.44).

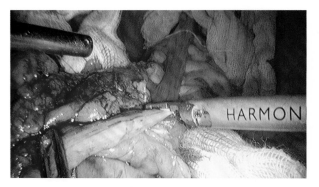

Fig.8.33    Faire une incision du côlon sigmoïde prés de la jonction colorectale

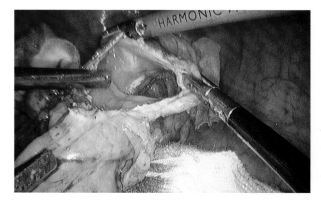

Fig.8.34    Aspirer le contenu intestinal

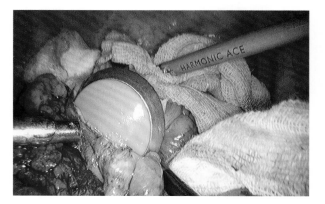

Fig.8.35    L'enclume introduite par l'anus est retirée de la lumière rectale

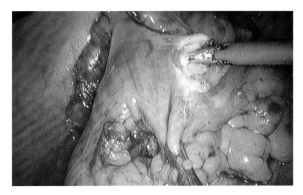

Fig.8.36 Faire une incision du côlon transverse sur la zone de section proximale

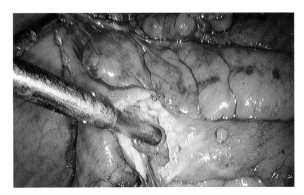

Fig.8.37 Aspirez le contenu intestinal

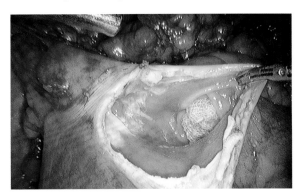

Fig.8.38 Une mèche iodée est introduite dans le côlon sigmoïde proximal pour désinfecter la lumière intestinale

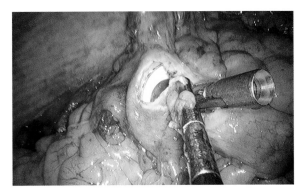

Fig.8.39 L'enclume est introduite dans la lumière intestinale du côlon transverse proximal

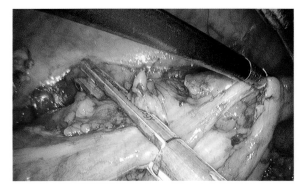

Fig.8.40 L'agrafeuse linéaire est appliquée sur le côlon transverse proximal sous l'enclume

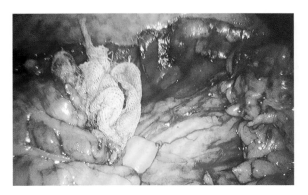

Fig.8.41 Le moignon du côlon est désinfecté avec une compresse iodée

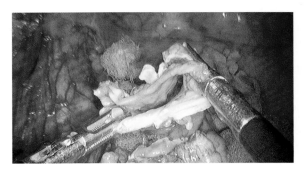

Fig.8.42 Le bistouri à ultrasons est utilisé pour couper la paroi rectale sous la tumeur

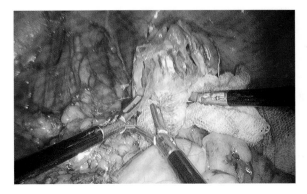

Fig.8.43 Un manchon en plastique stérile est introduit dans la cavité abdominale par l'anus

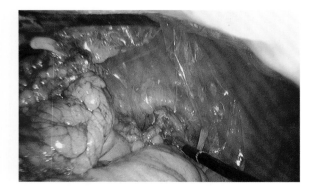

**Fig.8.44   Le spécimen est retiré par le rectum et l'anus à travers le manchon en plastique**

### 3.3.2   Reconstruction du circuit digestif

Le moignon rectal ouvert est fermé avec une agrafeuse linéaire (Fig.8.45); le moignon de la recoupe est placé dans un sac à échantillons et extrait par l'orifice d'un trocart de 12 mm. La tige centrale de l'enclume fait saillie à côté de la ligne de suture du côlon transverse (Fig.8.46). L'agrafeuse circulaire est introduite dans le rectum à travers l'anus doucement dilaté. Le moignon rectal est ensuite transpercé avec la pointe de la tête de l'agrafeuse circulaire dans l'angle gauche de la suture linéaire (Fig.8.47). Une fois la tige centrale et l'enclume enfoncées dans la partie distale de l'agrafeuse circulaire (Fig.8.48), nous vérifions l'absence de torsion du côlon et du méso. L'agrafage est ensuite réalisé après s'être assurée que les organes voisins soient éloignés de la ligne d'agrafage. (Fig.8.49). L'agrafeuse est ensuite ouverte et retirée L'agrafeuse est ensuite ouverte et retirée. On fait ensuite une suture en « 8 » sur le « triangle de risque » par

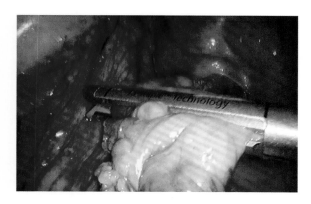

**Fig.8.45   Le moignon rectal fermé avec une agrafeuse linéaire**

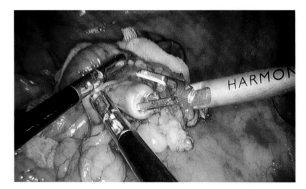

**Fig.8.46   La tige centrale de la tête d'enclume fait saillie à l'extrémité du côlon transverse**

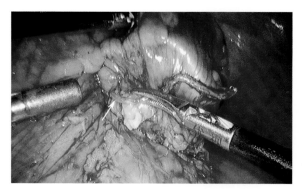

**Fig.8.47   L'autre partie de l'agrafeuse circulaire est introduite à partir de l'anus dans le moignon rectal**

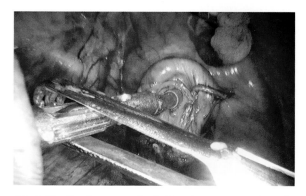

**Fig.8.48   La tige centrale de l'enclume est encliquetée dans la partie distale de l'agrafeuse circulaire**

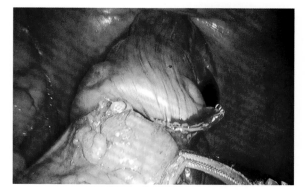

**Fig.8.49   Une anastomose termino-terminale est réalisée**

voie intra-abdominale pour sécuriser l'anastomose (Fig.8.50). L'anastomose est vérifiée pour détecter d'éventuelles fuites en vérifiant l'intégrité des collerettes proximale et distale, ainsi qu'en effectuant un test à l'air (Fig.8.51). Deux drains sont placés au contact de la zone anastomotique de chaque côté de la cavité pelvienne (Fig.8.52 et Fig.8.53).

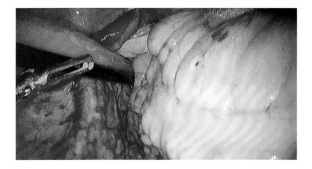

Fig.8.53   Tube de drainage placé sur le côté gauche de la cavité pelvienne

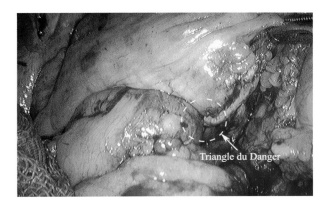

Fig.8.50   « Triangle du Danger »

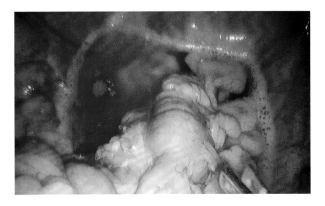

Fig.8.51   Réalisation d'un test à l'air

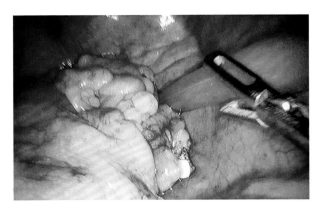

Fig.8.52   Tube de drainage placé sur le côté droit de la cavité pelvienne

## 3.4   Affichage de la paroi abdominale et des échantillons postopératoires (Fig.8.54 et Fig.8.55)

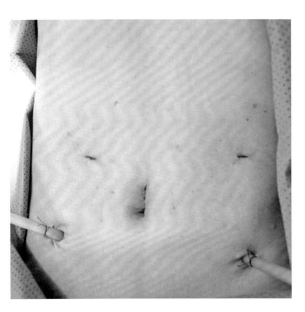

Fig.8.54   Vue de la paroi abdominale en fin d'intervention

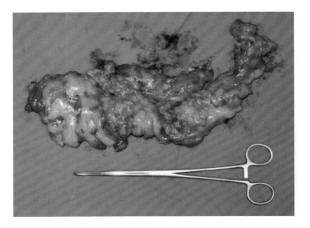

Fig.8.55   Vue du spécimen (Colon gauche)

# 4   Les points importants de l'opération

## 4.1   Le concept d'excision complète du méso-côlon gauche

Comme le côlon droit, après la rotation mésentérique embryonnaire, la face postérieure du méso-côlon gauche a fusionné avec le péritoine primitif de la cavité abdominale pour former le plan d'accolement dit de Toldt, véritable fascia viscéral qui joue le rôle d'une enveloppe autour du méso-côlon. Le fascia de Toldt recouvre toute la face postérieure du côlon gauche et du côlon sigmoïde, depuis le pancréas jusqu'au promontoire. Ce fascia enveloppe le côlon gauche et le sigmoïde comme un sac, en convergent vers l'origine de l'axe vasculaire. Pendant la libération du côlon gauche, un plan de dissection intra-fascial peut entraîner la propagation des cellules tumorales et résidus de tissus cancéreux. De plus, une dissection trop superficielle ne répond pas au principe de résection « en bloc » et peut endommager les vaisseaux sanguins mésentériques provoquant des saignements. Si la dissection ouvre le feuillet antérieur du fascia rénal gauche de Gerota, l'uretère gauche et les vaisseaux génitaux peuvent être endommagés.

## 4.2   Approche chirurgicale pour la résection laparoscopique du cancer du côlon gauche

L'approche médio-latérale ne s'applique pas seulement à la résection du côlon droit mais également au cancer du côlon gauche. Cette approche chirurgicale permet une meilleure visualisation et permet d'identifier plus facilement l'espace rétro-péritonéal et ses éléments anatomiques. La dissection dans l'espace de Toldt peut clairement montrer l'uretère et les vaisseaux génitaux, afin de protéger efficacement l'uretère et éviter les lésions des vaisseaux génitaux. Plus important encore, l'approche médio-latérale répond aux exigences d'une technique chirurgicale « No-Touch » de Turnbull. La ligature première des pédicules vasculaires peut, pour « Turnbull » prévenir efficacement les métastases sanguines des cellules tumorales causées par la manipulation et la compression de la tumeur pendant l'opération. L'approche médio-latérale garantit la sécurité de la ligature des racines des vaisseaux mésentériques inférieures et l'objectif d'une résection oncologique radicale de la tumeur. Durant la dissection de dedans en dehors, l'exposition par traction en avant du méso faite par l'assistant est nécessaire pour tendre le fascia, ce qui contribue au bon décollement du méso et à son intégrité. La difficulté réside dans la libération de la veine mésentérique inférieure et du bord inférieur du corps et de la queue du pancréas (Fig.8.56), tout en préservant la veine mésentérique inférieure (Fig.8.57). Il s'agit d'une anatomie importante à comprendre et mémoriser.

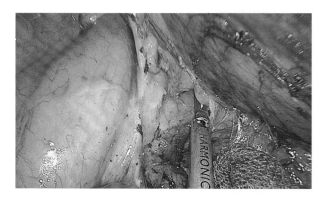

**Fig.8.56   Contrôle des bords inférieurs du corps et de la queue du pancréas**

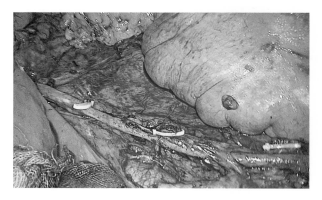

**Fig.8.57   Préservation de la veine mésentérique inférieure**

## 4.3 Approches courantes pour la localisation préopératoire des tumeurs

Avec le développement et la vulgarisation de la technique laparoscopique, la localisation préopératoire du cancer du côlon a progressivement suscité un vif intérêt. La localisation précise de la tumeur préopératoire peut guider les chirurgiens à choisir une approche chirurgicale adaptée et à déterminer l'étendue de la résection chirurgicale. Actuellement, les méthodes de localisation des tumeurs coliques comprennent principalement la coloscopie, l'endoscopie virtuelle CT, la coloscopie, l'injection sous-muqueuse de nano-carbone et d'autres méthodes.

La coloscopie peut détecter directement la tumeur et permet de faire une biopsie, qui est actuellement la méthode de diagnostic la plus importante. La sensibilité de la coloscopie à l'identification du cancer colorectal peut atteindre 85 à 95%, mais la précision de la localisation du cancer du côlon reste controversée. L'intestin, en dehors de la valve iléo-caecale, ne présente aucun repère anatomique évident; il est donc difficile de déterminer l'emplacement précis de la tumeur, qui est également dépendant de l'expérience de l'endoscopiste. De plus, le côlon sigmoïde et le côlon transverse sont des organes péritonéaux. Leurs mésos sont plus ou moins long; l'intestin peut être redondant, ce qui peut entraîner des erreurs de localisation. Le tatouage est particulièrement important dans ces cas.

Une alternative potentielle à la coloscopie traditionnelle est l'endoscopie virtuelle CT. Bien tolérée, elle présente une sensibilité diagnostique élevée et constitue une observation complète pour la localisation du cancer colorectal. L'endoscopie virtuelle CT a progressivement remplacé l'imagerie aérienne du lavement baryté double contraste du côlon (Fig.8.58). Plusieurs études ont montré que la précision de la localisation de la tumeur peut atteindre 100%. Il permet d'observer n'importe quel angle de la lésion, ce qui montre clairement l'emplacement précis de la tumeur, de la sténose intestinale, de l'étendue de l'invasion locale et des métastases associées, ce qui est d'une aide solide pour l'élaboration d'un plan chirurgical et le pronostic. L'examen dans le cancer du rectum est également d'une grande valeur, en particulier pour les patients qui sont prêts à recevoir « NOSES II et III ». Parce que dans ces deux procédures on doit réséquer un segment intestinal, nous devons déterminer la longueur du côlon sigmoïde à réséquer. L'endoscopie virtuelle CT permet d'évaluer la forme et la longueur du côlon sigmoïde, ce qui permet de prévoir la difficulté d'extraction des échantillons avant la chirurgie.

L'injection sous-muqueuse de nano-carbone par endoscopique est également une méthode courante pour la localisation de la tumeur. La pratique clinique à long terme a prouvé que la méthode est sûre, précise et économique pour la localisation de la tumeur, et sa précision est supérieure à 90%. Avec le développement rapide de la laparoscopie en chirurgie colorectale, cette méthode a été largement utilisée dans la pratique clinique. La méthode réalise une injection sous-muqueuse de nano-carbone par endoscopie, et le nano-carbone se propage ensuite aux muscles et à la séreuse pour former des plaques noires dans la séreuse, afin de déterminer l'emplacement de la lésion et la plage de résection (Fig.8.59). De plus, le nano-carbone est également un bon indicateur pour la détection des ganglions lymphatiques (Fig.8.60).

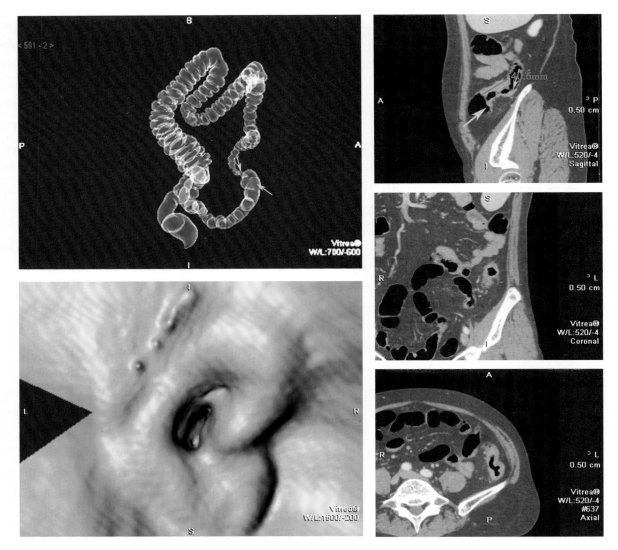

**Fig.8.58    L'endoscopie Virtuelle CT montre l'emplacement de la tumeur**

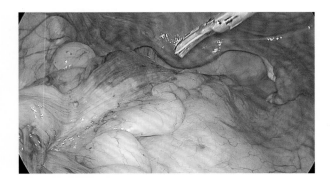

**Fig.8.59    Tatouage après injection sous-muqueuse d'encre de chine montrant l'emplacement de la tumeur**

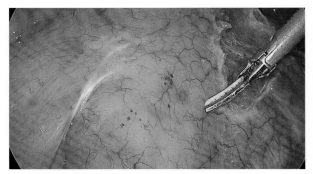

**Fig.8.60    Ganglion lymphatique tatoué**

# Chapitre 9

# Hémicolectomie Laparoscopique Gauche Avec Extraction Transrectale ( CRC-NOSES ⅥB )

Xiyue Hu, Haipeng Chen, Zhaoxu Zheng, Xishan Wang

Chez les patients atteints de cancers de l'angle colique gauche ou du colon transverse gauche, l'extraction des spécimens à travers le côlon sigmoïde est complexe car la tumeur est située loin de l'anus. Pour ces patients, l'extraction des pièces opératoires peut être effectuée par une incision sur la face antérieure du haut rectum. Les principaux gestes opératoires de cette procédure sont la dissection et la résection complètes du côlon gauche dans la cavité abdominale, l'extraction du spécimen par une incision verticale au niveau de la face antérieure du haut rectum, une anastomose latéro-latérale totalement laparoscopique entre le colon transverse et le colon sigmoïde et la fermeture de l'incision du haut rectum. Les difficultés de réalisation de cette technique sont les difficultés propres à l'approche laparoscopique et celles liées aux approches du « NOSES ⅥB ». Plus précisément, les gestes techniques exécutés par laparoscopie sont la résection complète du méso-colon côlon gauche, le curage des ganglions lymphatiques à la racine du méso-colon et la mobilisation de l'angle colique gauche. Les gestes techniques spécifiques de « NOSES ⅥB » sont l'extraction des pièces opératoires à travers une incision verticale du rectum, la reconstruction totalement laparoscopique du circuit digestif en utilisant des règles d'aseptie et de non-contamination tumorale. Ce sont les challenges que les chirurgiens doivent affronter et maitriser pour réaliser une intervention colique « NOSES ⅥB ».

## 1  Indications et contre-indications

### 1.1  Indications

1. Tumeurs situées au niveau de l'angle colique gauche et du colon transverse gauche (Fig.9.1);

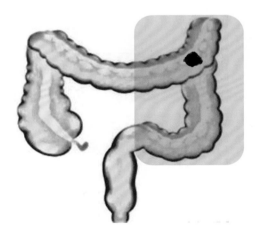

Fig.9.1  Étendue de la résection chirurgicale

2. Diamètre circonférentiel de la tumeur inférieur à 3 cm;

3. Pas d'envahissement tumoral de la séreuse.

### 1.2  Contre-indications

1. Diamètre circonférentiel supérieur à 3 cm;

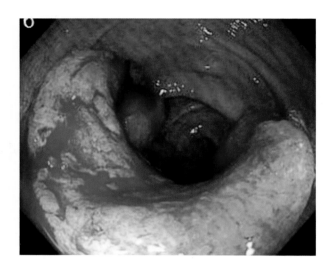

**Fig.9.2    Vue Colonoscopique**

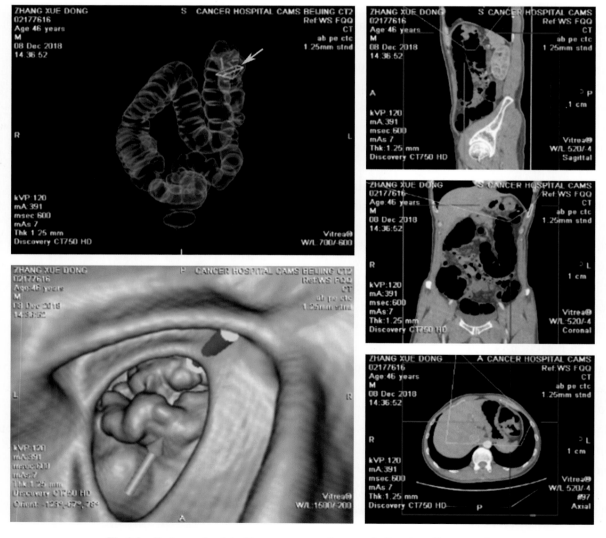

**Fig.9.3    Endoscopie virtuelle par scanner: tumeur de l'angle colique gauche**

2. Envahissement tumoral de la séreuse;

3. Obésité importante (IMC>35 kg/m$^2$).

# 2 Anesthésie, position du patient, position des trocarts et position de l'équipe chirurgicale

## 2.1 Méthode d'anesthésie

Anesthésie générale ou anesthésie péridurale générale.

## 2.2 Position du patient

Position de lithotomie modifiée avec la cuisse droite légèrement plus basse, ce qui facilite la réalisation de l'intervention pour le chirurgien (Fig.9.4).

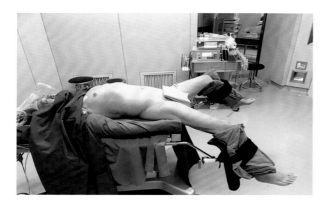

Fig.9.4　Position du patient

## 2.3 Position des trocarts

1. *Trocart A pour laparoscope* (*10* mm): 2–3 cm sous l'ombilic.

2. *Trocart B pour le chirurgien* (*12* mm): à un point situé au 1/3 entre la ligne Épine iliaque antéro-supérieure droite et l'Ombilic.

3. *Trocart C pour le chirurgien* (*5* mm): à l'intersection de la ligne située 10 cm au-dessus de l'ombilic et du bord externe du muscle droit de l'abdomen.

4. *Trocart D pour l'assistant chirurgien* (*5* mm): à un point situé 1/3 entre l'Ombilic et l'Épine iliaque supérieure antérieure gauche, qui est disponible pour poser le tube de drainage en fin d'intervention.

5. *Trocart E pour l'assistant chirurgien* (*5* mm): à l'intersection de la ligne située 10 cm au-dessus de l'ombilic et de la ligne médio-claviculaire gauche (Fig.9.5).

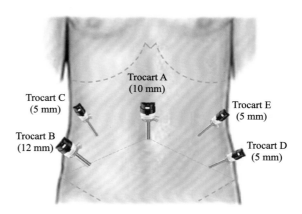

Fig.9.5　Position des trocarts « NOSES Ⅵ B » (technique à cinq trocarts)

## 2.4 Position de l'équipe chirurgicale

Pendant l'hémicolectomie gauche, le chirurgien se tient du côté droit du patient, le premier assistant se tient du côté gauche du patient et le caméraman entre les jambes écartées du patient. Au cours de la reconstruction du circuit digestif et de l'extraction du côlon gauche, le caméraman se tient du même côté que le chirurgien à sa gauche (Fig.9.6-Fig.9.7).

## 2.5 Instruments spécifiques pour « NOSES Ⅵ B »

Bistouri ultrasonique, agrafeuse Endo-GIA$^{TM}$ linéaire 60 mm, suture autobloquante (barbelée type V-Loc$^{TM}$), manchon de protection stérile.

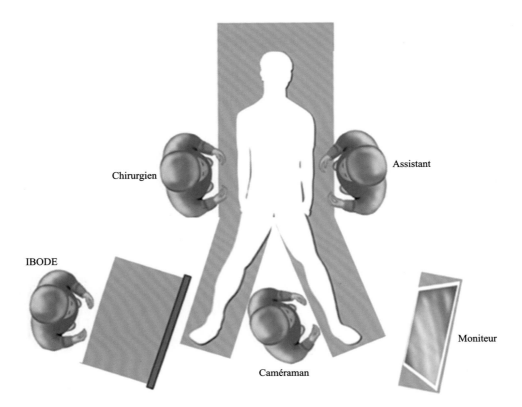

**Fig.9.6    Positions des chirurgiens (hémicolectomie gauche)**

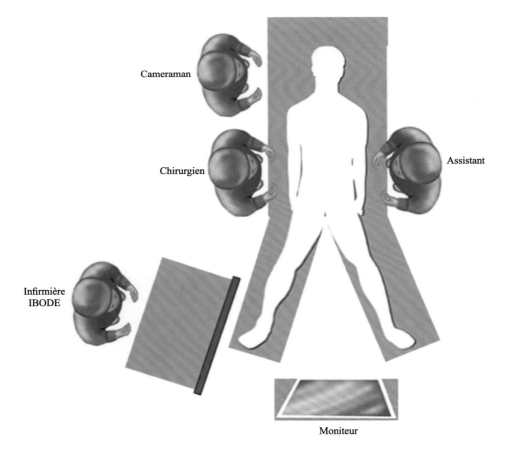

**Fig.9.7    Positions des chirurgiens (extraction d'échantillons et reconstruction du tube digestif)**

# 3  Procédure chirurgicale, techniques et points clés

Vue schématique des principales procédures chirurgicales d'extraction des spécimens et de reconstruction du circuit digestif dans « NOSES ⅥB » (Fig.9.8).

## 3.1  Exploration et planification chirurgicale

Sur la base d'un examen préopératoire complet et d'une discussion sur le plan chirurgical, l'exploration opératoire comprend principalement trois étapes:

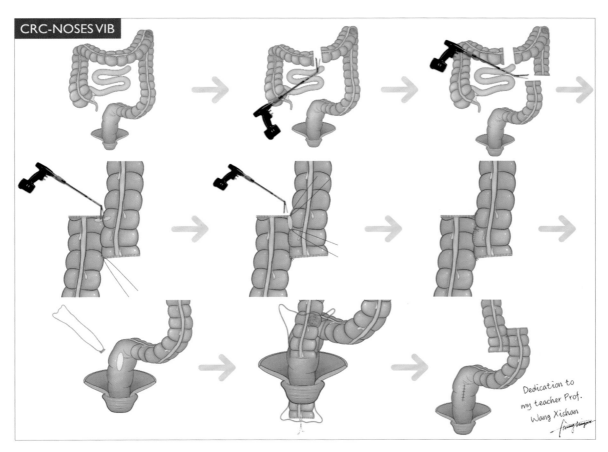

**Fig.9.8  Les principales procédures chirurgicales d'extraction des échantillons et de reconstruction digestive dans « NOSES Ⅵ-B »**

### 3.1.1  *Exploration globale*

Nous recommandons une exploration globale de la cavité abdominale dans le sens des aiguilles d'une montre à partir du quadrant supérieur droit, afin de s'assurer que rien de significatif n'est négligé. Les organes explorés sont le foie, la vésicule biliaire, l'estomac, la rate, le grand épiploon, le côlon, l'intestin grêle et le pelvis en vérifiant la présence d'une ascite (Fig.9.9-Fig.9.10).

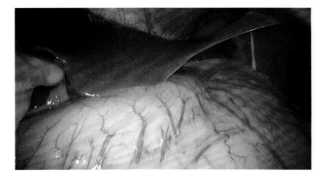

**Fig.9.9  Exploration du foie et de l'estomac**

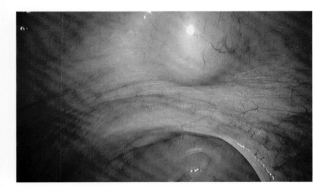

Fig.9.10    Exploration de la cavité pelvienne

### 3.1.2    Exploration de la tumeur

La tumeur est située au niveau de l'angle gauche ou du côlon transverse gauche. La taille de la tumeur doit être évaluée. Le chirurgien doit également évaluer la faisabilité de l'extraction transrectale du spécimen (Fig.9.11).

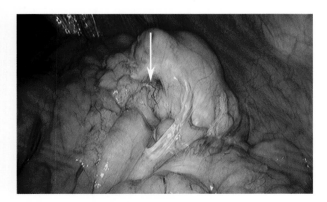

Fig.9.11    Exploration de l'emplacement de la tumeur

### 3.1.3    *Exploration des éléments anatomiques*

Il faut évaluer d'abord les caractéristiques anatomiques du côlon et de son méso puis la longueur et la qualité de l'arcade vasculaire à abaisser pour déterminer la faisabilité d'une anastomose dans la cavité abdominale après la résection intestinale. Deuxièmement, il faut évaluer le volume du spécimen à extraire (volume des mésos et de la graisse péri-colique, tumeur volumineuse).

## 3.2    Dissection et mobilisation

### 3.2.1    *Section des vaisseaux mésentériques inférieurs*:

Après avoir exposé l'angle de Treitz et la veine mésentérique inférieure (Fig.9.12) le chirurgien ouvre le rétro-péritoine avec un bistouri ultrasonique au niveau de la racine de l'artère mésentérique inférieure (Fig.9.13), et en dehors du ligament de Treitz sur la face latérale de l'aorte abdominale. On continue la dissection latéralement prudemment dans l'espace de Toldt (Fig.9.14), La dissection est poursuivie vers le haut, vers le bas et à gauche de l'origine de l'artère mésentérique inférieure. L'origine de l'artère mésentérique inférieure est alors isolée et les artères sigmoïdienne et rectale supérieure qui sont préservées, et disséquer le groupe ganglionnaire lymphatiques N° 253 de la classification japonaise (Fig.9.15), puis ligaturer et sectionner l'artère colique gauche entre deux clips vasculaires (Fig.9.16). Il faut faire attention à préserver les plexus nerveux. Disséquer vers le haut la face latérale du ligament de Treitz pour isoler la veine mésentérique inférieure au bord inférieur du pancréas et réséquer le tissu lymphatique environnant (Fig.9.17) puis isoler la veine colique gauche, la ligaturer et la sectionner entre deux clips (Fig.9.18). Réséquer les ganglions lymphatiques en squelettisant la veine mésentérique supérieure tout en la préservant (Fig.9.19).

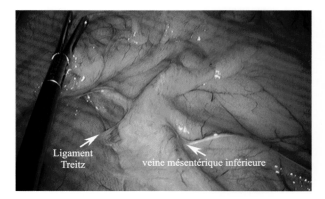

Ligament Treitz

veine mésentérique inférieure

Fig.9.12    Exposition du ligament Treitz et de la veine mésentérique inférieure

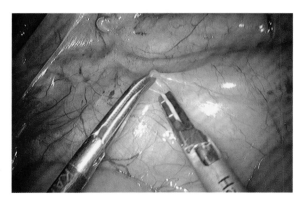

Fig.9.13    Le premier point de l'incision

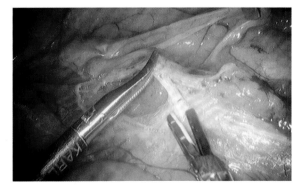

Fig.9.14    Entrée dans l'espace rétro-péritonéal de Toldt

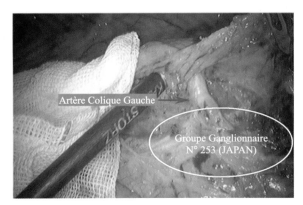

Fig.9.15    Isolement de l'artère colique gauche, préservation des artères sigmoïdienne et rectale supérieure, et exérèse des ganglions lymphatiques du groupe ganglionnaire N° 253

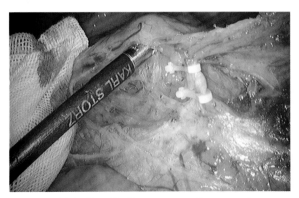

Fig.9.16    Double ligature par clips et section élective de l'artère colique gauche

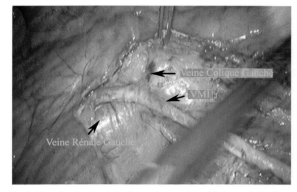

Fig.9.17    Isolement de la veine mésentérique inférieure au bord inférieur du pancréas, et curage lymphatique environnant

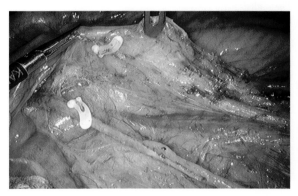

Fig.9.18    Isolement, ligature par clips et section de la veine colique gauche

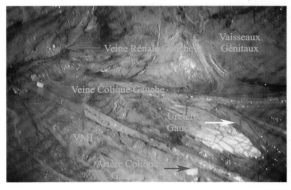

Fig.9.19    Vue après dissection des ganglions lymphatiques avec préservation de la veine mésentérique supérieure

### 3.2.2    Dissection du méso-colon gauche avec approche médiale

Soulever le méso-colon gauche puis aux ciseaux ultrasoniques ouvrir l'espace rétro-péritonéal de Toldt vers le bas et vers le haut par approche médio-latérale (Fig.9.20). On repère facilement le trajet et le péristaltisme de l'uretère gauche. La face antérieure du fascia pré-rénal de Gerota est exposée permettant de deviner la face antérieure de la capsule adipeuse du rein gauche (Fig.9.21). Poursuivre ensuite la dissection vers le haut, le bord inférieur puis la face antérieure du pancréas en entrant dans l'arrière-cavité des épiploons vers la queue du pancréas. Une attention particulière doit être portée à la protection du pancréas pour éviter les lésions sources de fistules pancréatiques postopératoires. (Fig.9.22-Fig.9.23). Finalement une compresse de gaze est placée dans l'espace rétro-péritonéal gauche recouvrant les organes rétro-péritonéaux (Fig.9.24).

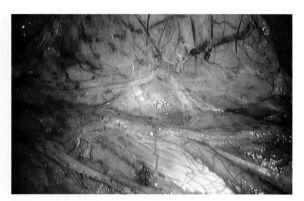

**Fig.9.20    Dissection du mésentère le long du fascia du Toldt du médial au latéral**

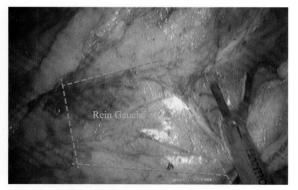

**Fig.9.21    Dissection du méso-colon gauche vers le haut le long du fascia du Toldt**

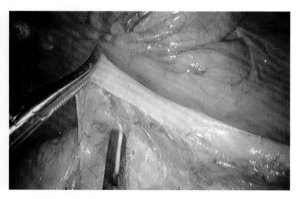

**Fig.9.22    Dissection face antérieure du pancréas**

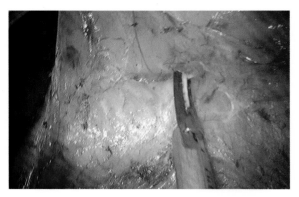

**Fig.9.23    Dissection de la face antérieure du pancréas vers le haut et la gauche jusqu'à la queue du pancréas**

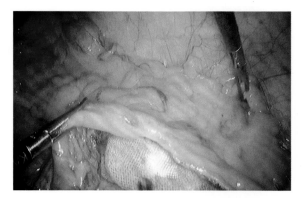

**Fig.9.24    Mise en place d'une compresse de gaze en arrière du méso-colon latéralement**

### 3.2.3    Mobilisation du côlon transverse gauche et de l'angle colique gauche

Dans ce temps opératoire, il convient d'évaluer s'il faut conserver le grand épiploon selon que la tumeur envahit ou non au-delà de la séreuse. Au bistouri ultrasonique on détache le grand épiploon du colon transverse médian vers l'angle gauche (Fig.9.25) jusqu'au pôle inférieur de la rate et du ligament latéral de l'angle colique gauche en ouvrant l'arrière-cavité des épiploons (Fig.9.26). Écarter le grand épiploon vers le haut, libérer les adhérences entre l'estomac et le méso-colon transverse, et disséquer vers la gauche jusqu'au pôle inférieur de la rate (Fig.9.27). La dissection doit être précise et délicate pour éviter toutes lésions capsulaires spléniques. À ce stade, le pancréas est clairement visible et exposé. On poursuit le geste en soulevant le côlon transverse vers le haut pour exposer et inciser la racine du méso-colon transverse sur la face de la veine mésentérique inférieure à gauche du ligament de Treitz et entrer dans l'arrière-cavité des épiploon (Fig.9.28). La racine du méso-colon transverse est libérée vers la gauche le long du bord inférieur du pancréas jusque sur la face postérieure de l'angle gauche (Fig.9.29).

### 3.2.4 Dissection de la gouttière para-colique gauche

Tout d'abord on écarte le côlon sigmoïde vers la droite, puis on incise la racine secondaire du méso-sigmoïde vers le rectum et vers le haut (Fig.9.30), et on ouvre la gouttière para-colique gauche vers le haut jusqu'au pôle inférieur de la rate (Fig.9.31). La libération du côlon gauche est terminée.

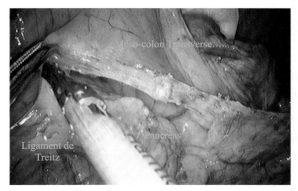

Fig.9.28  Ouverture de la racine du méso-colon transverse en avant de la veine mésentérique inférieure latéralement au ligament de Treitz

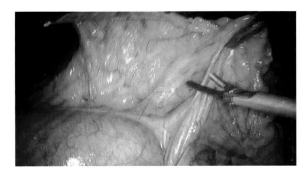

Fig.9.25  Section du ligament colo-épiploïque à la partie moyenne du colon transverse

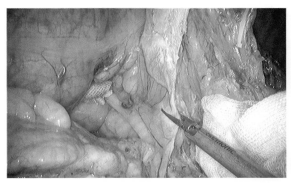

Fig.9.29  Désinsertion de la racine du méso-colon transverse gauche jusqu'au pôle inférieur de la rate le long du bord inférieur du pancréas

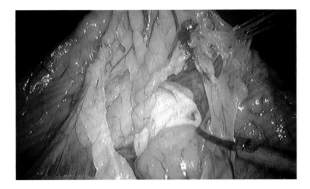

Fig.9.26  Entrer dans l'arrière-cavité des épiploons

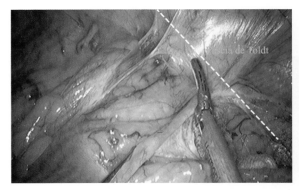

Fig.9.30  Ouvrir la gouttière para-colique gauche

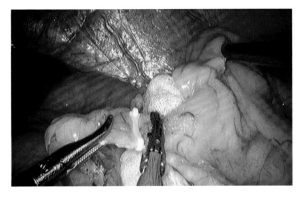

Fig.9.27  Dissection au contact de la rate

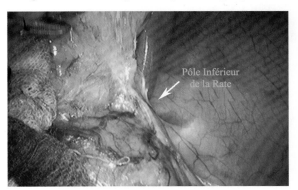

Fig.9.31  Dissection au pôle inférieur de la rate le long de la gouttière para-colique gauche

### 3.2.5    Libération du méso-colon sigmoïde

Évaluer la longueur de la résection colique nécessaire sous la tumeur. La ligne de section distale prévue sera, à priori, situé au niveau du sommet de la boucle sigmoïdienne. Écarter médialement le méso-colon sigmoïde et ouvrir latéralement la racine secondaire du méso jusqu'à la ligne de section prévue. Inciser le méso-colon sigmoïde jusqu'aux vaisseaux marginaux, ligaturer et sectionner les vaisseaux marginaux (Fig.9.32). Disséquer la paroi colique et la dégraisser sur 2 cm (Fig.9.33).

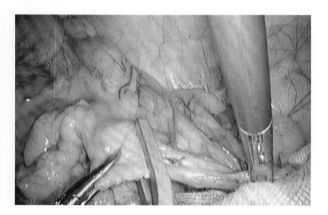

Fig.9.32    Ligature par clips et section des vaisseaux marginaux du côlon sigmoïde

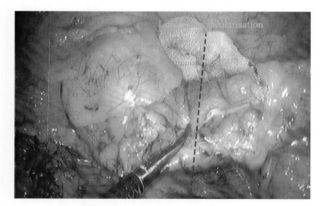

Fig.9.33    Préparation de la paroi du côlon sigmoïde

### 3.2.6    Diviser le méso-colon au-dessus de la tumeur et isoler l'intestin

Amener l'angle colique gauche vers le bas et évaluer la limite de section proximale. Inciser le méso-colon transverse jusqu'aux vaisseaux marginaux, puis les ligaturer et sectionner (Fig.9.34). Disséquer la paroi colique et la dégraisser sur 2 cm (Fig.9.35).

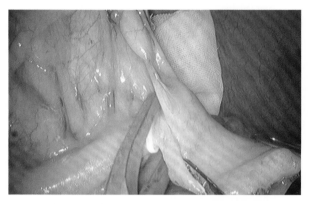

Fig.9.34    Ligature par clips des vaisseaux marginaux du côlon transverse

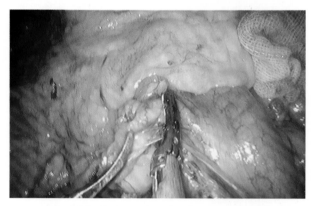

Fig.9.35    Préparation du côlon transverse

## 3.3    Résection des pièces opératoires et reconstruction du circuit digestif

### 3.3.1    Résection du spécimen

Sectionner l'intestin au niveau des lignes de section prévues du côlon transverse et du sigmoïde avec une agrafeuse linéaire coupante Endo-GIA™ (Fig.9.36). Écarter le segment proximal vers le bas de la cavité abdominale à gauche et l'amener au niveau de la gouttière para-colique gauche. La section avec une agrafeuse Endo-GIA™ des côlons transverse et sigmoïde doit être faite en respectant la limite de vascularité (Fig.9.37). La limite de la vascularisation est clairement visible avec les caméras de dernière génération. À ce moment, l'hémicolectomie gauche est terminée et le spécimen est placé dans hypochondre gauche.

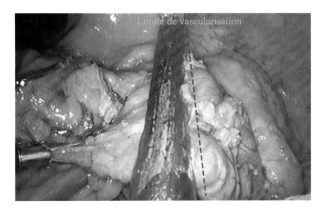

Fig.9.36    Section à l'Endo-GIA™ du côlon transverse

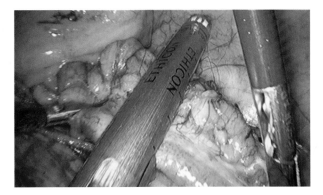

Fig.9.37    Section à l'Endo-GIA™ du côlon sigmoïde

### 3.3.2    Reconstruction du circuit digestif par anastomose iso-péristaltique latéro-latérale

Repositionner le côlon transverse proximal et le côlon sigmoïde vers le haut de la cavité abdominale en les chevauchant bord à bord tête-bêche (Fig.9.38). Faire un point de suture entre l'extrémité du colon transverse et le sigmoïde à 8 cm de son extrémité pour fixer ensemble en bord à bord les deux segments intestinaux (Fig.9.39). Vérifier la qualité de la vascularisation des deux segments intestinaux et l'absence de tension. Faire ensuite, successivement, une incision de 1 cm sur le bord anti-mésentérique à 2 cm de l'extrémité du moignon sigmoïdien et sur le bord anti-mésentérique, en vis à vis, du côlon transverse (Fig.9.40-Fig.9.41). Désinfecter la lumière intestinale avec une compresse de gaze iodée. Insérer l'agrafeuse linéaire Endo-GIA™ dans le trocart opérateur B, et introduire l'enclume de l'agrafeuse Endo-GIA™ dans la lumière intestinale de l'un des segments intestinaux et fermer l'agrafeuse pour maintenir le segment intestinal. Le chirurgien et

son assistant saisissent alors l'autre segment intestinal et insèrent la branche contenant la cartouche dans la lumière intestinale, puis effectuent l'ajustement nécessaire et déclenchent l'agrafeuse pour terminer l'anastomose latéro-latérale entre le côlon transverse et le côlon sigmoïde (Fig.9.42-Fig.9.44).

Nettoyer et désinfecter la lumière intestinale avec une compresse de gaze iodée et vérifier l'intégrité de l'anastomose (déhiscence, hémorragie). Après contrôle on peut mettre un point de suture à chaque angle de l'incision (Fig.9.45) puis le chirurgien et son assistant saisissent les sutures pour aligner la plaie grâce à une traction divergente sur les sutures et fermer enfin l'incision avec l'agrafeuse linéaire Endo-GIA™. La reconstruction du circuit digestif avec anastomose iso-péristaltique latéro-latérale est terminée (Fig.9.46-Fig.9.47). Une suture en X, à points séparés, est réalisée pour renforcer l'anastomose (Fig.9.48).

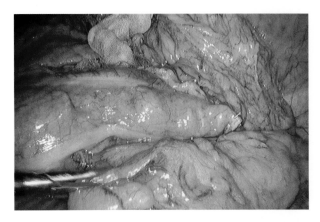

Fig.9.38    Chevauchement bord à bord tête-bêche des extrémités des colons sigmoïde et transverse droit

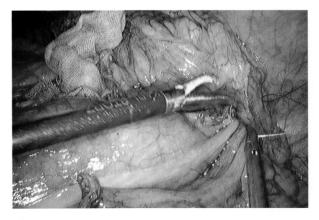

Fig.9.39    Point de suture fixant le moignon du côlon transverse avec le sigmoïde à 8 cm de l'extrémité du moignon

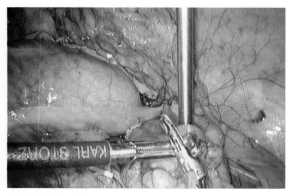

Fig.9.40    Incision de 1 cm sur le bord anti-mésentérique du moignon sigmoïdien

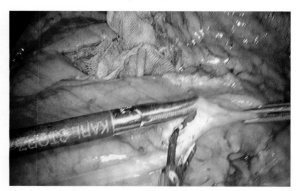

Fig.9.41    Incision de 1 cm sur le bord anti-mésentérique en vis à vis du côlon transverse

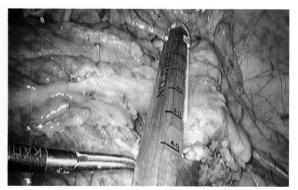

Fig.9.42    Insertion d'une agrafeuse d'Endo-GIA™ linéaire dans le côlon sigmoïde

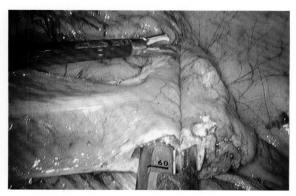

Fig.9.43    Insertion d'une agrafeuse linéaire Endo-GIA™ dans les deux segments intestinaux

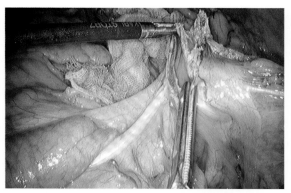

Fig.9.44    Fin de l'anastomose latéro-latérale entre le côlon sigmoïde et le côlon transverse

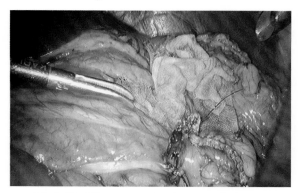

Fig.9.45    Mettre un point de suture à chaque angle de l'ouverture

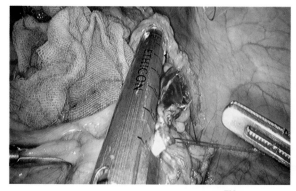

Fig.9.46    Fermeture à l'EndoGIA™ de l'incision anastomotique

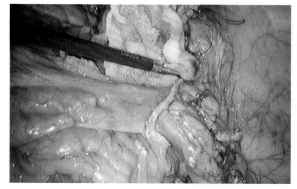

Fig.9.47    Reconstruction du circuit digestif terminée avec une anastomose iso-péristaltique latéro-latérale

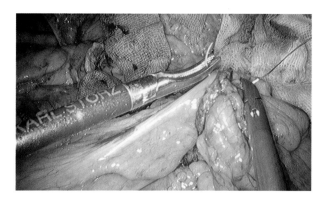

**Fig.9.48    Suture en points séparés en X pour le renforcement de l'anastomose**

### 3.3.3    Extraction de la pièce opératoire

L'assistant lave le rectum avec une solution d'iode diluée et place une compresse de gaze iodée à travers l'anus. Par laparoscopie, on incise verticalement la paroi rectale antérieure au niveau du haut rectum, sur environ 5 cm, (Fig.9.49). L'incision faite, on insère un manchon de protection stérile à travers le trocart B de 12 mm (Fig.9.50). On introduit dans le rectum à travers l'anus une longue pince en cœur que l'on pousse dans la cavité abdominale à travers l'incision rectale antérieure pour saisir et tirer l'extrémité distale du manchon protecteur à travers le rectum et l'anus (Fig.9.51-Fig.9.52). Le spécimen est placé avec délicatesse dans le manchon protecteur par le chirurgien et son assistant. L'assistant introduit alors la pince en cœur dans le manchon stérile pour saisir une extrémité du segment intestinal réséqué (Fig.9.53-Fig.9.54) et tire lentement le spécimen dans le manchon stérile. Il faut également placer toutes les compresses de gaze de la cavité abdominale dans le manchon de protection puis fermer le manchon et tirer l'ensemble par l'anus (Fig.9.55).

Après avoir désinfecté, à nouveau, l'anus et le rectum avec une compresse iodée, on vérifie la lumière rectale pour éliminer un saignement. Après avoir confirmé qu'il n'y a pas de saignement, on ferme l'incision face antérieure du rectum avec un surjet extra muqueux au fil résorbable sous laparoscopie (Fig.9.56) et on le renforce par un plan séro-séreux de recouvrement (Fig.9.57). La cavité abdominale est ensuite lavée avec du sérum physiologique (Fig.9.58) et un drain est placé dans la cavité abdominale (Fig.9.59). Le pneumopéritoine est évacué par aspiration et les orifices de trocarts sont fermés.

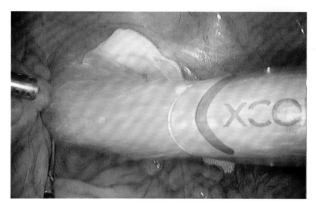

**Fig.9.49    Incision verticale face antérieure du haut rectum**

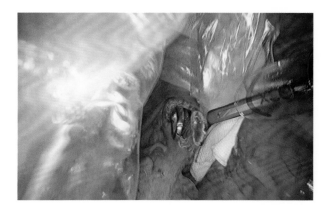

**Fig.9.50    Insertion du manchon plastique stérile de protection à travers le trocart opérateur**

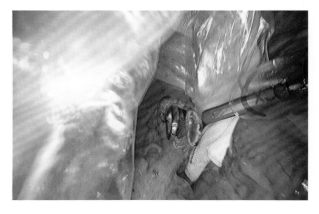

**Fig.9.51    Mise en place d'une pince en cœur dans la cavité abdominale par incision rectale**

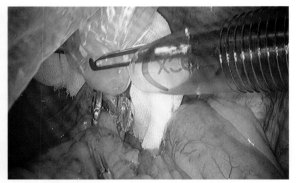

Fig.9.52    Tirer l'extrémité du manchon protecteur à
travers le rectum et l'anus

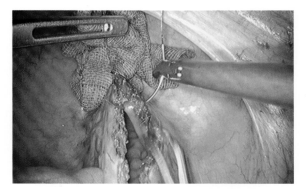

Fig.9.56    Surjet séro-musculaire extra-muqueux de
fermeture de l'incision rectale

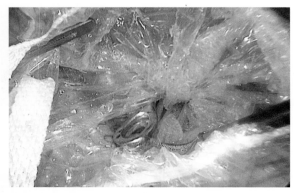

Fig.9.53    Insertion d'une pince en cœur dans
la gaine de protection

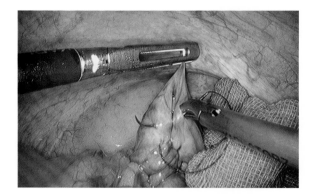

Fig.9.57    Surjet séro-séreux de renforcement
de la suture rectale

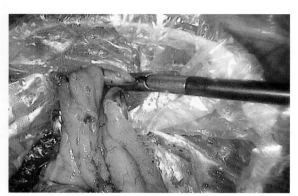

Fig.9.54    Capture d'une extrémité de l'intestin
avec une pince en cœur

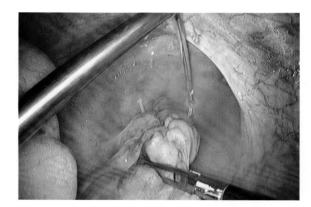

Fig.9.58    Lavage de la cavité abdominale

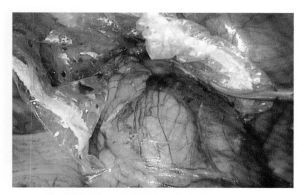

Fig.9.55    Extraction protégée du spécimen

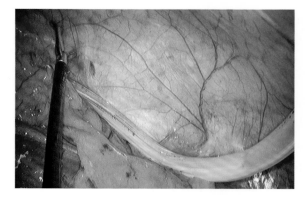

Fig.9.59    Placement d'un drainage de la cavité abdominale

## 3.4 Vues postopératoires de la pièce opératoire et des cicatrices (Fig.9.60-Fig.9.62)

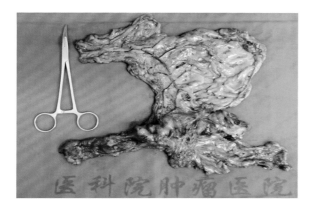

**Fig.9.60 Vue du spécimen**

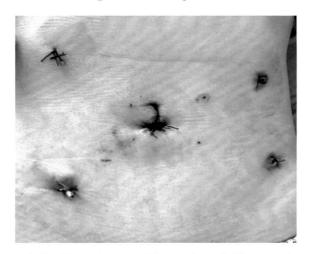

**Fig.9.61 Vue de la paroi abdominale après l'intervention**

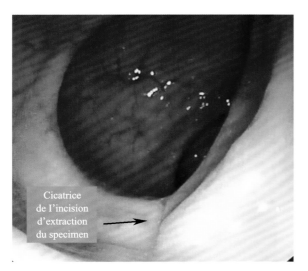

Cicatrice de l'incision d'extraction du specimen

**Fig.9.62 Vue de la cicatrice rectale en coloscopie 3 mois après l'intervention**

# 4 Points clés, difficultés et points chauds liés à la chirurgie

Haipeng Chen, Zhaoxu Zheng, Xishan Wang

## 4.1 Dissection et anatomie de l'angle colique gauche

La faible incidence du cancer de l'angle colique gauche explique le nombre réduit d'interventions dans notre expérience. Dans les techniques opératoires « NOSES », à l'exception de la reconstruction du circuit digestif et de l'extraction des spécimens, les autres procédures d'hémicolectomie gauche laparoscopique sont les mêmes que celles de la chirurgie laparoscopique conventionnelle. Par conséquent, la mobilisation de l'angle gauche, qui est souvent la règle dans les colectomies gauches, est toujours un temps opératoire difficile. Les raisons expliquant les difficultés de mobilisation de l'angle gauche sont la localisation anatomique profonde de la rate, la fragilité des structures anatomiques, le risque de saignement difficile à contrôler et les relations complexes avec les organes adjacents. Le hile de la rate est, en effet, accolé à la grande courbure gastrique et la rate sur sa face postéro-inférieure est au contact de la surrénale gauche, du rein gauche, de la queue du pancréas et de l'angle colique gauche mais aussi la face antérieure du pancréas et du rein gauche.

Techniquement, la mobilisation de l'angle gauche comprend les différents gestes opératoires:

(1) section du ligament gastro-colique et disséquer de droite à gauche pour mobiliser l'angle colique gauche et emporter le grand épiploon attenant en bloc;

(2) ouvrir la gouttière para-colique gauche de bas en haut jusqu'à l'angle gauche;

(3) alterner ces gestes pour les joindre au sommet de l'angle gauche;

(4) une autre possibilité, quand on veut préserver le grand épiploon, est de libérer l'accolement entre le grand épiploon et le côlon transverse du milieu du côlon transverse vers la gauche jusqu'à l'angle gauche.

On peut choisir parmi ces quatre types de gestes en fonction des conditions anatomiques. La plupart des plaies spléniques sont causées par une traction inappropriée lors d'une manipulation chirurgicale. Il est donc nécessaire de parfaitement exposer la rate pendant le geste chirurgical pour éviter une traction excessive et des risques hémorragiques.

## 4.2    Le cancer du côlon gauche: concept de résection complète du méso-colon

Comme pour le côlon droit, après la rotation embryonnaire de l'intestin primitif, le plan postérieur du méso-colon gauche fusionne avec le péritoine pariétal primitif pour former le fascia de Toldt. Ce fascia viscéral engaine le méso-colon dans sa totalité comme un sac de protection. Le méso-colon gauche recouvre le colon sigmoïde, le colon descendant et la partie gauche du colon transverse. Les vaisseaux et les ganglions lymphatiques du méso-colon sont enveloppés par ce fascia viscéral, qui converge vers l'origine des vaisseaux. Pendant la dissection du côlon gauche, des lésions du méso-colon peuvent entraîner une dissémination des cellules tumorales et des résidus de tissus tumoraux dans la cavité abdominale. De plus, si le plan de dissection est trop superficiel, le principe de la résection «en bloc» oncologique ne peut pas être respecté et les vaisseaux méso-coliques peuvent être lésés, avec un risque d'hémorragies. Si le plan de dissection est trop postérieur on peut ouvrir pour le fascia pré-rénal gauche de Gérota, et risquer d'endommager l'uretère gauche et les vaisseaux gonadiques. En conclusion, dans la résection du côlon gauche pour cancer, le concept de résection complète du méso-colon doit être connu et appliqué pour réaliser la résection oncologique radicale de la tumeur.

# Chapitre 10

# Résections Laparoscopiques des Cancers du Côlon Gauche Avec Extraction Transvaginale ( NOSES Ⅶ )

Xishan Wang, Xu Guan et Runkun Yang

« NOSES Ⅶ » est principalement indiqué chez les patientes présentant une lésion plus volumineuse dans le côlon gauche. Les principales étapes de « NOSES Ⅶ » sont l'hémicolectomie gauche totalement laparoscopique, l'extraction du côlon gauche par le vagin et la réalisation d'une anastomose entre le côlon transverse et le rectum dans la cavité abdominale. Par rapport à « NOSES Ⅵ », « NOSES Ⅶ » a des indications plus larges car l'extraction des pièces opératoires par le vagin est plus facile, mais elle n'est possible que chez la femme. Les difficultés de réalisation de « NOSES Ⅵ » sont principalement celles liées à l'approche laparoscopique et celles liées à l'extraction du spécimen par voie transanale. Plus précisément, les difficultés techniques laparoscopiques sont l'excision complète du méso-côlon et du côlon gauche, le curage étendu des ganglions lymphatiques, ainsi que la libération de l'angle gauche. Les difficultés techniques du « NOSES Ⅶ » sont

l'extraction du côlon gauche puis la reconstruction du circuit digestif dans la cavité abdominale, en réalisant une technique aseptique et oncologique.

## 1 Indications et contre-indications

### 1.1 Indications (Fig.10.1, Fig.10.2 et Fig.10.3)

1. Les tumeurs situées dans le côlon descendant et le côlon sigmoïde proximal.
2. Le diamètre circonférentiel de la tumeur doit être inférieur à 5 cm.
3. La tumeur ne doit pas envahir la séreuse.
4. Être une femme

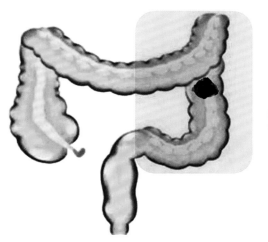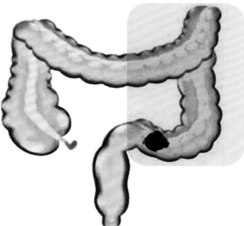

Fig.10.1  Localisation des tumeurs adaptées à NOSES Ⅶ

141

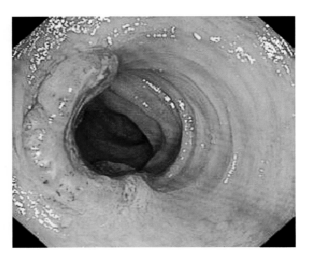

Fig.10.2   *Colonoscopie*: Tumeur ulcérée située à 31 cm
au-dessus de l'anus, diamètre 5 cm

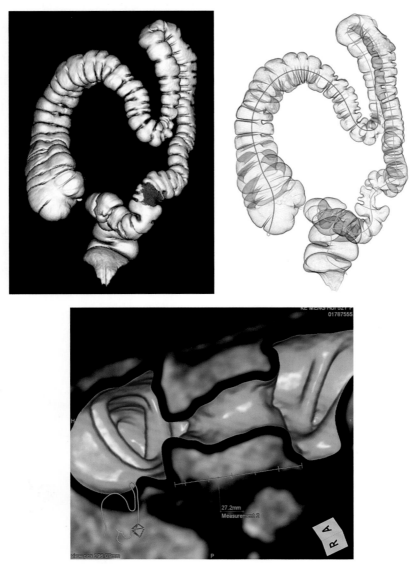

Fig.10.3   *Endoscopie virtuelle TDM*: la tumeur est située à la jonction entre le côlon
descendant et le côlon sigmoïde, envahissant la 1/2 circonférence de l'intestin

## 1.2　Contre-indications

1. Tumeurs localisées dans l'angle colique gauche et le côté gauche du côlon transverse.

2. Diamètre circonférentiel de la tumeur supérieur à 5 cm.

3. Envahissement tumoral de la séreuse.

4. Obésité importante (IMC>35 kg/m$^2$).

# 2　Anesthésie, position du patient, position des trocarts et position de l'équipe chirurgicale

## 2.1　Anesthésie

Anesthésie générale avec ou sans anesthésie péridurale.

## 2.2　Position du patient

Position de lithotomie modifiée avec la cuisse droite légèrement plus basse (Fig.10.4).

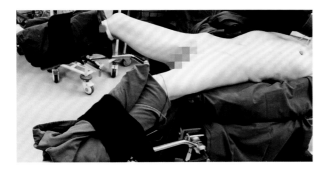

Fig.10.4　Position du patient

## 2.3　Position des trocarts

1. *Trocart A pour laparoscope* (10 mm): 2–3 cm sous l'ombilic.

2. *Trocart B pour le chirurgien* (12 mm): à un point situé au 1/3 entre la ligne Épine iliaque antéro-supérieure droite et l'Ombilic.

3. *Trocart C pour le chirurgien* (5 mm): à l'intersection de la ligne située 10 cm au-dessus de l'ombilic et du bord externe du muscle droit de l'abdomen.

4. *Trocart D pour l'assistant chirurgien* (5 mm): à un point situé 1/3 entre l'Ombilic et l'Épine iliaque supérieure antérieure gauche, qui est disponible pour poser le tube de drainage en fin d'intervention.

5. *Trocart E pour l'assistant chirurgien* (5 mm): à l'intersection de la ligne située 10 cm au-dessus de l'ombilic et de la ligne médio-claviculaire (Fig.10.5).

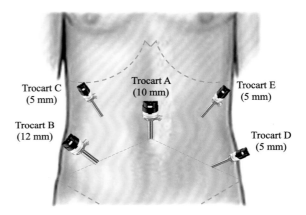

Fig.10.5　Position des trocarts pour NOSES Ⅶ

## 2.4　Position de l'équipe chirurgicale

Le chirurgien se tient sur le côté droit du patient et l'assistant doit se tenir sur le côté gauche. Lors de la mobilisation de l'angle colique gauche, l'assistant doit se déplacer entre les deux jambes écartées du patient. Au cours de la reconstruction du tube digestif et de l'extraction du côlon gauche, l'assistant revient sur le côté gauche du patient. Le caméraman doit se tenir du même côté que le chirurgien (Fig.10.6).

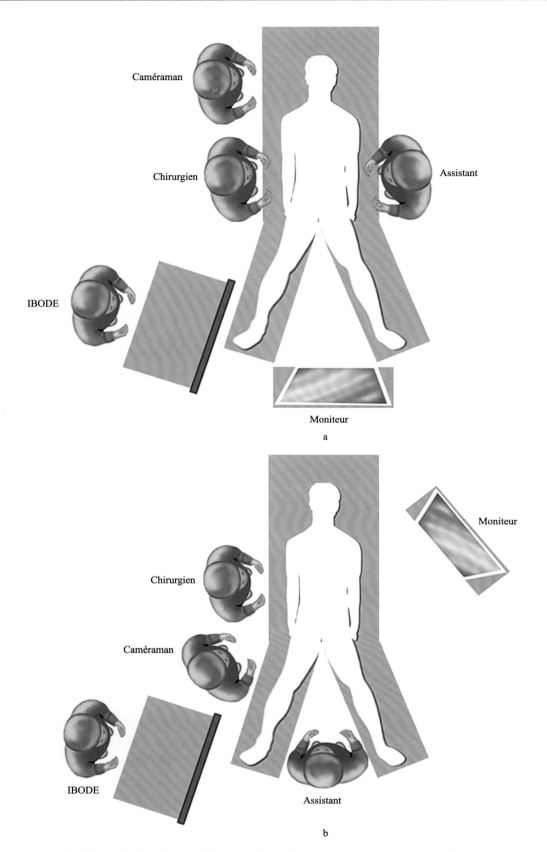

**Fig.10.6** **(a) Position de l'équipe chirurgicale (avant la libération de l'angle gauche).** **(b) Position de l'équipe chirurgicale (pendant la libération de l'angle gauche). (c) Position de l'équipe chirurgicale (pendant l'extraction du spécimen et la reconstruction du circuit digestif).**

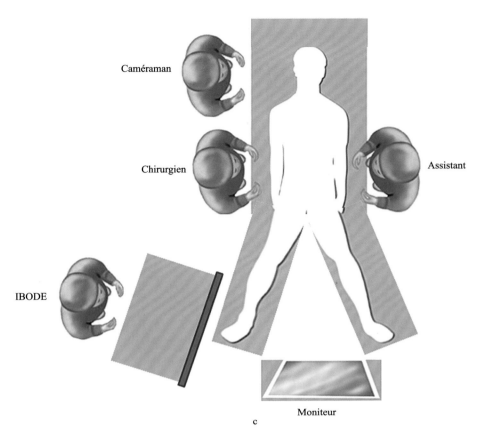

Fig.10.6  (suite)

## 2.5 Instruments spécifiques pour NOSES Ⅶ

| | |
|---|---|
| Trocarts (1×10 mm, 1×12 mm, 3×5 mm) | 5 |
| Outil de dissection (bistouri à ultra-sons) | 1 |
| Agrafeuse linéaire coupante droite (60 mm) | 2 |
| Agrafeuse circulaire (29 mm) | 1 |
| Manchon plastique stérile | 1 |
| Dissecteur laparoscopique | 1 |
| Pinces laparoscopiques | 2–3 |

## 3 Procédures et compétences chirurgicales

### 3.1 Exploration et planification chirurgicale

Sur la base d'un examen préopératoire détaillé et d'une discussion sur le plan chirurgical, l'exploration peropératoire comprend principalement trois étapes:

#### 3.1.1 Exploration globale

Nous recommandons une exploration globale de la cavité abdominale dans le sens des aiguilles d'une montre à partir du quadrant supérieur droit, afin de s'assurer que rien de significatif n'est négligé. Les organes explorés sont le foie, la vésicule biliaire, l'estomac, la rate, le grand omentum, le côlon, l'intestin grêle et le pelvis (Fig.10.7 et Fig.10.8).

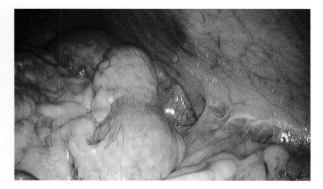

**Fig.10.7　Rate**

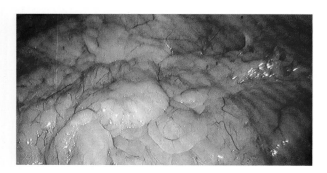

**Fig.10.8　Grand omentum**

### 3.1.2　Exploration de la tumeur

La tumeur est située au côlon descendant ou à la jonction du côlon sigmoïde côlon descendant (Fig.10.9); le chirurgien doit déterminer le siège, la taille, ainsi que la profondeur de l'invasion tumorale. La localisation tumorale préopératoire précise est ici particulièrement importante.

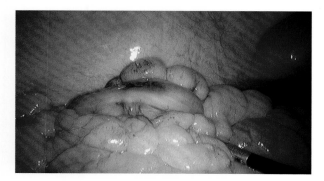

**Fig.10.9　Exploration de la tumeur repérée par tatouage**

### 3.1.3　Exploration des éléments anatomiques

Évaluez d'abord les caractéristiques anatomiques du côlon et de son méso. La longueur et la qualité de l'arcade vasculaire à abaisser détermine la faisabilité d'une anastomose dans la cavité abdominale après la résection intestinale. Deuxièmement, il faut évaluer le volume du spécimen à extraire (graisseux, tumeur volumineuse).

## 3.2　Dissection et mobilisation

### 3.2.1　Section des vaisseaux mésentériques inférieurs

Après avoir établi le pneumopéritoine par le trocart ombilical, quatre trocarts supplémentaires sont placés dans des sites décrits précédemment. Pour exposer complètement le champ opératoire, le patient doit être incliné en position Trendelenburg. Les anses grêles sont doucement rangées dans le quadrant supérieur droit de l'abdomen. (Fig.10.10). Le méso-côlon sigmoïde est écarté pour exposer la racine du méso-côlon. L'incision du péritoine débute au niveau du promontoire sacré (Fig.10.11). Une fenêtre péritonéale est créée dans l'espace rétro-péritonéal entre les fascias de Toldt en avant et de Gerota en arrière (Fig.10.12). L'incision péritonéale se poursuit vers le haut le long du bord antérieur droit de l'aorte jusqu'au ligament de Treitz (Fig.10.13). Après dissection de l'artère mésentérique inférieure on applique les clips avant de la sectionner (Fig.10.14). L'incision se poursuit vers le haut le long du bord antérieur droit de l'aorte jusqu'au ligament de Treitz. La veine mésentérique inférieure est identifiée à gauche de l'artère mésentérique inférieure. La veine est clippée et sectionnée sous le bord inférieur du pancréas (Fig.10.15 et Fig.10.16).

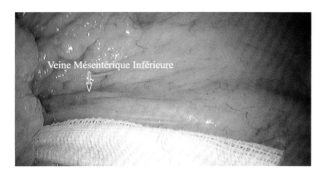

Fig.10.10    Vue du champ opératoire, veine
mésentérique inférieure

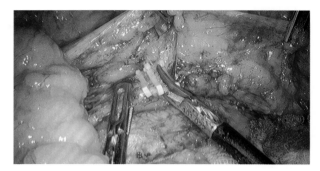

Fig.10.14    L'artère du mésentère inférieur
est clippée et sectionnée

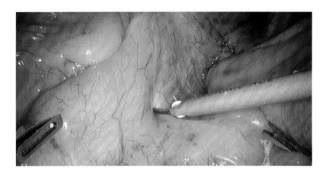

Fig.10.11    Exposition de la racine du méso-sigmoïde,
début de la dissection en avant du promontoire

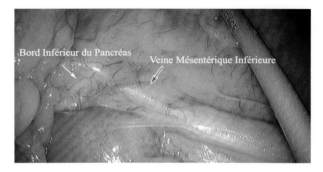

Fig.10.15    Exposition du bord inférieur du pancréas
et de la veine mésentérique inférieure

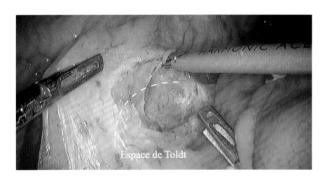

Fig.10.12    Entrée dans l'espace rétro-péritonéal de Toldt

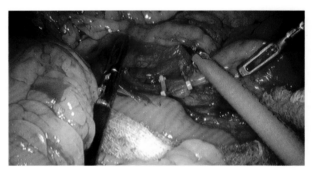

Fig.10.16    La veine du mésentère inférieur
est clippée et sectionnée

### 3.2.2    Mobilisation du côlon descendant (approche médiale)

Nous effectuons régulièrement cette dissection laparoscopique médio-latérale pour tous les patients atteints d'un cancer du côlon gauche. Le méso-côlon sigmoïde est écarté en avant pour ouvrir le plan rétro-péritonéal postérieur. Le plan entre le fascia de Gerota en arrière et de Toldt sur la face postérieure du méso-côlon sigmoïde est élargi en utilisant

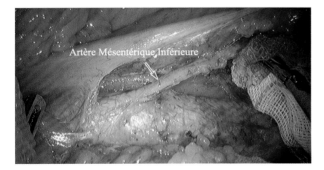

Fig.10.13    Les ganglions lymphatiques sont disséqués
autour de la racine de l'artère mésentérique inférieure

dissection atraumatique (Fig.10.17). La vue médio-latérale nous permet de voir clairement l'uretère gauche, les vaisseaux génitaux et la loge rénale gauche. La limite supérieure de la dissection est le bord inférieur du pancréas. La dissection se poursuit en arrière du méso-côlon descendant latéralement vers la ligne de de réflexion péritonéale de Toldt. Le méso-côlon descendant est alors totalement libre. Une compresse de gaze est placée à l'arrière du méso-côlon descendant pour protéger l'uretère et les vaisseaux génitaux (Fig.10.18).

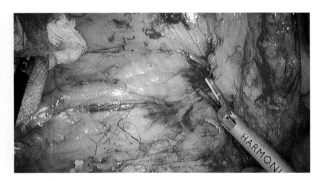

**Fig.10.17    La dissection du méso-colon descendant se poursuit latéralement par approche médiale postérieure**

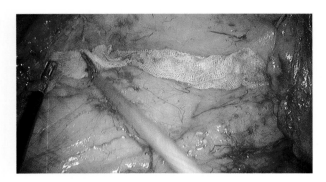

**Fig.10.18    Une compresse est placée à l'arrière du méso-colon descendant**

### 3.2.3    Mobilisation du côlon gauche et du recto-sigmoïde et section du haut rectum:

La section distale du côlon doit être situé au niveau du haut rectum ou de la jonction recto-sigmoïde. La partie supérieure du rectum est mobilisée en arrière et latéralement en suivant l'espace rétro-péritonéal comme décrit

précédemment, jusqu'à ce que la marge distale d'au moins 5 cm soit obtenu. (Fig.10.19). Au cours de cette étape, des précautions doivent être prises pour éviter plaies des vaisseaux génitaux et de l'uretère gauche. Les vaisseaux rectaux supérieurs sont alors sectionnés après être clippés dans le mésorectum postéro-supérieur (Fig.10.20). La dissection du rectum supérieur doit se faire avec prudence car les nerfs hypogastriques supérieurs sont en contact étroit à la partie supérieure du mésorectum et peuvent être blessés par inadvertance. Une fois le rectum supérieur libéré, la zone de section distale est localisée, pour avoir une marge distale d'au moins 5 cm. La graisse entourant cette zone est éliminée au dissecteur ultrasonique (Fig.10.21). La section distale du haut rectum est réalisée à l'aide d'une agrafeuse linéaire introduite par le trocart du quadrant inférieur droit (Fig.10.22). Une compresse de gaze povidone iodée est utilisée pour désinfecter le moignon rectal agrafé (Fig.10.23).

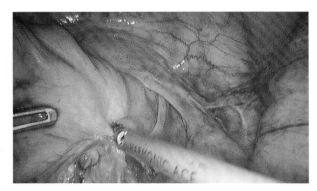

**Fig.10.19    Le méso-colon sigmoïde est sectionné**

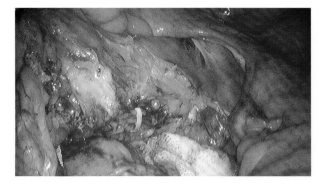

**Fig.10.20    Les vaisseaux rectaux supérieurs sont clippés et sectionnés**

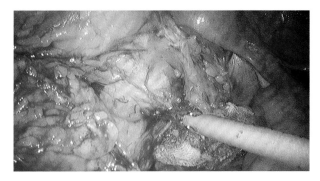

Fig.10.21    La graisse entourant le côlon sigmoïde est libérée

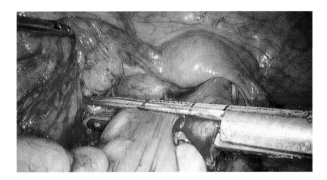

Fig.10.22    Section distal du sigmoïde l'aide d'une agrafeuse linéaire coupante

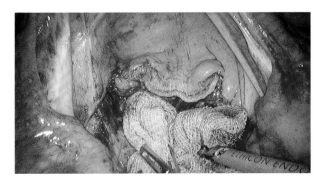

Fig.10.23    Une compresse iodée est utilisée pour désinfecter la zone d'agrafage de la jonction colorectale

### 3.2.4    Mobilisation du côlon transverse distal et de l'angle colique gauche:

Dès que le côlon sigmoïde distal et le rectum supérieur sont sectionnés, l'équipe chirurgicale se repositionne ensuite pour faire la mobilisation du côlon transverse distal et l'angle colique gauche. La libération du grand omentum du côlon transverse commence au milieu du côlon transverse (Fig.10.24) en ouvrant l'arrière-cavité du petit omentum, la dissection se poursuit de droite à gauche du côlon transverse distal vers l'angle colique gauche (Fig.10.25) jusqu'au du pôle inférieur de la rate. La libération de l'omentum du côlon est essentielle pour une libération précise de l'angle colique gauche. Après avoir séparé l'omentum de cette zone et ouvert l'arrière-cavité du petit omentum, l'omentum est ensuite écarté vers le haut sous le diaphragme gauche par l'assistant à l'aide d'une pince pour mieux exposer le méso-côlon transverse gauche. La compresse de gaze sous le bord inférieur du pancréas est identifiée à travers le méso-côlon descendant (Fig.10.26). Ensuite, le côlon transverse est soulevé vers l'avant par l'assistant à l'aide d'une pince atraumatique (Fig.10.27). De cette façon, le méso-côlon transverse gauche est clairement exposé, et il peut être plus facile de sectionner le méso-côlon transverse ainsi que les vaisseaux (Fig.10.28 et Fig.10.29). La dissection du méso-côlon transverse se poursuit latéralement par la face inférieure vers le pôle inférieur de la rate.

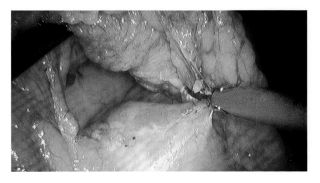

Fig.10.24    Le grand omentum est séparé du côlon transverse

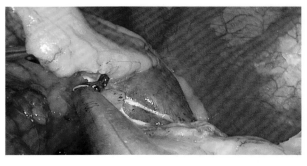

Fig.10.25    La dissection se poursuit vers l'angle gauche

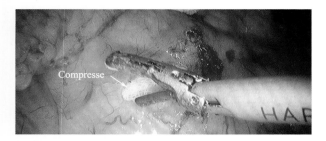

**Fig.10.26    Compresse sous le bord inférieur du
pancréas identifiée à travers le méso-colon**

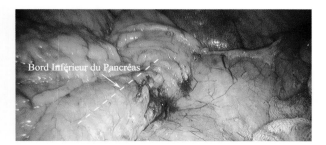

**Fig.10.27    Exposition du bord inférieur du pancréas**

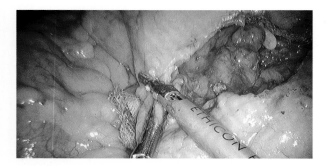

**Fig.10.28    Le méso-colon transverse est incisé
jusqu'au bord de l'intestin**

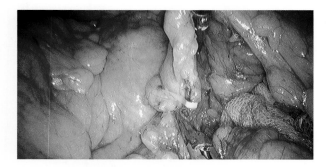

**Fig.10.29    Les vaisseaux coliques moyens
sont clippés et sectionnés**

### 3.2.5    Libération des attaches latérales du côlon gauche:

Les attaches latérales du côlon sigmoïde sont incisées et le côlon sigmoïde est complètement mobilisé (Fig.10.30). Le côlon sigmoïde est maintenant tiré médialement et caudalement par l'assistant à l'aide d'une pince atraumatique. De cette façon, les attaches latérales du côlon gauche sont mises sous tension et peuvent être sectionnées plus facilement par le chirurgien. Ce geste se fait de bas en haut vers l'angle gauche (Fig.10.31). Cette séquence de rétraction et de dissection accélérera considérablement la libération de l'angle colique gauche. L'incision latérale du péritoine rejoint celle faite précédemment pour libérer latéralement le côlon transverse et l'angle gauche (Fig.10.32).

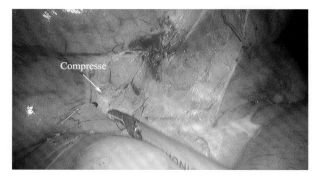

**Fig.10.30    Les attaches latérales du côlon
sigmoïde sont libérées**

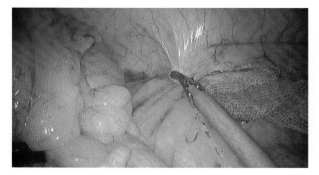

**Fig.10.31    Les attaches latérales du côlon gauche sont
incisées vers l'angle gauche de bas en haut**

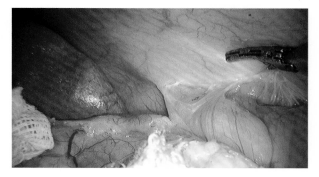

**Fig.10.32    Exposition du pôle inférieur de la rate**

### 3.2.6 Sections proximales du côlon transverse et du méso:

L'étendue de la résection chirurgicale et de la ligne de section intestinale proximale choisie est mesurée visuellement. Le méso-côlon transverse est incisé jusqu'au bord de l'intestin. Les vaisseaux transverses du côlon sont également ligaturés et sectionnés le long de la dissection. Il n'est pas souhaitable d'utiliser des clips vasculaires près de la paroi intestinale. Il est recommandé de retirer la graisse péri-sigmoïdienne et les franges omentales doivent être nettoyées à l'extrémité de l'intestin sur 2 à 3 cm pour faciliter l'anastomose (Fig.10.33).

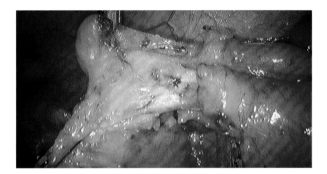

Fig.10.33   La graisse entourant le côlon transverse est dégagée

## 3.3 Extraction du côlon gauche et reconstruction du tube digestif

### 3.3.1 Extraction du côlon gauche

Nous effectuons une irrigation vaginale à travers un cathéter placé dans le vagin avec une solution cytotoxique (par exemple, 1% de povidone iodée, 500 ml). Un écarteur vésical est introduit dans le vagin avec son extrémité soutenant le fornix vaginal postérieur (Fig.10.34). Le chirurgien utilise le bistouri à ultrasons pour pratiquer une incision sur le fornix vaginal postérieur (Fig.10.35). L'enclume est introduite dans la cavité pelvienne par le vagin (Fig.10.36). Une autre incision à minima est réalisée sur la zone choisie du côlon transverse au-

dessus de la tumeur. Si le contenu intestinal coule dans la cavité abdominale, une aspiration prudente doit être utilisée pour éliminer l'excès de liquide (Fig.10.37 et Fig.10.38). L'enclume est réintroduite dans la lumière intestinale du côlon transverse proximal (Fig.10.39). L'agrafeuse linéaire droite de 60 mm est utilisée pour fermer l'incision sur le côlon transverse, laissant l'enclume dans le côlon transverse proximal (Fig.10.40). Les extrémités agrafées de l'intestin sont désinfectées avec une compresse de gaze povidone iodée. Un manchon en plastique stérile est ensuite introduit dans la cavité pelvienne par le vagin (Fig.10.41). Une extrémité du côlon gauche est placée dans le manchon en plastique stérile avant d'être extrait par le vagin. Pour ce faire, l'assistant introduit une pince ovale dans la cavité pelvienne à travers le manchon transvaginal pour saisir l'extrémité du côlon gauche et le tirer lentement à travers le manchon en dehors de l'abdomen (Fig.10.42).

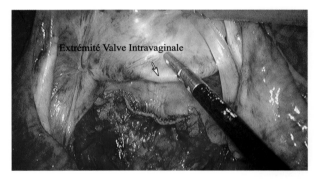

Fig.10.34   L'écarteur vésical est introduit dans le vagin avec son extrémité soulevant le fornix vaginal postérieur

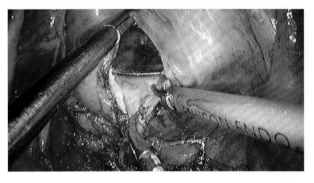

Fig.10.35   Faire une petite incision sur le fornix vaginal postérieur par voie laparoscopique

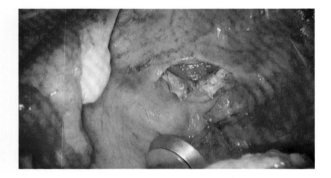

**Fig.10.36** L'enclume est introduite dans la cavité pelvienne par le vagin

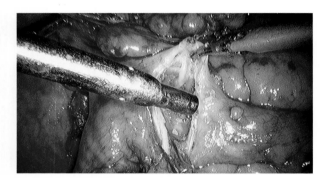

**Fig.10.37** L'aspiration pour éliminer l'excès de liquide dans la lumière intestinale ouverte

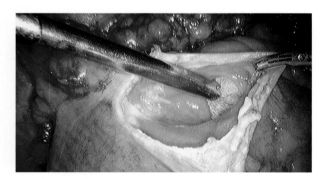

**Fig.10.38** Une compresse iodée est introduite dans le côlon transverse proximal

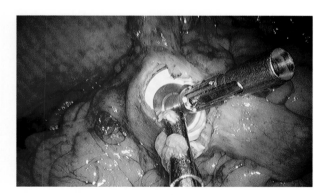

**Fig.10.39** L'enclume est introduite dans la lumière intestinale du côlon transverse proximal

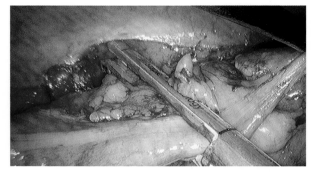

**Fig.10.40** L'agrafeuse linéaire est utilisée pour fermer l'incision sur le côlon transverse sous l'enclume

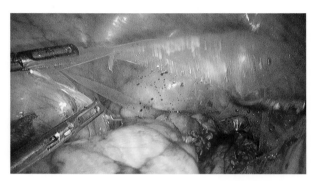

**Fig.10.41** Un manchon en plastique stérile est introduit dans la cavité pelvienne par le vagin

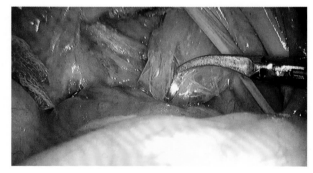

**Fig.10.42** Le spécimen est placé dans le manchon en plastique stérile avant d'être extrait par le vagin

### 3.3.2 Reconstruction du circuit digestif

La tige centrale de l'enclume fait saillie à côté de la ligne de suture du côlon transverse (Fig.10.43). L'agrafeuse circulaire est introduite dans le rectum à travers l'anus doucement dilaté. Le moignon rectal est ensuite transpercé avec la pointe de la tête de l'agrafeuse circulaire dans l'angle gauche de la suture linéaire (Fig.10.44). Une fois la tige centrale et l'enclume enfoncées dans la partie distale de l'agrafeuse circulaire (Fig.10.45), nous vérifions l'absence de torsion du côlon et du méso. L'agrafage est ensuite réalisé après s'être assurée que les organes voisins soient éloignés de la ligne d'agrafage. Faire ensuite une suture en « 8 » sur le « triangle de risque » par voie intra-abdominale (Fig.10.46). L'anastomose est vérifiée pour détecter d'éventuelles fuites en vérifiant l'intégrité des rondelles proximale et distale, ainsi qu'en effectuant un test à l'air (Fig.10.47). Deux drains sont placés au contact de la zone anastomotique de chaque côté de la cavité pelvienne (Fig.10.48).

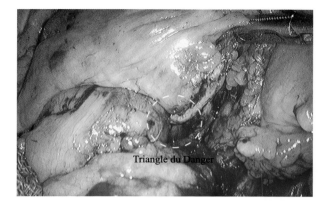

**Fig.10.46   Le « Triangle du Danger »**

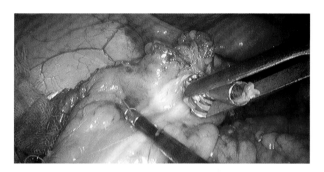

**Fig.10.43   La tige centrale de la tête d'enclume sort du côlon transverse près de la zone d'agrafage**

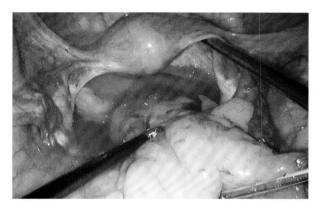

**Fig.10.47   Réalisation d'un test à l'air**

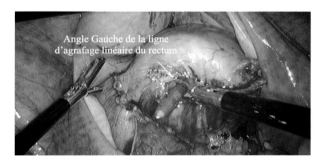

**Fig.10.44   La base de l'agrafeuse circulaire est introduite à partir de l'anus dans le moignon rectal**

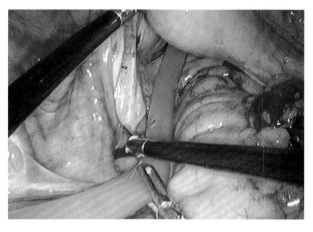

**Fig.10.48   Tube de drainage est placé dans la cavité pelvienne**

### 3.3.3   Fermeture de l'incision vaginale

L'incision vaginale est exposée voie intra vaginale et saisie avec deux pinces d'Allis. Ensuite, l'incision vaginale est suturée avec du fil résorbable en points séparés (Fig.10.49).

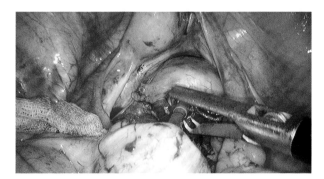

**Fig.10.45   La tige centrale est encliquetée dans la pointe de l'agrafeuse circulaire**

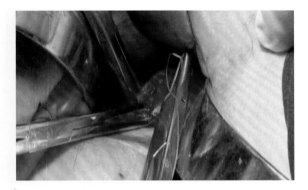

Fig.10.49    Suture du vagin par voie transvaginale

## 3.4    Affichage de la paroi abdominale et de la pièce opératoire (Fig.10.50 et Fig.10.51)

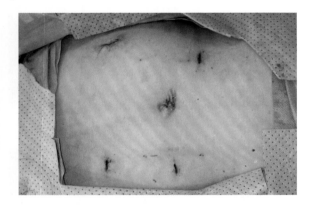

Fig.10.50    Vue de la paroi abdominale en fin d'intervention

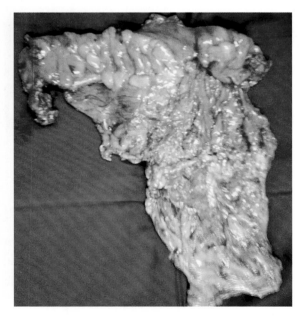

Fig.10.51    Vue du spécimen (Colon gauche)

# 4    Les éléments essentiels associés au succès de l'opération

## 4.1    L'anatomie et la mobilisation de l'angle colique gauche

L'incidence du cancer du côlon gauche est faible, ce qui entraîne moins de cas d'hémicolectomie gauche. Hormis la reconstruction du tube digestif et l'extraction du spécimen, l'hémicolectomie laparoscopique gauche « NOSES » est identique à la chirurgie laparoscopique conventionnelle. La mobilisation de l'angle colique gauche peut être particulièrement difficile, et les facteurs contribuant à la difficulté comprennent la position anatomique profonde, le saignement des petits vaisseaux ramifiés difficile à contrôler et les relations complexes des organes environnants. Le hile de la rate se connecte au fond de l'estomac et est adjacent à la surrénale gauche, au rein et à la queue du pancréas. Actuellement, la mobilisation de l'angle colique gauche implique les étapes suivantes: (1) ouvrir le ligament gastro-colique et le séparer progressivement vers la l'angle colique gauche; (2) séparer le côlon du pole inférieur de l'angle colique gauche; (3) faire alternativement la mobilisation de l'extérieur vers le centre de l'angle colique gauche; et (4) en libérant l'omentum et le côlon transverse du milieu du côlon transverse vers l'angle colique gauche avec conservation de l'omentum. Quatre techniques doivent être connues des chirurgiens et adaptées aux conditions anatomiques et aux habitudes personnelles. La plupart des plaies de la rate sont causées par une manipulation traumatique chirurgicale. Par conséquent, la rate doit être bien exposée pendant le geste chirurgical pour éviter une traction excessive et des saignements de la rate.

## 4.2 Dissection et suture du fornix postérieur vaginal

En plus du rectum, le vagin est un autre organe pour permettant d'extraire des pièces opératoires dans les techniques « NOSES ». Cette approche est principalement appliquée aux patientes présentant spécimen volumineux. L'incision vaginale est souvent faite dans le fornix postérieur du vagin. En raison du manque de familiarité des chirurgiens généralistes, nous décrivons maintenant le fornix vaginal et ses caractéristiques.

*Caractéristiques anatomiques*: L'extrémité supérieure du vagin est plus large. La cavité cylindrique entre le col et la paroi vaginale est appelée fornix vaginal. Selon son emplacement, le fornix vaginal est divisé en quatre parties avant, arrière, gauche et droite. Le fornix postérieur vaginal est particulièrement profond et sert de réservoir de sperme; c'est le point le plus bas du vagin en position de lithotomie. Le fornix postérieur est la partie la plus extensible du vagin, ce qui empêche la migration excessive du col de l'utérus (Fig.10.52).

*Caractéristiques physiologiques*: La réponse à la stimulation sexuelle est variable selon les différentes parties du vagin. Le tiers distal du vagin provient de l'ectoderme, riche en fibres nerveuses, de sorte que les terminaisons nerveuses sont principalement concentrées près de l'orifice vaginal externe. Les 2/3 supérieurs du vagin proviennent du mésoderme; il n'y a pas de distribution de terminaison nerveuse dans cette partie du vagin. Le 1/3 distal du vagin est donc plus sensible que les 2/3 profonds. Parce que le fornix postérieur du vagin est profond et sans innervation, les incisions du fornix postérieur vaginal n'affecteront pas l'activité sexuelle après cicatrisation. Le cul de sac péritonéal pelvien recto-utérin est le point le plus bas de la cavité abdominale chez la femme. Le liquide péritonéal est plus susceptible de s'accumuler à ce niveau et les tumeurs pelviennes sont le plus susceptibles de se développer à ce niveau, de même que sur le fornix postérieur vaginal. Par conséquent, le fornix postérieur vaginal est couramment utilisé comme emplacement privilégié pour les ponctions abdominales.

*Le choix de l'incision*: Selon notre expérience, nous insérons un écarteur vésical dans le vagin avec son extrémité au fond du fornix postérieur vaginal (Fig.10.53). Après écartement vers l'avant de la vessie, le chirurgien ouvre transversalement le fornix postérieur vaginal sous laparoscopie, faisant une incision de 2 à 3 cm (Fig.10.54). Le vagin ayant une forte compliance, l'incision pourrait être étendue à 5 cm pour répondre aux besoins anatomiques (Fig.10.55).

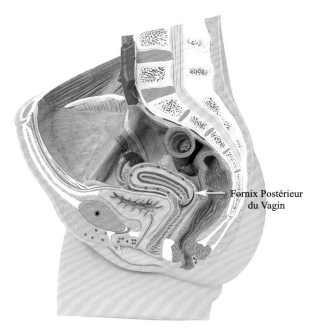

**Fig.10.52   Cul de sac vaginal postérieur**
**(Fornix postérieur du vagin)**

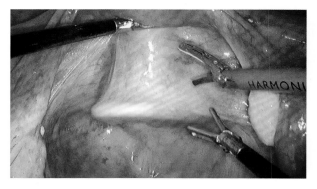

**Fig.10.53   L'écarteur vésical est introduit dans le vagin avec son extrémité soulevant le fornix vaginal postérieur**

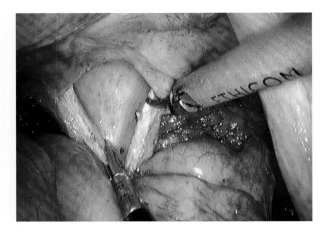

Fig.10.54    Une incision de 3 cm est pratiquée au niveau du fornix vaginal postérieur

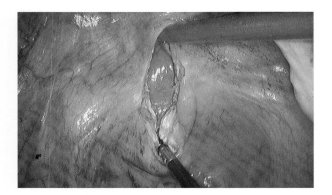

Fig.10.55    Dilatation de l'incision

*Conseils pour la suture de l'incision vaginale*: l'incision vaginale peut être suturée intra-abdominale ou extra-abdominale. Il est plus facile de suturer en dehors de l'abdomen, en particulier pour les chirurgiens qui ne maîtrisent pas la technique de suture laparoscopique. Par conséquent, la suture extra-abdominale est l'approche préférée (1) (Fig.10.56 et Fig.10.57). Comme la position du fornix postérieur vaginal est profonde, une exposition complète de l'incision du fornix vaginal est nécessaire. Dans notre pratique clinique, nous utilisons un spéculum vaginal ou des valves vaginales pour exposer complètement le vagin; deux pinces d'Allis sont utilisées pour saisir les bords supérieur et inférieur de l'incision vaginale et extérioriser légèrement l'incision, puis faire des points séparés ou un surjet au fil résorbable. (2) Suture sous laparoscopie (Fig.10.58): Cette méthode est plus difficile. La suture du vagin nécessite un fil barbelé dédié ou la réalisation de nœuds extracorporel (15 cm, trop long affectera l'opération). La technique

de suture comprend un rapprochement des bords supérieur et inférieur de l'incision vaginale dans cavité abdominale; le serrage des points ne doit pas être trop fort pour éviter les déchirures sources de saignements vaginaux. Le chirurgien suture l'incision d'un bout à l'autre côté avec des points continus, puis vérifie si l'incision étanche. Après la suture, le vagin doit être rempli d'un morceau de mèche phéromone iodée qui peut être retiré après 48 h.

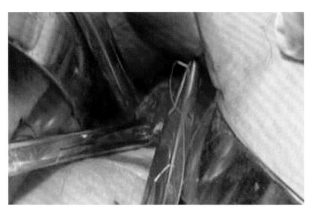

Fig.10.56    Suture du vagin par voie transvaginale

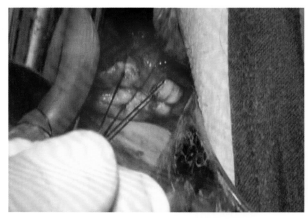

Fig.10.57    Suture du vagin par voie transvaginale

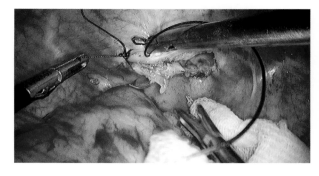

Fig.10.58    Suture du vagin par voie laparoscopique

# Résection Laparoscopique des Cancers du Côlon Droit Avec Extraction Transvaginale ( NOSES ⅧA )

Xishan Wang, Xu Guan et Tianyi Ma

« NOSES ⅧA » est l'une des techniques les plus difficiles dans « NOSES », en raison de la complexité et des variations anatomiques. « NOSES ⅧA » est réservé aux femmes car l'extraction des échantillons se fait par le vagin. Si le côlon droit est extrait par l'anus, il doit passer par le côlon transverse, le côlon descendant, le côlon sigmoïde et le rectum. Théoriquement, c'est faisable, mais l'opération réelle est extrêmement difficile et peu pratique. Les principes de la technique « NOSES ⅧA » sont la colectomie droite laparoscopique, l'extraction du côlon droit par le vagin et la réalisation d'une anastomose latéro-latérale entre le côlon transverse et l'iléon sous laparoscopie. Contrairement à l'anastomose circulaire, la reconstruction laparoscopique du circuit digestif est plus complexe.

## 1 Indications et contre-indications

**1.1** **Indications (Fig.11.1, Fig.11.2 et Fig.11.3)**

1. Patiente atteinte d'un cancer du côlon droit.
2. Diamètre de la tumeur inférieur à 5 cm.
3. Pas d'envahissement tumoral de la séreuse.
4. Femme.

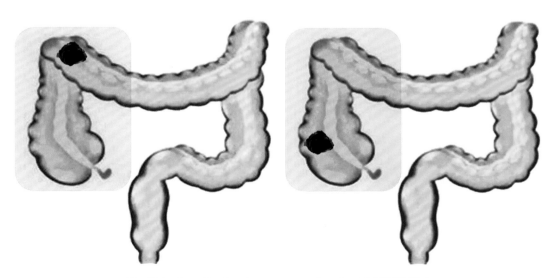

Fig.11.1 Localisation des tumeurs adaptées à NOSES Ⅷ A

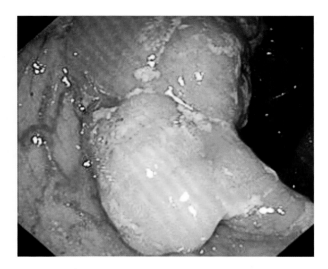

**Fig.11.2** *Colonoscopie*: **Tumeur bourgeonnante localisée au côlon ascendant, diamètre de 4 cm**

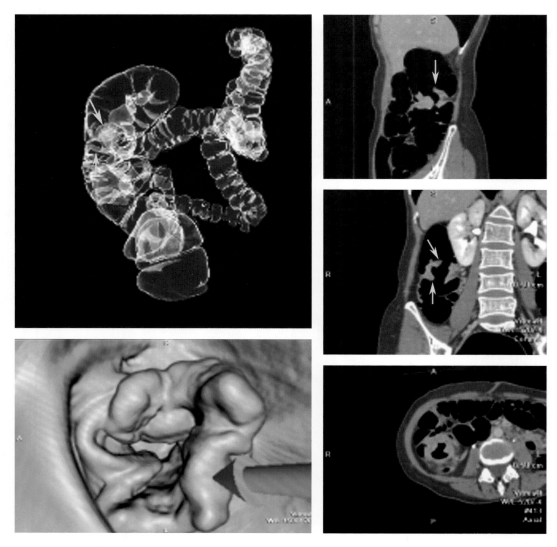

**Fig.11.3** *Endoscopie virtuelle CT*: **tumeur est localisée au côlon ascendant**

## 1.2  Contre-indications

1. Diamètre de la tumeur supérieur à 5 cm.
2. Envahissement tumoral des organes et des structures adjacentes.
3. Obésité importante (IMC>35 kg/m$^2$).
4. Patients de sexe masculins atteints d'un cancer du côlon droit.

## 2  Anesthésie, position du patient, position des trocarts et position de l'équipe chirurgicale

### 2.1  Anesthésie

Anesthésie générale avec ou sans anesthésie péridurale.

### 2.2  Position du patient

Lithotomie ou position couchée sur le dos (Fig.11.4).

## 2.3  Position des trocarts

1. *Trocart A pour laparoscope* (10 mm): 0–5 cm sous l'ombilic.
2. *Trocart B pour le chirurgien* (12 mm): quadrant supérieur gauche, bord extérieur du muscle droit de l'abdomen.
3. *Trocart C pour le chirurgien* (5 mm): quadrant inférieur gauche, non aligné avec le site du trocart de la caméra.
4. *Trocart D pour l'assistant* (12 mm): quadrant inférieur droit, 1/3 externe entre l'ombilic et l'Épine iliaque antéro supérieure droite, idéal à la mise en place d'une agrafeuse linéaire.
5. *Trocart E pour l'assistant* (5 mm): Quadrant supérieur droit (Fig.11.5).

### 2.4  Position de l'équipe chirurgicale

*Pendant la dissection du côlon droit*: le chirurgien doit se tenir sur le côté gauche du patient et l'assistant doit se tenir sur le côté droit. Le caméraman doit se tenir entre les deux jambes du patient.

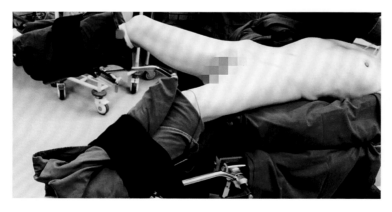

Fig.11.4    Position du patient

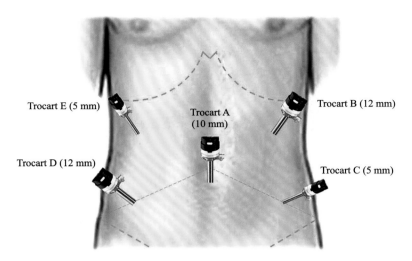

**Fig.11.5    Position des trocarts pour NOSES Ⅷ A**

*Pendant la reconstruction du tube digestif et l'extraction du côlon*: le chirurgien doit se tenir du côté droit du patient; l'assistant doit se tenir sur le côté gauche du patient. Le caméraman doit se tenir du même côté du chirurgien (Fig.11.6 et Fig.11.7).

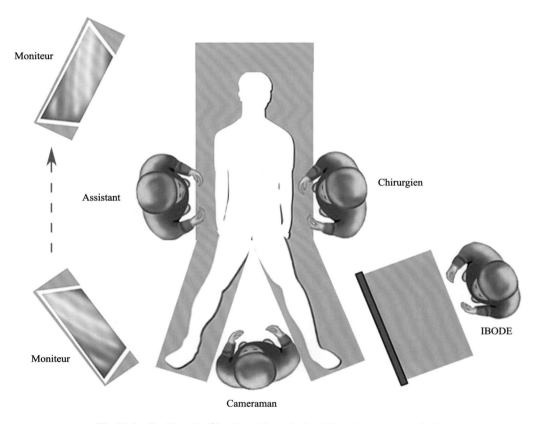

**Fig.11.6    Position de l'équipe chirurgicale (hémicolectomie droite)**

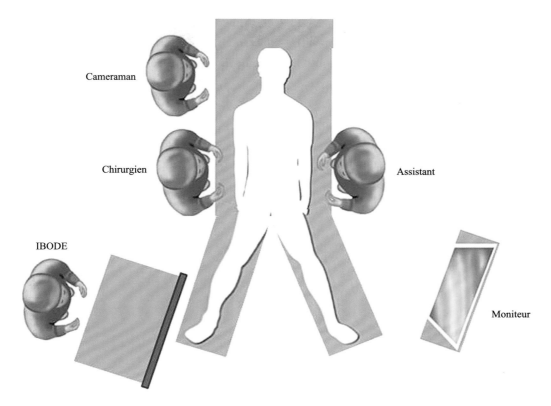

Fig.11.7    Position de l'équipe chirurgicale (extraction des pièces opératoires)

## 2.5    Instruments spécifiques pour NOSES ⅧA

| | |
|---|---|
| Trocarts (1×10 mm, 1×12 mm, 3×5 mm) | 5 |
| Outil de dissection (bistouri à ultra-sons) | 1 |
| Agrafeuse linéaire coupante droite (60 mm) | 4 |
| Manchon plastique stérile | 1 |
| Dissecteur laparoscopique | 1 |
| Pinces laparoscopiques | 2–3 |

# 3    Procédures et compétences chirurgicales

## 3.1    Exploration et planification chirurgicale

Sur la base d'un examen préopératoire détaillé et d'une discussion sur le plan chirurgical, l'exploration peropératoire comprend principalement trois étapes:

### 3.1.1    Exploration globale

Nous recommandons une exploration globale de la cavité abdominale dans le sens des aiguilles d'une montre à partir du quadrant supérieur droit, afin de s'assurer que rien de significatif n'est négligé. Les organes examinés sont le foie, la vésicule biliaire, l'estomac, la rate, le grand épiploon, le côlon, l'intestin grêle et le bassin (Fig.11.8 et Fig.11.9).

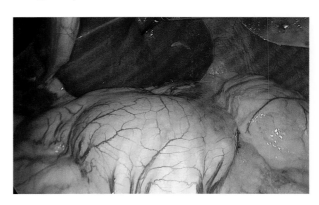

Fig.11.8    Segments Ⅱ et Ⅲ du foie et de l'estomac

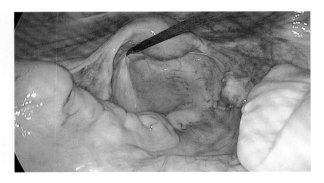

**Fig.11.9    Cavité pelvienne**

### 3.1.2    Exploration de la tumeur

La tumeur est située au niveau du côlon ascendant; le chirurgien doit déterminer l'emplacement de la tumeur, la taille de la tumeur, ainsi que la profondeur de l'invasion tumorale (Fig.11.10).

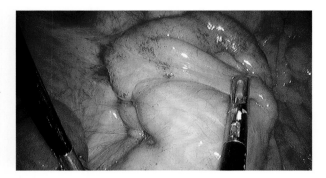

**Fig.11.10    Exploration de la tumeur**

### 3.1.3    Exploration de la structure anatomique

Évaluation de l'anatomie du côlon droit ainsi que du mésentère et des vaisseaux, afin de déterminer l'étendue de la résection chirurgicale.

## 3.2    Dissection et mobilisation

### 3.2.1    Dissection des vaisseaux iléocoliques

Après avoir créé le pneumopéritoine par le trocart ombilical, quatre trocarts supplémentaires sont placés dans des sites décrits précédemment. La table d'opération est inclinée avec léger Trendelenburg et rotation côté gauche pour déplacer

l'intestin grêle vers le quadrant supérieur gauche, le méso-côlon droit est bien visualisé et le champ opératoire bien visualisé (Fig.11.11). Tout d'abord, le méso-côlon près de la jonction iléo-caecale est soulevé pour repérer le pédicule iléo-colique. La racine du pédicule iléocolique est généralement située au bord inférieur du duodénum (Fig.11.12). Le bord médial du méso-côlon droit est d'abord incisé sous la racine du pédicule iléocolique (Fig.11.13), suivi de l'incision du péritoine vers le haut dans l'axe des vaisseaux mésentériques supérieurs. Avec une traction adéquate du méso-côlon vers le quadrant supérieur droit, les vaisseaux iléocoliques sont facilement écartés vers l'avant créant une la fenêtre dans l'espace rétro-péritonéal sous les vaisseaux iléo-coliques. Cette fenêtre est élargie de dedans en dehors (Fig.11.14 et Fig.11.15). L'origine des vaisseaux iléo-coliques est identifiée à partir des vaisseaux mésentériques supérieurs sous le bord inférieur du 3ème duodénum. Les vaisseaux disséqués sont clippés et sectionnés séparément. (Fig.11.16 et Fig.11.17).

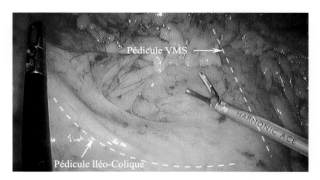

**Fig.11.11    Le méso-côlon droit est bien visualisé**

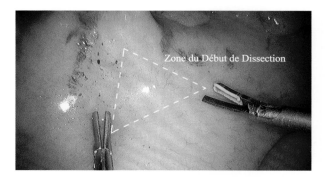

**Fig.11.12    Angle entre le pédicule iléo-colique et le pédicule des vaisseaux mésentériques supérieurs**

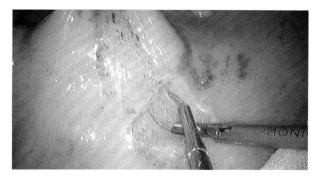

Fig.11.13    incisé sous la racine du
pédicule iléocolique

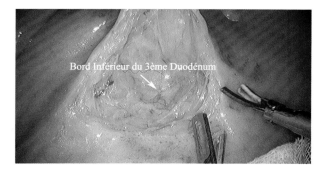

Fig.11.14    L'entrée de l'espace rétro-péritonéal de
Toldt droit, visualisation du 3ᵉᵐᵉ duodénum

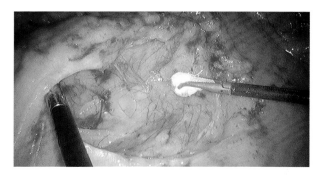

Fig.11.15    Le plan rétro-péritonéal est
disséqué de dedans en dehors

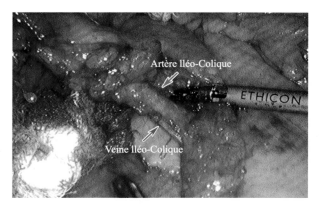

Fig.11.16    Squelettisation des vaisseaux
iléocoliques à leur origine

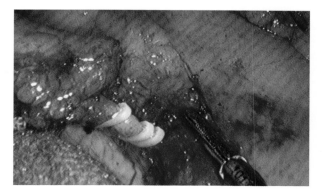

Fig.11.17    L'artère iléo-colique et la veine
est clippée et sectionnée

### 3.2.2    Dissection des vaisseaux coliques droits

Une dissection soigneuse en avant du 3ème duodénum et la partie céphalique du pancréas doit être réalisée en exposant vers l'avant le méso-côlon droit avec les vaisseaux coliques droits (Fig.11.18). La dissection autour du tronc gastro-colique de Henlé (tronc de convergence des veines colique droite, pancréatique et gastro-omentale, colique moyenne et parfois d'une veine colique droite accessoire) (Fig.11.19). La veine colique droite accessoire et l'artère colique droite sont exposées et sectionnées (Fig.11.20 et Fig.11.21).

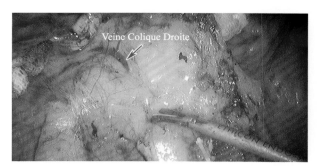

Fig.11.18    Dissection en avant du duodénum
et de la tête du pancréas

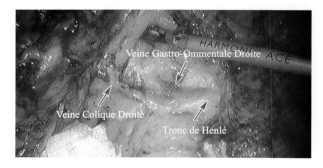

Fig.11.19    Exposition et dissection autour du tronc de Henlé

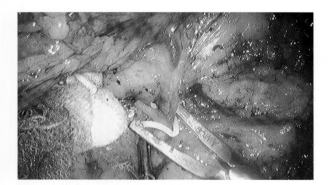

Fig.11.20    La veine colique droite est clippée et sectionnée

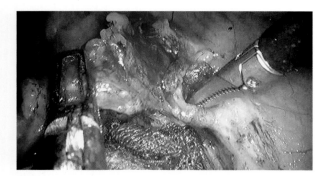

Fig.11.21    L'artère colique droite est identifiée et divisée

### 3.2.3    Dissection des vaisseaux coliques moyens

Après section des vaisseaux coliques droits, la dissection se poursuit vers le haut le long de la face antérieure de la veine mésentérique supérieure. La dissection de la face antérieure de la veine mésentérique supérieure permet une dissection complète de la racine de l'artère colique moyenne et de la veine. Au bord inférieur du pancréas, l'artère colique moyenne et la veine sont ligaturés et sectionnés séparément (Fig.11.22 et Fig.11.23). A ce stade, tous les vaisseaux alimentant le côlon droit sont ligaturés.

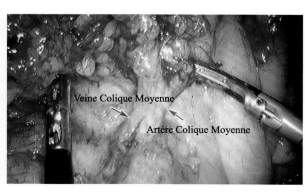

Fig.11.22    Les vaisseaux coliques moyens sont identifiés

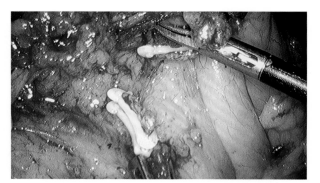

Fig.11.23    Les vaisseaux coliques moyens
sont clippés et sectionnés

### 3.2.4    Dissection du méso-côlon droit

Le méso-côlon droit est mobilisé de dedans en dehors dans l'espace rétro-péritonéal (Fig.11.24). Encore une fois, cette approche permet la dissection dans le bon plan oncologique qui permet de réaliser une excision complète du côlon et de son méso. Les vaisseaux gonadiques droits et l'uretère sont à l'abri des plaies dans ce plan, il n'est donc pas nécessaire de les disséquer. Cette approche permet également au chirurgien de travailler en avançant de dedans en dehors. Après la dissection, une compresse de gaze est placée en l'arrière du méso-côlon droit (Fig.11.25).

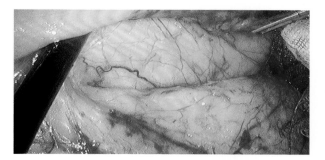

Fig.11.24    Le méso-colon droit est mobilisé de dedans
en dehors par approche médiale postérieure

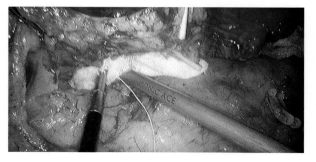

Fig.11.25    Une compresse est placée à
l'arrière du méso-colon droit

### 3.2.5   Dissection du mésentère iléo-caecal

La région iléo-caecale est mobilisée dedans en dehors. Le péritoine autour de l'iléocæcum doit être adéquatement incisé le long de la base du mésentère iléal vers le côlon droit, pour augmenter le degré de mobilisation de l'iléon, ce qui facilite la réalisation de l'anastomose sous laparoscopie (Fig.11.26). L'iléon terminal est ensuite soulevé par un assistant à l'aide d'une pince laparoscopique. L'importance de la résection chirurgicale et la ligne de section intestinale proximale sur le grêle sont déterminées à ce moment. Le mésentère est incisé jusqu'au bord de l'intestin. Les vaisseaux sont ligaturés le long de la dissection. Il est recommandé de retirer la graisse qui entoure le grêle terminal sur 2 à 3 cm pour faciliter l'anastomose sur l'iléon terminal (Fig.11.27).

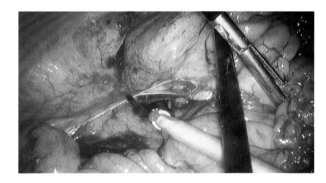

Fig.11.26   La région iléo-caecale est mobilisée de dedans en dehors par approche médiale postérieure

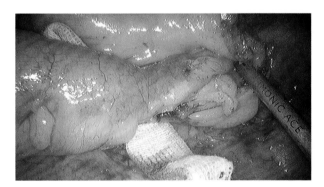

Fig.11.27   La paroi intestinale de l'iléon terminal est exposée

### 3.2.6   Dissection du grand omentum

La longueur de la résection chirurgicale et la zone de section distale sur le côlon transverse sont décidées à ce moment. Le grand omentum est détaché du bord du côlon transverse avec un bistouri à ultrasons (Fig.11.28). L'assistant soulève la paroi antérieure de l'estomac vers l'avant. De cette façon, le ligament gastrocolique est mis sous tension et peut ainsi être ouvert plus facilement. L'ouverture initiale du ligament gastrocolique commence à au milieu du côlon transverse, en entrant l'arrière-cavité du petit omentum (Fig.11.29). La dissection se poursuit du milieu vers la droite le long du bord externe de la veine gastro-omentale droite (Fig.11.30 et Fig.11.31). Ce plan rejoint le plan de dissection précédent en avant de la tête du pancréas qui est à nouveau visible.

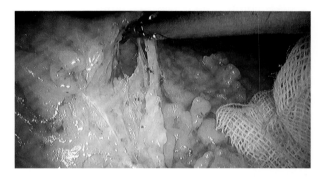

Fig.11.28   Le grand omentum est incisé

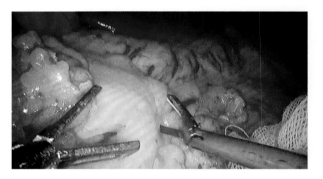

Fig.11.29   Début de la section du ligament gastrocolique

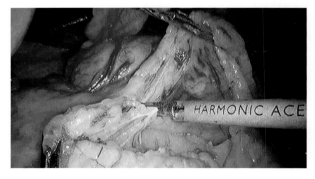

Fig.11.30   La section se poursuit du milieu vers la droite le long du bord externe de la veine gastro-omentale droite

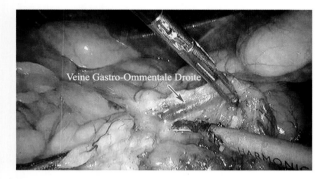

**Fig.11.31    Ganglion lymphatique le long de la veine gastro-omentale droite est disséqué**

### 3.2.7    Dissection du méso-côlon transverse

Le côlon transverse est maintenant soulevé par l'assistant. La compresse de gaze sous le méso-côlon est clairement visible à travers le méso. Après avoir exposé parfaitement le méso-côlon transverse, le chirurgien incise le méso-côlon transverse en direction du bord mésentérique du côlon transverse (Fig.11.32). L'extrémité distale du côlon transverse est libérée de sa graisse sur 1 à 2 cm (Fig.11.33).

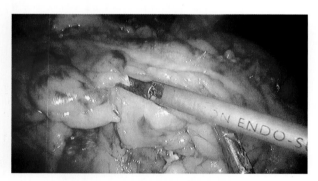

**Fig.11.32    Le méso-colon transverse est incisé jusqu'au bord de l'intestin**

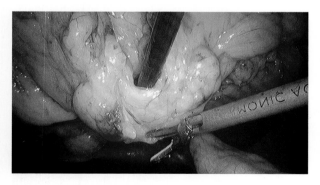

**Fig.11.33    La graisse entourant le côlon transverse est dégagée**

### 3.3.1    Mobilisation du côlon droit

La section du côlon transverse est réalisée gauche à l'aide d'une agrafeuse linéaire droite coupante de 60 mm par le trocart du quadrant supérieur (Fig.11.34). La section du côlon transverse est faite avant ou après mobilisation de l'angle hépatique du côlon droit. Si la libération de la racine du méso-côlon transverse est complète, l'angle droit ne sera libéré qu'après avoir sectionné le ligament hépatico-colique. La tumeur primitive a été manipulée à minima et tardivement grâce à cette approche médio-latérale. L'angle colique droit et le côlon droit, y compris le segment porteur de tumeur, son maintenant libérés latéralement (Fig.11.35), mobilisant tout le côlon droit. Reste à réaliser la ligne de section sur l'iléon terminal en zone bien vascularisée à 10-15 cm de la jonction iléo-caecale (Fig.11.36),

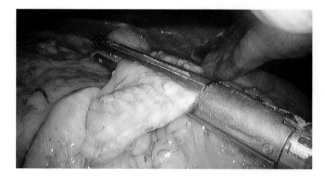

**Fig.11.34    La section du côlon transverse est réalisée avec une agrafeuse linéaire coupante**

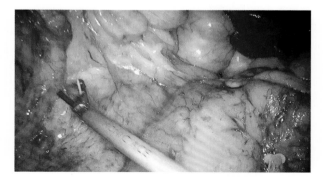

**Fig.11.35    Le côlon droit est libéré latéralement de haut en bas**

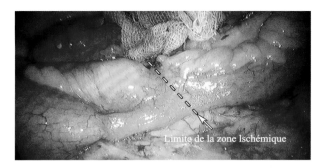

Fig.11.36　La ligne de résection choisie de l'iléon terminal

où la section est effectuée en utilisant l'agrafeuse linéaire coupante droite de 60 mm (Fig.11.37). Après la mobilisation complète du côlon droit, le spécimen doit être placé temporairement au niveau de la cavité pelvienne, en attendant d'être extrait par le vagin.

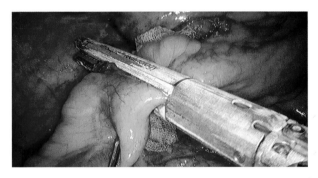

Fig.11.37　La section de l'iléon terminal est réalisée avec une agrafeuse linéaire coupante

### 3.3.2　Reconstruction digestive

L'iléon terminal est amené vers le quadrant supérieur et placé parallèlement au côlon transversal distal (Fig.11.38). Le chirurgien fait une incision à minima sur l'angle anti-mésentérique de la ligne de résection de l'iléon avec des ciseaux laparoscopiques (Fig.11.39). L'assistant place ensuite un jambage de l'agrafeuse linéaire dans l'iléon terminal à travers cette incision (Fig.11.40). De même, une autre incision est pratiquée sur la ligne de résection du côlon transverse (Fig.11.41). Ensuite, l'autre jambe de l'agrafeuse linéaire est placée dans le côlon transverse (Fig.11.42). Une anastomose latéro-latérale entre les extrémités de l'intestin grêle et du côlon transverse est effectuée. C'est en fait une véritable anastomose termino-terminale (Fig.11.43). Après une vérification minutieuse de l'absence

de saignement anastomotique dans la lumière intestinale (Fig.11.44), l'orifice d'introduction de la pince est refermé en utilisant la même agrafeuse mise à angle droit par rapport à la ligne d'agrafes précédente. Cette anastomose est donc réalisée complètement sous contrôle laparoscopique (Fig.11.45). Les recoupes intestinales sont placées dans un sac à échantillons et extraits par un orifice de trocart de 12 mm. Pour finir l'anastomose est renforcée par une suture pour réduire la tension sur l'anastomose et le risque de saignement (Fig.11.46). Nous pouvons maintenant passer à l'étape d'extraction du côlon droit.

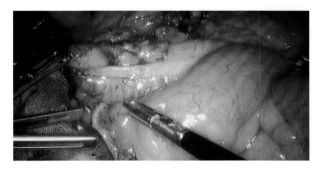

Fig.11.38　L'iléon terminal est placé parallèlement au côlon transverse ensemble

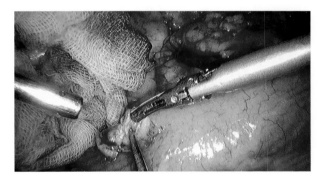

Fig.11.39　Une petite incision est pratiquée sur un coin de la ligne d'agrafage de l'iléon

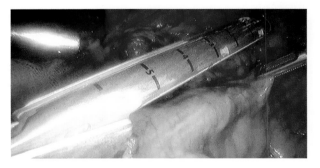

Fig.11.40　Une jambe de l'agrafeuse est placée dans la lumière intestinale de l'iléon terminal

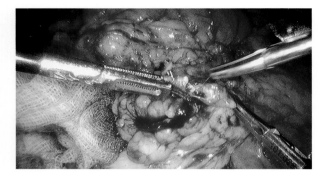

**Fig.11.41    Une petite incision est pratiquée sur un coin de la ligne de d'agrafage du côlon transverse**

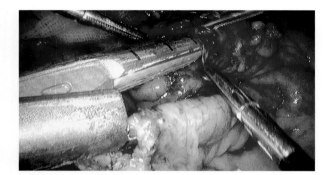

**Fig.11.42    L'autre jambe de l'agrafeuse est placé dans la lumière intestinale du côlon transverse**

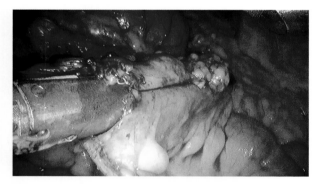

**Fig.11.43    Anastomose latéro-latérale aniso-péristaltique entre l'intestin grêle et le côlon transverse est réalisée**

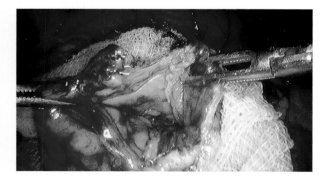

**Fig.11.44    Vérification de l'absence d'hémorragie anastomotique dans la lumière intestinale**

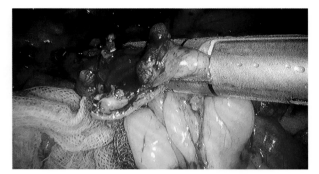

**Fig.11.45    L'anastomose est refermée sur la ligne d'agrafes précédente**

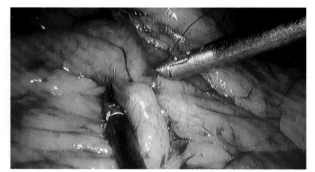

**Fig.11.46    L'anastomose est renforcée par une suture**

### 3.3.3    Extraction du côlon droit

L'équipe chirurgicale se repositionne pour l'extraction des pièces opératoires. Pour exposer complètement le champ opératoire pelvien, le patient doit Pour exposer complètement le champ opératoire pelvien, le patient doit être incliné en position tête basse. L'assistant effectue une irrigation vaginale à travers un cathéter dans le vagin avec une solution cytotoxique (par exemple, 1% de povidone iodée, 500 ml). Un écarteur vésical est introduit dans le vagin avec son extrémité soutenant le fornix vaginal postérieur (Fig.11.47). Le chirurgien utilise le bistouri ultrasonique pour pratiquer une incision sur le fornix vaginal postérieur (Fig.11.48). Un manchon en plastique stérile est ensuite introduit dans la cavité pelvienne par le vagin (Fig.11.49). Le spécimen est poussé dans le manchon en plastique stérile avant d'être extrait par le vagin (Fig.11.50). Pour ce faire, l'assistant introduit une pince ovale dans la cavité pelvienne à travers le manchon transvaginal pour saisir une des extrémités du côlon droit et le tirer lentement à travers le manchon en dehors de l'abdomen (Fig.11.51).

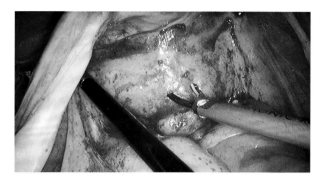

**Fig.11.47** Le fornix vaginal postérieur est exposé sous laparoscopie

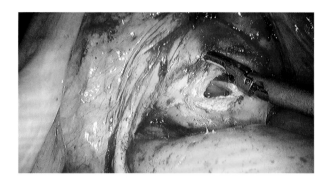

**Fig.11.48** Faire une petite incision sur le fornix vaginal postérieur

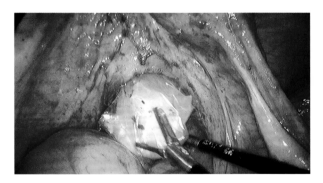

**Fig.11.49** Un manchon en plastique stérile est introduit dans la cavité pelvienne par le vagin

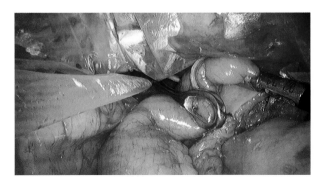

**Fig.11.50** Le colon droit est placé dans le manchon en plastique stérile avant d'être extrait par le vagin

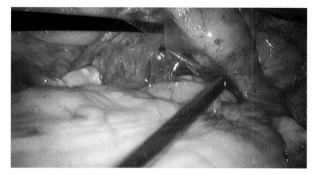

**Fig.11.51** Extraction de la pièce opératoire par le vagin

### 3.3.4 Fermeture de la plaie vaginale

L'incision vaginale est exposée voie intra vaginale et saisie avec deux pinces d'Allis. Ensuite, l'incision vaginale est suturée avec du fil résorbable en points séparés (Fig.11.52 et Fig.11.53). Deux drains sont placés au contact de la zone anastomotique dans le côté droit de la cavité abdominale (Fig.11.54).

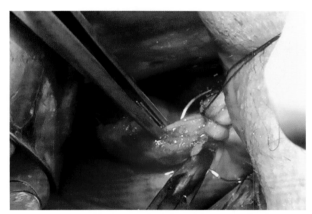

**Fig.11.52** Suture du vagin par voie transvaginale avec fils résorbables

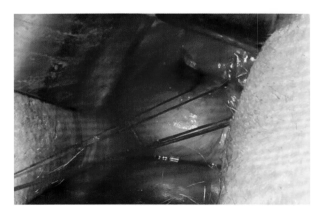

**Fig.11.53** Suture du vagin par voie transvaginale terminée

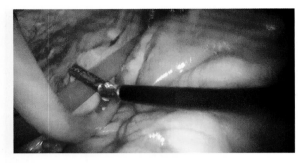

**Fig.11.54**    Deux drains sont placés sur le côté droit de la cavité abdominale

## 3.4    Affichage de la paroi abdominale et du spécimen (Fig.11.55 et Fig.11.56)

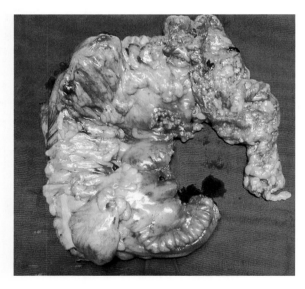

**Fig.11.55**    Vue de la pièce opératoire (colon droit)

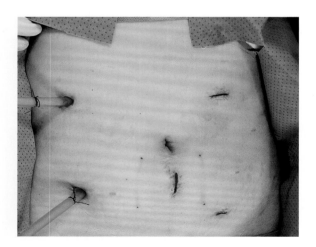

**Fig.11.56**    Vue de la paroi abdominale en fin d'intervention

# 4    Les éléments essentiels associés au succès de l'opération

## 4.1    Anatomie et isolation de la veine mésentérique supérieure

Il existe deux critères principaux pour mesurer l'effet radical de l'hémicolectomie droite: l'un est l'exposition de la veine mésentérique supérieure et l'autre est l'intégrité de la résection du fascia antérieur pancréatico-duodénal. La chirurgie laparoscopique est plus adaptée à la mise en œuvre de ces deux étapes. L'axe de la veine mésentérique supérieure fait référence à un segment de veine entre la veine iléocolique et le tronc gastro-colique de Henlé; sa longueur moyenne est d'environ 3, 8 cm. Il reçoit la veine iléo-colique, la veine colique droite et le tronc gastrocolique du côté droit. Il est également situé à droite de l'artère mésentérique supérieure, qui se ramifie en artère iléo-colique, en artère colique droite et en artère colique moyenne jusqu'au côlon droit. Afin d'assurer l'intégralité de l'hémicolectomie droite, il est nécessaire d'exposer complètement la veine mésentérique supérieure et ses branches doivent être ligaturées sur le bord droit de l'axe mésentérique veineux supérieur (Fig.11.57).

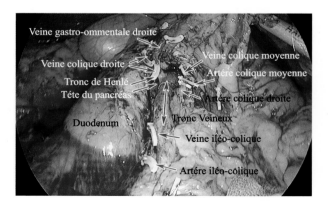

**Fig.11.57**    Les vaisseaux mésentériques supérieurs et ses branches clippés

## 4.2 Variations anatomiques de l'artère colique droite

L'artère colique droite provient du milieu de l'artère mésentérique supérieure, légèrement en dessous de l'artère colique moyenne (parfois une branche de division de l'artère colique moyenne). Cette artère va vers le côté droit et se divise en une branche ascendante et une branche descendante. La branche ascendante est combinée avec la branche droite de l'artère colique moyenne, et la branche descendante est combinée avec la branche ascendante de l'artère iléocolique pour vasculariser le côlon droit. L'artère colique droite a une origine variable, 40% proviennent de l'artère mésentérique supérieure, 30% de l'artère colique moyenne, 12% de l'artère iléocolique et dans 18% des cas il n'y a pas d'artère colique droite et d'artère colique moyenne. En raison de grandes variations dans l'artère colique droite, le chirurgien doit être prudent lors de la section des vaisseaux et tenir compte des diverses variations possibles.

## 4.3 Les avantages et la faisabilité de l'anastomose fonctionnelle latéro-latérale

Dans « NOSES ⅧA », la reconstruction du tube digestif est une anastomose fonctionnelle de latéro-latérale de l'extrémité de l'agrafage de l'iléon et du côlon transverse qui est en fait une véritable anastomose termino-terminale. Cette technique utilise quatre agrafeuses linéaires et peut être effectuée en toute sécurité par laparoscopie. L'anastomose termino-terminale est fonctionnelle et présente les avantages suivants:

1. *Elle réduit le risque de sténose anastomotique.* Le diamètre de l'anastomose est grand, ce qui évite non seulement la sténose anastomotique mais améliore également le diamètre intestinal inégal entre l'iléon et le côlon.

2. *L'opération est simple et rapide*, ce qui peut raccourcir davantage la durée de l'opération, réduire la difficulté de la chirurgie et réduire le risque de contamination peropératoire.

3. *Elle évite la formation de cul de sacs aveugles à l'extrémité du grêle et du caecum.* L'anastomose termino-latérale formera un cul de sac dans le côlon proximal, et souvent responsable de complications postopératoires, y compris l'ischémie anastomotique. Le côlon droit contient plus de contenu intestinal liquide septique; en cas de fistule, la contamination par le contenu intestinal dans la cavité abdominale peut être diffuse, conduisant à une péritonite généralisée dramatique. Comme pour toutes les procédures « NOSES », le principe d'aseptie est essentiel lors de l'extraction de la pièce opératoire.

# Chapitre 12

# Hémicolectomie droite Laparoscopique Avec extraction des spécimens par voie Transrectale (CRC-NOSES ⅧB)

Xiyue Hu, Haitao Zhou

Les patientes atteintes d'un cancer du côlon droit peuvent être traitées par résection laparoscopique du côlon droit avec extraction des spécimens par voie transvaginale (« CRC-NOSES Ⅷ »). Ce type d'intervention ne peut s'appliquer aux patients de sexe masculin atteints d'un cancer du côlon droit, qui peuvent cependant être traités par résection laparoscopique du colon droit avec extraction transrectale du spécimen (« CRC-NOSES ⅧB »). Le colon droit est au contact de plusieurs organes, présente également un système vasculaire compliqué avec de grandes variations anatomiques. Dans le « CRC-NOSES ⅧB », les spécimens seront extraits par une incision située sur le haut rectum et la fermeture de cette incision sera faite sous laparoscopie. Cette procédure est donc une technique difficile avec un bénéfice/risque non négligeable. Les principaux points techniques de cette procédure comprennent la dissection et la section complètes laparoscopique du colon droit, la reconstruction totalement laparoscopique du circuit digestif entre l'iléon terminal et le colon transverse gauche, et l'extraction de la pièce colique droite par l'incision au niveau de la face antérieure du haut rectum. La réalisation de cette technique présente 3 groupes de difficultés. Plus précisément, le premier groupe de difficultés concerne les gestes techniques exécutés par laparoscopie à savoir l'identification des repères anatomiques, une approche chirurgicale standardisée comprenant une résection complète du méso-colon, une ligature des vaisseaux et une dissection des ganglions lymphatiques à la racine du mésentère, ainsi que l'exposition et la protection des organes de voisinage. Le deuxième groupe de difficultés est lié aux gestes techniques spécifiques de « NOSES ⅧB » que sont l'extraction des pièces opératoires à travers une incision verticale du haut rectum et la reconstruction totalement laparoscopique du circuit digestif avec une anastomose latéro-latérale iso-péristaltique en respectant des règles d'aseptie et de non-contamination tumorale rendant le geste technique plus complexe que pour d'autres procédures. Le troisième groupe de difficulté réside dans l'ouverture et la fermeture de l'incision du haut rectum. En conclusion, cette procédure nécessite que les chirurgiens et les assistants aient une formation suffisante pour acquérir une parfaite maitrise technique. Par exemple pendant l'extraction des spécimens par voie transrectale, l'application précise des règles d'asepties et de non-contamination tumorale et la connaissance précise des indications de cette procédure sont cruciales. Comparée à la technique « NOSES-Ⅷ », cette procédure nécessite une parfaite connaissance des indications, une mémorisation claire des gestes chirurgicaux et une réalisation précise des différents temps opératoires.

# 1 Indications et contre-indications de « CRC-NOSES ⅧB »

## 1.1 Indications (Fig.12.1-Fig.12.3)

1. Patients de sexe masculin atteints d'un cancer ou d'une tumeur bénigne du colon droit;

2. Le diamètre circonférentiel de la tumeur est inférieur à 3 cm;

3. La tumeur ne doit pas envahir au-delà de la séreuse.

## 1.2 Contre-indications

1. Le diamètre circonférentiel de la tumeur est supérieur à 3 cm;

2. La tumeur envahissant les tissus et structures adjacents (T4);

3. Les patients qui ont subi une chirurgie rectale ou anale et les patients présentant une sténose du rectum moyen, inférieur ou anale séquellaire d'une chirurgie ou pathologique;

4. Patients avec obésité majeure (IMC>35 kg/m$^2$).

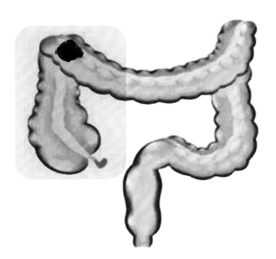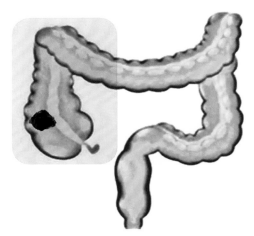

Fig.12.1    Étendue de la résection chirurgicale

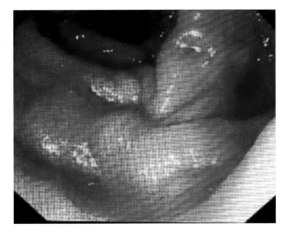

Fig.12.2    Colonoscopie: Tumeur superficielle bourgeonnante, ulcérée et dépressive

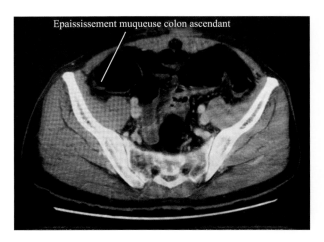

Epaississement muqueuse colon ascendant

Fig.12.3    Scanner abdominal: tumeur du colon ascendant

# 2    Anesthésie, installation du patient, position des trocarts et position de l'équipe chirurgicale

## 2.1    Méthode d'anesthésie

Anesthésie générale ou anesthésie péridurale générale.

## 2.2    Installation du patient

La patiente est placé en position de lithotomie, la cuisse gauche légèrement plus basse, ce qui facilite la réalisation de l'opération pour le chirurgien (Fig.12.4).

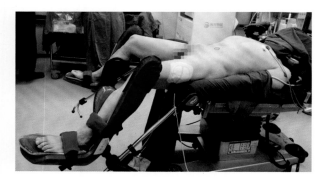

Fig.12.4    Installation du patient

## 2.3    Position des trocarts

1. *Trocart A pour laparoscope* (10 mm): 0–5 cm sous l'ombilic,

2. *Trocart B pour le chirurgien* (12 mm): quadrant supérieur gauche, bord extérieur du muscle droit de l'abdomen,

3. *Trocart C pour le chirurgien* (5 mm): quadrant inférieur gauche, non aligné avec le site du trocart de la caméra,

4. *Trocart D pour l'assistant* (12 mm): quadrant inférieur droit, 1/3 externe entre l'ombilic et l'Épine iliaque antéro supérieure droite, idéal à la mise en place d'une agrafeuse linéaire,

5. *Trocart E pour l'assistant* (5 mm): Quadrant supérieur droit (Fig.12.5).

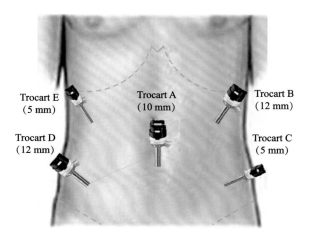

Fig.12.5    Position des trocarts (méthode avec cinq trocarts)

## 2.4    Position de l'équipe chirurgicale

Pendant la dissection, la résection du côlon droit et la reconstruction du circuit digestif le chirurgien se tient du côté gauche du patient, l'assistant se tient du côté droit du patient et le caméraman se tient du même côté que le chirurgien ou entre les jambes écartées du patient.

Pendant l'extraction des spécimens le chirurgien se tient du côté droit du patient, l'assistant se tient du côté gauche du patient et le caméraman se tient du même côté que le chirurgien (Fig.12.6-Fig.12.7).

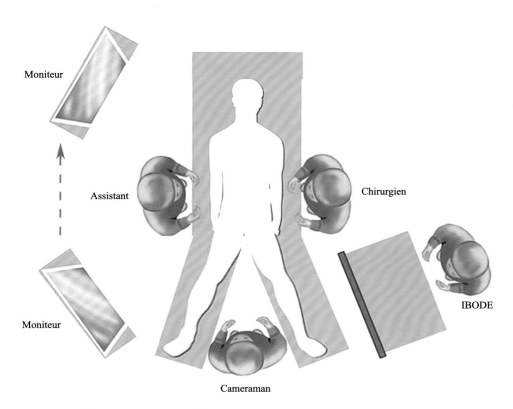

**Fig.12.6  Positions de l'équipe chirurgicale (hémicolectomie droite)**

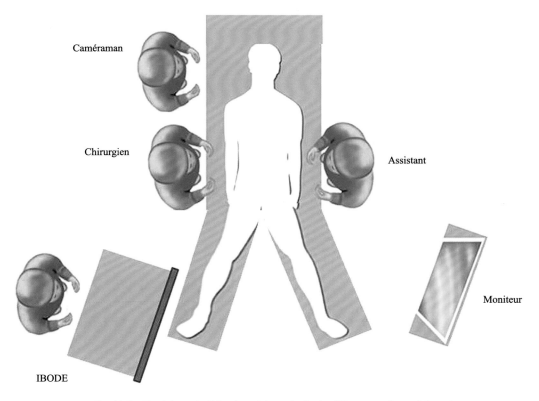

**Fig.12.7  Positions de l'équipe chirurgicale (prélèvement du spécimen)**

### 2.5 Instrumentation spécifiques pour « NOSES ⅧB »

Bistouri ultrasonique, agrafeuse linéaire Endo-GIA™ 60 mm, manchon de protection stérile.

# 3 Procédure chirurgicale: technique et points clés

La vue schématique des principales procédures chirurgicales d'extraction des spécimens et de reconstruction digestive dans « NOSES ⅧB » (Fig.12.8).

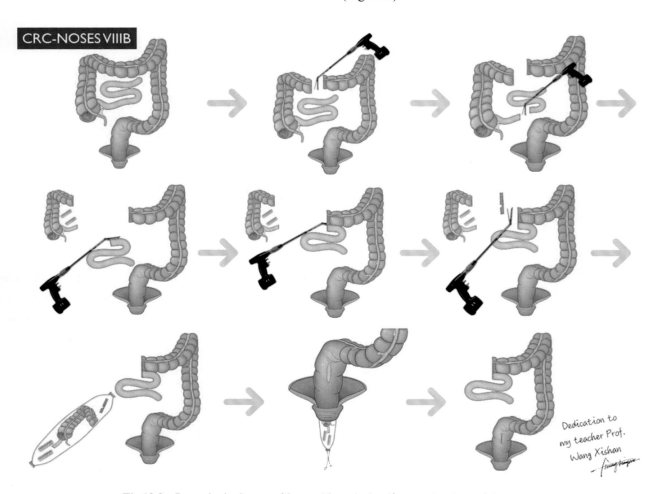

**Fig.12.8** Les principales procédures chirurgicales d'extraction des spécimens et de reconstruction digestive dans NOSES ⅧB

### 3.1 Exploration et planification chirurgicale

Sur la base d'un examen préopératoire détaillé et d'une discussion sur le plan chirurgical, l'exploration peropératoire comprend principalement trois étapes:

#### 3.1.1 Exploration de la cavité abdominale

Nous recommandons une exploration complète de la cavité abdominale dans le sens des aiguilles d'une montre à partir du quadrant supérieur droit, afin de s'assurer que rien de significatif n'est négligé. Les organes examinés sont le foie, la vésicule biliaire, l'estomac, la rate, le diaphragme, le grand épiploon, le côlon, l'intestin grêle et la cavité pelvienne pour vérifier l'absence d'ensemencement néoplasique et d'ascite (Fig.12.9-Fig.12.10).

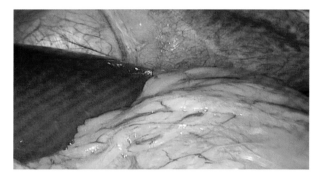

Fig.12.9    Exploration de l'estomac et du lobe gauche du foie

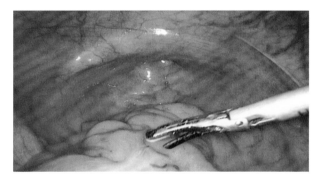

Fig.12.10    Exploration de la cavité pelvienne

### 3.1.2    Exploration de la tumeur

La tumeur est située au côlon droit et n'envahit pas au-delà de la séreuse, et son diamètre circonférentiel est inférieur à 3 cm (Fig.12.11).

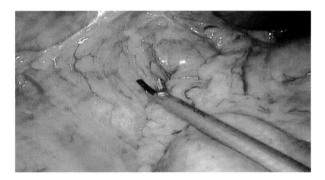

Fig.12.11    Localisation de l'emplacement de la tumeur

### 3.1.3    Exploration des structures anatomiques

Le côlon droit est au contact de nombreux organes et présente un système vasculaire complexe. Il est nécessaire de repérer les vaisseaux iléo-coliques, les vaisseaux coliques droits ainsi que les vaisseaux coliques moyens. L'artère colique moyenne et la veine ont de nombreuses variations. Il est recommandé de ligaturer et sectionner l'artère colique moyenne à son origine et la veine au même niveau en cas de difficultés de dissection. En outre, il est nécessaire d'évaluer la faisabilité d'une anastomose latéro-latérale iso-péristaltique laparoscopique entre l'iléon et le côlon transverse après la dissection du côlon transverse.

## 3.2    Dissection et mobilisation

### 3.2.1    Anatomie et dissection des vaisseaux iléocoliques

Après exposition de la racine du mésentère, du méso-colon droit et de la face inférieure du méso-colon transverse on repère l'origine de la veine mésentérique supérieure à la jonction du mésentère et du méso-colon droit. La traction vers l'avant du méso-colon droit en regard des vaisseaux iléocoliques expose une zone déprimée triangulaire entre vaisseaux iléocoliques et l'origine de la veine mésentérique supérieure. Au bistouri ultrasonique on ouvre le méso-colon transversalement sous les vaisseaux iléocoliques (Fig.12.12), puis on dissèque et isole les vaisseaux en dehors de l'axe veineux mésentérique supérieur. La dissection se poursuit dans l'espace rétro-péritonéal de Toldt vers le haut, de dedans en dehors en direction du duodénum et de la tête du pancréas (Fig.12.13-Fig.12.14). On poursuit la dissection en avant de la veine mésentérique supérieure dégageant l'origine de l'artère et de la veine iléocoliques et disséquant vers le haut autour des vaisseaux iléocoliques. On isole enfin la racine de l'artère et de la veine iléocoliques, et on dissèque les tissus cellulo-lymphatiques qui les entourent puis on les ligature avec des clips vasculaires avant de les sectionner (Fig.12.15-Fig.12.16).

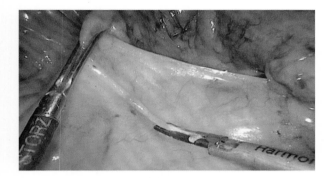

Fig.12.12    Point de départ de l'incision

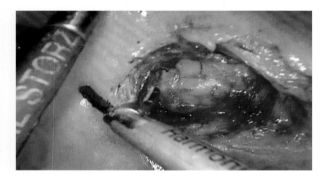

Fig.12.13    Entrée dans l'espace rétro-péritonéal
de Toldt droit

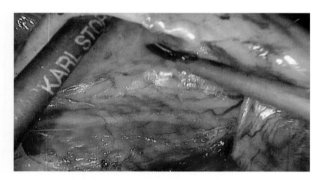

Fig.12.14    Dissection médio-latérale de
l'espace rétro-péritonéal droit de Toldt

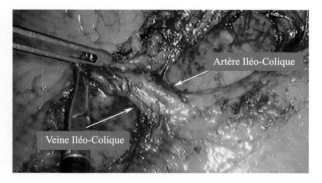

Fig.12.15    Origine des vaisseaux iléocoliques isolés

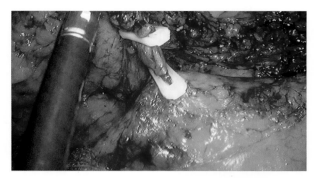

Fig.12.16    Ligature par clips des vaisseaux iléocoliques

### 3.2.2    Dissection de la racine de l'artère colique droite

Ouvrir le péritoine, de bas en haut, en avant de la veine mésentérique supérieure pour retrouver l'artère colique droite (Fig.12.17), la ligaturer et sectionner à la racine (Fig.12.18). Disséquer l'espace rétro-péritonéal de Toldt en avant du duodénum et de la tête du pancréas. Après une dissection minutieuse, on peut retrouver une colique droite veine accessoire, mais aussi la veine gastro-épiploïque droite et la veine pancréatico-duodénale antérieure supérieure qui vont former le tronc de Henlé qui se jette dans la veine mésentérique supérieure. Seule la veine colique droite accessoire sera ligaturée et sectionnée (Fig.12.19-Fig.12.20).

### 3.2.3    Dissection de la branche droite de l'artère et de la veine colique moyenne

Après la dissection de l'artère colique droite et de la veine colique droite accessoire, la dissection se poursuit vers le haut dans l'axe de la veine

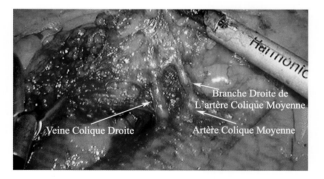

Fig.12.17    Isolement de la racine de
l'artère colique droite

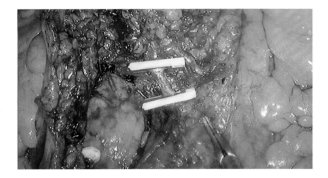

Fig.12.18    Ligature et section de l'artère
colique droite

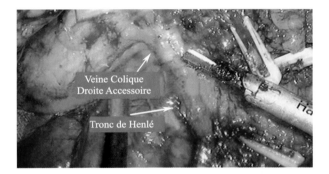

Fig.12.19    Isolement de la racine de la
veine colique droite accessoire

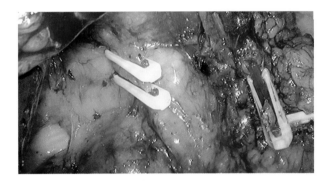

Fig.12.20    Ligature et section de la veine
colique droite accessoire

mésentérique supérieure vers la racine du méso-colon transverse. On va alors retrouver l'origine de l'artère colique moyenne et de la veine au bord inférieur du pancréas. La dissection de l'artère est continuée jusqu'à disséquer la branche droite de l'artère colique moyenne et d'isoler la veine le long de l'artère colique moyenne. La veine est ligaturée et sectionnée. La branche droite de l'artère colique moyenne est elle aussi ligaturée et sectionnée (Fig.12.21-Fig.12.22). À ce stade, tous les vaisseaux alimentant le côlon droit ont été sectionnés.

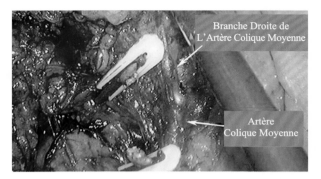

Fig.12.21    Isolement de la branche droite de
l'artère colique moyenne et de la veine

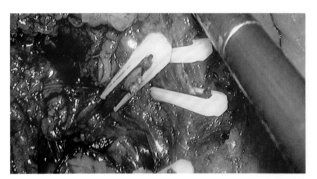

Fig.12.22    Ligature et section de la branche droite de
l'artère colique moyenne et de la veine

### 3.2.4    Dissection du méso-colon droit

Disséquer de dedans en dehors l'espace rétro-péritonéal le long du fascia de Toldt jusqu'à la gouttière pariéto-colique droite. Une attention particulière doit être portée à la protection des vaisseaux gonadiques droits, de la tête du pancréas et du duodénum. Disséquer complètement le mésentère terminal, le méso-colon ascendant et le méso-colon transverse droit (Fig.12.23).

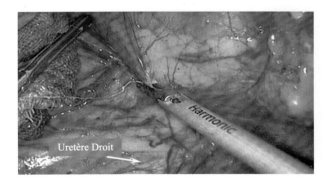

Fig.12.23    Dissection médio-latérale le long
du fascia de Toldt

### 3.2.5    Dissection du mésentère

Lorsque le péritoine rétro-cæcal est incisé, on ouvre le plan postérieur et on sectionne les attaches postérieures de l'iléon terminal pour le mobiliser davantage, afin de faciliter, plus tard, la mobilité du grêle terminal pour réaliser l'anastomose sans tension (Fig.12.24). L'assistant expose ensuite l'iléon terminal au chirurgien qui divise le mésentère avec un bistouri ultrasonique jusqu'au bord mésentérique de l'iléon. On dégraisse ensuite, sur 2 cm, l'iléon terminal à une quinzaine de centimètres de la jonction iléo-cæcale. Il convient d'être prudent lors de la section du mésentère pour bien respecter la vascularisation du grêle proximal. (Fig.12.25).

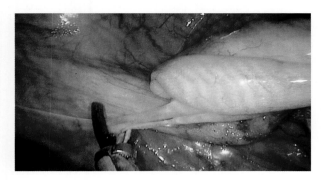

Fig.12.24    Incision du péritoine rétro-caecal

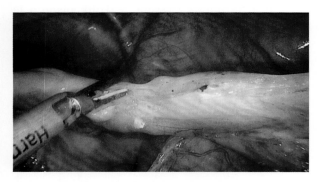

Fig.12.25    Dégagement de la paroi iléale

### 3.2.6    Dissection du grand épiploon et du groupe ganglionnaire N°6 (classification japonaise).

Déterminer la ligne de section du côlon transverse et inciser ligament colo-omental pour libérer le grand omentum attenant (Fig.12.26). Tirez-le vers la partie droite de la cavité abdominale.

L'assistant soulève ensuite la paroi gastrique avec une pince fenêtrée visualisant le trajet de l'arcade vasculaire gastro-épiploïque droite. Libérer le colon transverse droit des vaisseaux gastro-épiploïques en sectionnant le ligament gastro-colique et ouvrir ainsi l'arrière-cavité des épiploons (Fig.12.27). La dissection se poursuit vers la droite le long de l'artère gastro-épiploïque droite et de la veine en direction de la racine du méso-colon transverse droit en arrière de l'angle hépatique. La dissection rejoint en arrière le plan de dissection précédent sur la face antérieure de la tête du pancréas et retrouve la veine gastro-épiploïque droite et le tronc de Henlé.

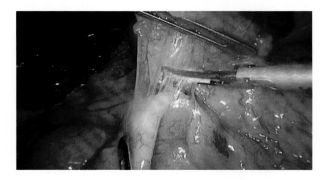

Fig.12.26    Libération du grand omentum

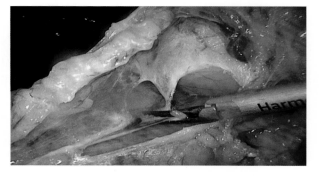

Fig.12.27    Libération et section du ligament gastrocolique et entrée dans l'arrière-cavité des épiploons

### 3.2.7    Dissection du méso-colon transverse

Après avoir libéré le méso-colon droit de ses attaches postérieures sur la face antérieure du duodénum et de la tête pancréas, et après libération supérieure du colon transverse de l'estomac on ouvre le méso-colon verticalement jusqu'au milieu du colon transverse (Fig.12.28). Ensuite on ligature et sectionne les vaisseaux marginaux, puis on dissèque jusqu'à la ligne de section prévue du côlon transverse et on dégraisse 1 cm de paroi intestinale (Fig.12.29).

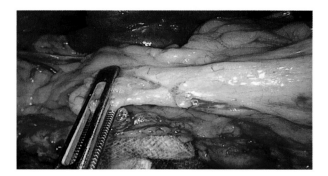

Fig.12.28    Division du méso-colon transverse

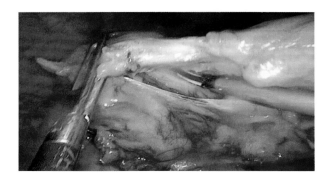

Fig.12.29    Dégagement de la paroi du côlon transverse

## 3.3 | Résection des échantillons et reconstruction du circuit digestif

### 3.3.1    Résection du spécimen

Sectionner l'intestin au niveau de la ligne section prévue du côlon transverse avec une agrafeuse linéaire Endo-GIA™ 60 mm (Fig.12.30), écarter l'extrémité proximale vers la fosse iliaque droite, afin d'exposer au mieux la gouttière pariéto-colique droite, l'angle colique droit et la région sous hépatique. Ouvrir au bistouri ultrasonique la gouttière pariéto-colique de haut en bas jusqu'à la fosse iliaque droite et rejoindre l'incision transverse précédente. La vascularisation de la dernière anse grêle est contrôlée. (Fig.12.31). Exposer l'iléon en vérifiant la limite de vascularisation et sectionner médial à la ligne de vascularisation avec une

agrafeuse linéaire Endo-GIA™ 60 mm (Fig.12.32). L'hémicolectomie droite est alors terminée et le spécimen placé dans un sac plastique à échantillon en stockage dans la cavité pelvienne.

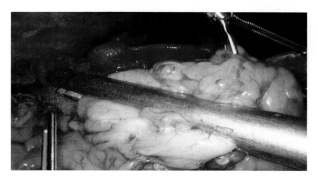

Fig.12.30    Section du colon transverse avec une agrafeuse linéaire d'Endo-GIA™ 60 mm

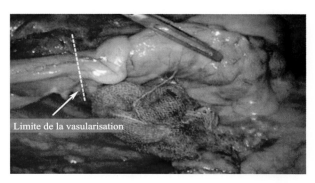

Limite de la vasularisation

Fig.12.31    Limite vascularisation de l'iléon terminal

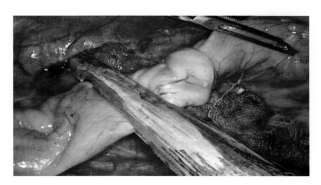

Fig.12.32    Section de l'iléon avec une agrafeuse linéaire d'Endo-GIA™ 60 mm

### 3.3.2    Reconstruction du tube digestif

Repositionner le côlon transverse gauche et le grêle terminal vers le haut de la cavité abdominale en les chevauchant bord à bord tête-bêche (Fig.12.33). Faire un point de suture entre l'extrémité du colon transverse et le grêle à 8 cm de son extrémité pour fixer en bord à bord anti-mésentérique les deux segments intestinaux (Fig.12.34). Vérifier la qualité de la vascularisation des deux segments intestinaux et l'absence de tension. Faire ensuite, successivement, une incision de 1 cm sur le bord anti-mésentérique à 2 cm de l'extrémité du moignon iléal et sur le bord anti-mésentérique, en vis à vis, du côlon transverse (Fig.12.35-Fig.12.36). Désinfecter la lumière intestinale avec une compresse de gaze iodée. Insérer l'agrafeuse linéaire Endo-GIA™ 60 mm dans le trocart opérateur B, et introduire l'enclume de l'agrafeuse Endo-GIA™ 60 mm dans la lumière intestinale de l'un des segments intestinaux et fermer l'agrafeuse pour maintenir le segment intestinal. Le chirurgien et son assistant saisissent alors l'autre segment intestinal et insèrent la branche contenant la cartouche dans la lumière intestinale, puis effectuent l'ajustement nécessaire et activent l'agrafeuse pour terminer l'anastomose latéro-latérale entre l'iléon et le côlon transverse (Fig.12.37-Fig.12.39).

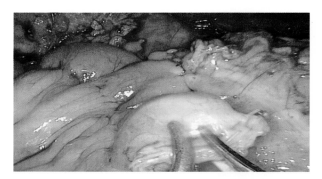

Fig.12.35　Incision de 1 cm de long sur le moignon de l'iléon terminal

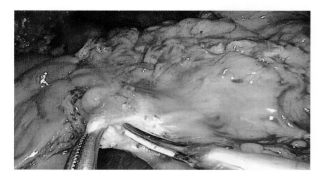

Fig.12.36　Incision de 1 cm sur le bord anti-mésentérique en vis à vis du côlon transverse

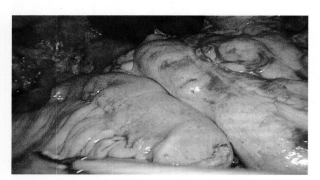

Fig.12.33　Chevauchement bord à bord tête-bêche de l'iléon terminal avec le côlon transverse

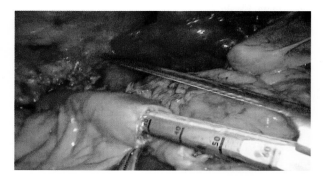

Fig.12.37　Insertion d'une agrafeuse linéaire d'Endo-GIA™ 60 mm dans l'iléon terminal

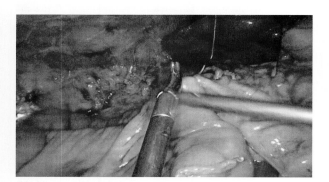

Fig.12.34　Fixation du côlon transverse avec l'iléon terminal à 8 cm de son extrémité

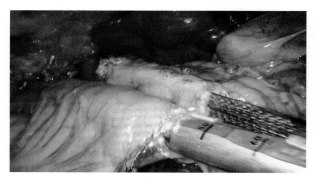

Fig.12.38　Insertion d'une agrafeuse linéaire Endo-GIA™ 60 mm dans les deux côtés de l'intestin

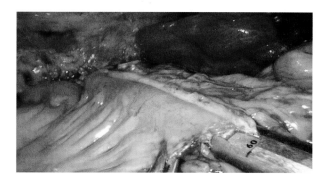

**Fig.12.39    Anastomose latéro-latérale entre l'iléon et le côlon transverse**

Nettoyer et désinfecter la lumière intestinale avec une compresse de gaze iodée et vérifier l'intégrité de l'anastomose (déhiscence, hémorragie). Après contrôle on peut mettre un point de suture à chaque angle de l'incision (Fig.12.40) puis le chirurgien et son assistant saisissent les sutures pour aligner la plaie grâce à une traction divergente sur les sutures et fermer enfin l'incision avec l'agrafeuse linéaire Endo-GIA™ 60 mm. Une suture en X, à points séparés, est réalisée pour renforcer l'anastomose. La reconstruction du circuit digestif avec anastomose iso-péristaltique latéro-latérale est terminée (Fig.12.41-Fig.12.42).

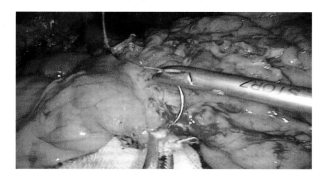

**Fig.12.40    Fixation d'un point de suture de traction aux angles et au milieu de l'ouverture**

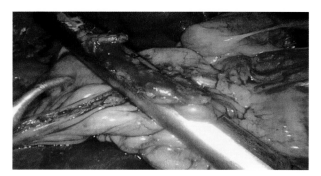

**Fig.12.41    Fermeture de l'ouverture de l'intestin à l'Endo-GIA™ 60 mm**

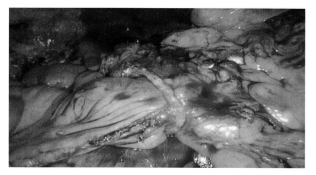

**Fig.12.42    Anastomose terminée**

### 3.3.3    Extraction des spécimens

Avant de faire l'incision de la paroi rectale, le chirurgien doit passer du côté droit du patient et changer la position de la colonne laparoscopique. La position du patient est modifiée pour passer de la position anti-Trendelenburg à la position de Trendelenburg. L'assistant irrigue le rectum avec une solution d'iode diluée à travers l'anus pour le laver. Puis on fait une incision d'environ 3 cm transversalement face antérieure du haut rectum (Fig.12.43). Ouvrir le rectum avec un bistouri ultrasonique et insérer dans la cavité abdominale la gaine de protection stérile à travers le trocart D de 12 mm de la fosse iliaque droite (Fig.12.44). Le deuxième assistant introduit une longue pince en cœur par l'anus et la pousse à travers l'incision du haut rectum pour saisir et tirer l'extrémité de la gaine de protection à travers l'anus (Fig.12.45-Fig.12.46). Le spécimen est placé avec délicatesse dans le manchon protecteur de façon synchrone par le chirurgien et son 1er assistant. Le deuxième assistant introduit à nouveau, après désinfection avec une compresse iodée, la longue pince en cœur dans le manchon de protection pour y saisir l'extrémité du colon (Fig.12.47-Fig.12.48) et de tirer lentement le spécimen et le manchon de protection hors du rectum et anus (Fig.12.49).

Nettoyer la lumière intestinale avec une compresse de gaze iodée et vérifiez l'intégrité de l'anastomose. Après avoir confirmé qu'il n'y a pas de fuite anastomotique, des sutures de traction sont fixées aux deux extrémités et au milieu de l'incision rectale, respectivement (Fig.12.50). Le chirurgien et son 1$^{er}$ assistant saisissent les sutures à chaque angle et effectuent une traction divergente pour aligner les deux bords de l'incision puis fermer l'incision avec l'agrafeuse linéaire Endo-GIA™ 60 mm pour terminer l'anastomose (Fig.12.51-Fig.12.52). Un plan de couverture séro-musculaire par suture laparoscopique complète cette suture (Fig.12.53). La cavité abdominale est lavée au sérum tiède et un drain est mis en place dans la cavité abdominale par le trocart D de 12 mm sur le côté droit. Le pneumopéritoine est vidé par aspiration et les incisions des trocarts sont fermées.

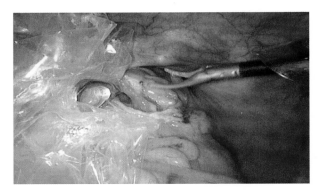

Fig.12.46  Traction de l'extrémité du manchon protecteur à travers l'anus

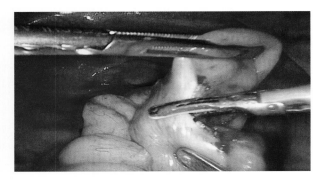

Fig.12.43  Incision transversale sur le haut rectum

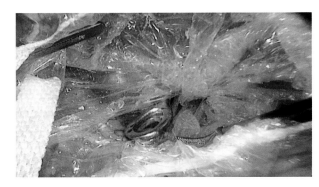

Fig.12.47  Introduction par l'anus de la pince en cœur dans la cavité abdominale à travers le manchon protecteur

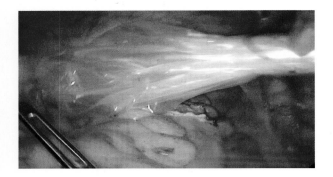

Fig.12.44  Insertion d'un manchon plastique de protection à travers le trocart opérateur

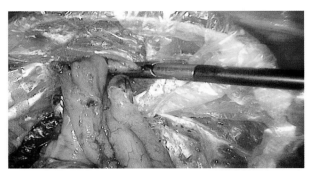

Fig.12.48  Saisie d'une extrémité de l'intestin avec une pince fenêtrée

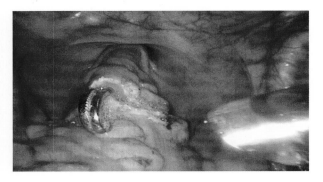

Fig.12.45  Mise en place d'une pince en cœur à travers l'incision du haut rectum en l'introduisant à travers l'anus

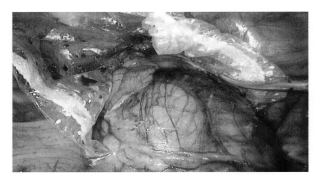

Fig.12.49  Extraction du spécimen

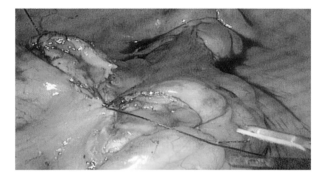

Fig.12.50   Sutures de traction fixées aux angles et au milieu de l'incision du haut rectum pour bien aligner l'ouverture rectale

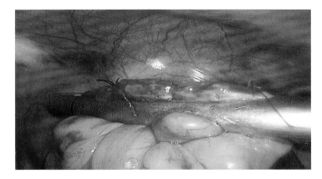

Fig.12.51   Fermeture de l'incision rectale avec l'agrafeuse linéaire Endo-GIA™ 60 mm

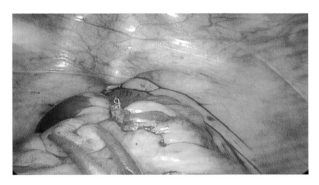

Fig.12.52   Incision rectale fermée

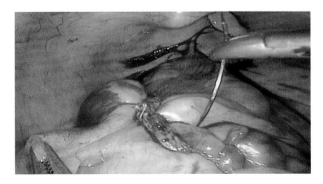

Fig.12.53   suture séro-musculaire de recouvrement de la suture rectale

### 3.4   Récupération postopératoire et vue de la pièce opératoire (Fig.12.54-Fig.12.56)

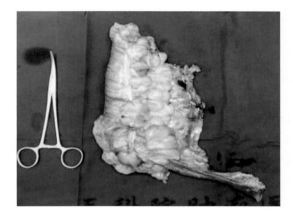

Fig.12.54   Vue de la pièce opératoire

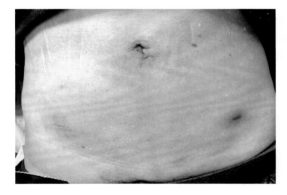

Fig.12.55   Vue postopératoire tardive de la paroi abdominale

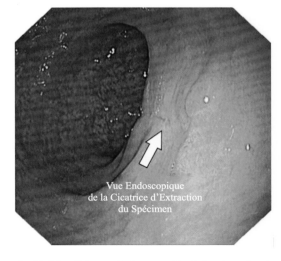

Vue Endoscopique de la Cicatrice d'Extraction du Spécimen

Fig.12.56   Coloscopie de contrôle de la cicatrice de l'incision rectale 3 mois après l'intervention

## 4　Points clés, difficultés et dangers liés à la chirurgie

**Avantages et faisabilité de l'anastomose latéro-latérale iso-péristaltique:**

L'anastomose termino-latérale entre l'iléon et le côlon transverse est la technique anastomotique habituelle dans notre pratique en cas d'hémicolectomie droite conventionnelle. Cependant, dans la résection laparoscopique du cancer du côlon droit avec extraction des pièces opératoires par voie transrectale, la reconstruction du circuit digestif est réalisée par une anastomose latéro-latérale iso-péristaltique entre l'iléon et le côlon transverse. Cette technique qui nécessite quatre cartouches d'Endo-GIA™ de 60 mm est une approche anastomotique sûre et faisable pour la reconstruction du circuit digestif laparoscopique après une hémicolectomie droite.

**Par rapport à l'anastomose de termino-latérale, l'anastomose latéro-latérale iso-péristaltique présente les avantages suivants:**

(1) Réduction du risque de sténose anastomotique: En effet, avec cette technique, l'anastomose est plus large, ce qui réduit non seulement le taux de sténose anastomotique mais permet de résoudre également le problème de congruence entre les diamètres de l'iléon et du côlon.

(2) L'intervention est simple et rapide, ce qui peut raccourcir la durée de l'opératoire, réduire la difficulté du geste chirurgical et le risque de contamination peropératoire.

(3) Le récessus iléal formé par anastomose termino-latérale est évitée. L'anastomose termino-latérale forme un cul de sac dans le côlon, qui est souvent la principale cause de complications postopératoires. D'autre part, le risque de zone ischémique qui peut se produire sur le cul de sac colique au cours de l'anastomose termino-latérale est moindre, de même que le risque d'ischémie au niveau de l'anastomose.

**Par rapport à l'anastomose iso-péristaltique termino-terminale, l'anastomose latéro-latérale iso-péristaltique présente les avantages suivants:**

(1) Lors d'une anastomose latéro-latérale iso-péristaltique entre l'iléon terminal et le côlon transverse, la résection colique et de son méso-colon sont moindre que lors de l'anastomose termino-terminale, et les risques de tension excessive sur l'anastomose et de complications associées réduits;

(2) Dans l'anastomose latéro-latérale iso-péristaltique, les mouvements péristaltiques des deux segments de l'anastomose sont synchrones, ce qui évite la stase du contenu intestinal et l'anti-péristaltisme en rétablissant donc un flux physiologique du contenu.

# Chapitre 13

# Hémicolectomie laparoscopique droite avec extraction d'échantillons trans-coloniques (CRC-NOSES ⅧC)

Jian Peng

La chirurgie d'extraction d'échantillons à orifice naturel (NOSES) est une nouvelle technique qui combine la laparoscopie traditionnelle avec l'extraction d'échantillons à travers un orifice naturel. Actuellement, les échantillons de résection laparoscopique du cancer du côlon droit radical sont principalement extraits par voie transvaginale pour les patientes (NOSES ⅧA) ou transrectale pour les patients de sexe masculin (NOSES ⅧB).

Pour certains patients bien sélectionnés, les NOSES trans-coloniques (NOSES ⅧC) pour l'hémicolectomie radicale laparoscopique droite pour le cancer du côlon droit sont réalisables et sûrs. Les principales procédures de NOSES ⅧC comprennent l'hémicolectomie laparoscopique droite totale, l'extraction des échantillons de la moitié gauche du côlon transverse, la flexion splénique, le côlon descendant, le côlon sigmoïde, le rectum et l'anus et l'anastomose latérale entre le côlon transverse et l'iléon sous laparoscopie.

## 1 Indications et contre-indications de NOSES

### 1.1 Indications (Fig.13.1-Fig.13.3)

1. Patients atteints d'un cancer du côlon droit;

2. Le diamètre circonférentiel de la tumeur doit être inférieur à 5 cm;

3. La tumeur ne doit pas envahir au-delà de la séreuse.

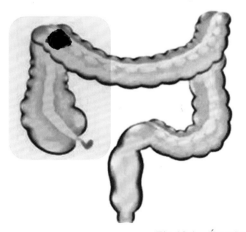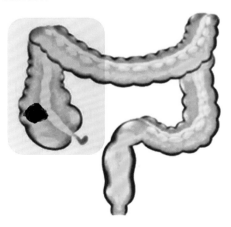

Fig.13.1　Étendue de la résection

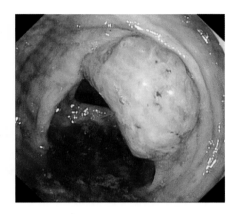

Fig.13.2    Colonoscopie: La tumeur est située au côlon ascendant (flèche), 1,5×2,0 cm

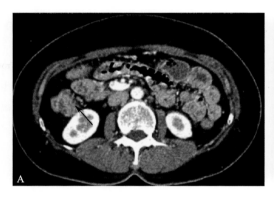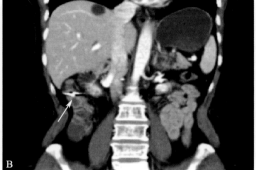

Fig.13.3    CT: La tomodensitométrie scanne avec le côlon ascendant. La paroi du côlon ascendant est épaissie de façon non homogène, et la partie la plus épaisse mesure 22 mm (flèche). Vue de l'image: A) horizontale, B) coronale

## 1.2    Contre-indications

1.  Le diamètre circonférentiel de la tumeur est supérieur à 5 cm;

2.  La tumeur envahit les organes et les structures adjacentes;

3.  patients gravement obèses (IMC>30 kg/m$^2$).

## 2    Anesthésie, positionnement, site du trocart et positions du chirurgien

### 2.1    Méthode d'anesthésie

Anesthésie générale ou anesthésie péridurale générale.

## 2.2    Position du patient

Position couchée ou lithotomie fonctionnelle (Fig.13.4).

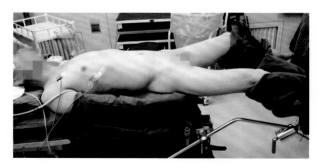

Fig.13.4    La position du patient

## 2.3    Position des trocarts

1.  *Le trocart A pour le laparoscope* (trocart de

10 mm) est situé en tout point de l'ombilic à 5 cm au-dessous de l'ombilic;

2. *Le trocart B principal du chirurgi*en (trocart de 12 mm) est situé au milieu du quadrant supérieur gauche au bord latéral du muscle grand droit de l'abdomen, ce qui facilite l'insertion d'une agrafeuse Endo-GIA linéaire;

3. *Le trocart C auxiliaire du chirurgien* (trocart de 5 mm) est situé dans le quadrant inférieur gauche, pas au même niveau horizontal que le site du trocart de la caméra;

4. *Le trocart D principal de l'assistant* (trocart de 12 mm) est situé dans le quadrant inférieur droit en face du point de McBurney;

5. *Le trocart E auxiliaire de l'assistant* (trocart de 5 mm) est situé dans le quadrant supérieur droit (Fig.13.5).

## 2.4 Positions des chirurgiens

La dissection du côlon droit: le chirurgien doit se tenir sur le côté gauche du patient et l'assistant doit se tenir sur le côté droit du patient. Le support de caméra doit se tenir entre deux jambes du patient.

Extraction des échantillons et reconstruction du tube digestif: le chirurgien doit se tenir du côté droit du patient; l'assistant doit se tenir sur le côté gauche du patient. Le support de caméra doit se tenir du même côté du chirurgien. L'endoscopiste et l'assistant doivent se tenir entre deux jambes du patient. (Fig.13.6-Fig.13.7).

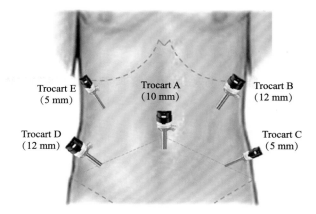

Fig.13.5    Sites de trocarts (méthode des cinq trocarts)

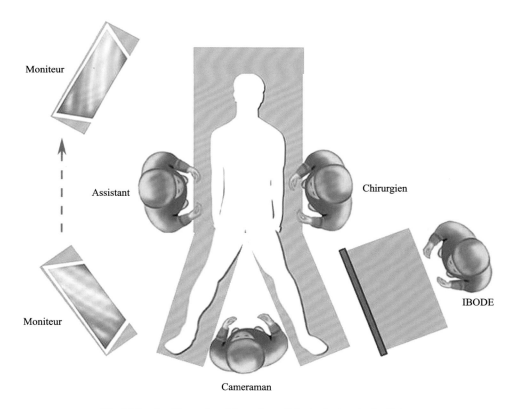

Fig.13.6    Positions des chirurgiens (hémicolectomie droite)

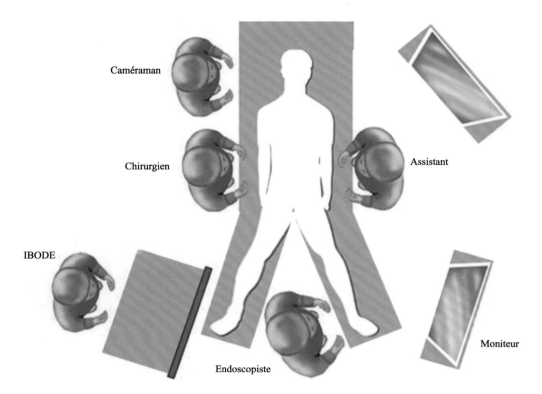

**Fig.13.7**    Positions des chirurgiens (extraction d'échantillons et reconstruction du tube digestif)

### 2.5    Instruments chirurgicaux spéciaux

Appareil de dissection (scalpel ultrasonique), agrafeuse Endo-GIA linéaire 60 mm, manchon de protection en plastique stérile, coloscopie, pince endoscopique.

## 3    Procédure chirurgicale, techniques et points clés

La vue schématique des principales procédures chirurgicales d'extraction des échantillons et de reconstruction digestive dans NOSES ⅧC (Fig.13.8).

### 3.1    Exploration et planification chirurgicale

Sur la base d'un examen préopératoire détaillé et d'une discussion sur le plan chirurgical, l'exploration peropératoire comprend principalement trois étapes:

#### 3.1.1    Exploration de routine

Nous recommandons une exploration globale dans la cavité abdominale dans le sens des aiguilles d'une montre à partir du quadrant supérieur droit pour s'assurer que rien de significatif n'est négligé. Les organes impliqués sont le foie, la vésicule biliaire, l'estomac, la rate, le grand omentum, le côlon, l'intestin grêle et la cavité pelvienne (Fig.13.9-Fig.13.10).

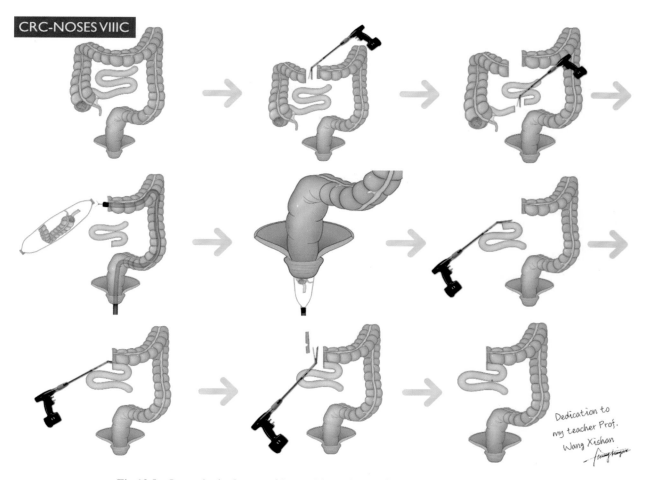

**Fig.13.8    Les principales procédures chirurgicales d'extraction des échantillons et de reconstruction digestive dans NOSES ⅧC**

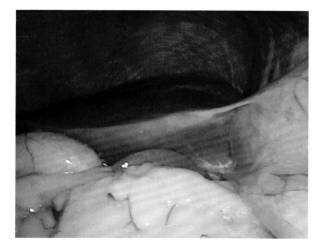

**Fig.13.9    Foie droit, vésicule biliaire et grand omentum**

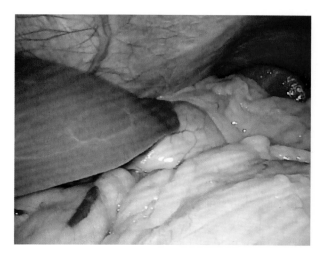

**Fig.13.10    Foie latéral gauche, estomac et rate**

### 3.1.2    Exploration d'une tumeur

La tumeur est située au côlon ascendant. Le chirurgien doit déterminer l'emplacement de la tumeur, la taille de la tumeur, ainsi que la profondeur de l'invasion **tumorale** (Fig.13.11).

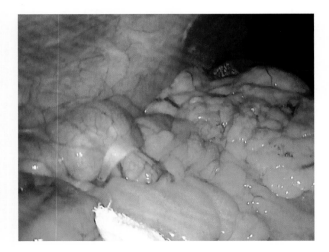

Fig.13.11    Exploration de la tumeur

### 3.1.3    Exploration de la structure anatomique

Une évaluation de l'anatomie du côlon droit ainsi que du mésentère et des vaisseaux doit être effectuée pour déterminer davantage l'étendue de la résection chirurgicale.

## 3.2    Dissection et séparation

### 3.2.1    Dissection des vaisseaux iléocoliques

Après la mise en place du pneumopéritoine par trocart ombilical, quatre trocarts supplémentaires sont placés dans des sites décrits précédemment. La table d'opération est inclinée avec léger Trendelenburg et rotation vers le côté gauche pour déplacer l'intestin grêle vers le quadrant supérieur gauche. Le méso-colon droit est bien visualisé et le champ opératoire bien exposé. La racine du pédicule iléo-colique est généralement située au bord inférieur du duodénum (Fig.13.12).

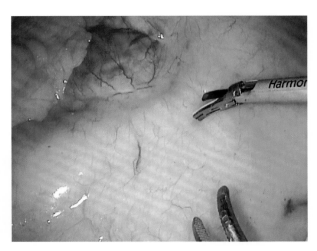

Fig.13.12    La racine du pédicule iléo-colique et le duodénum

Tout d'abord, le méso-colon près de la jonction iléo-caecale est soulevé pour repérer le pédicule iléo-colique. L'incision initiale commence sous la racine du pédicule iléo-colique (Fig.13.13). La graisse et les ganglions lymphatiques entourant les vaisseaux iléo-coliques sont réséqués, puis l'artère et la veine iléo-coliques sont identifiées, ligaturées et divisées (Fig.13.14). Avec une traction adéquate du méso-colon vers le quadrant supérieur droit, les vaisseaux iléocoliques sont facilement mobilisés et la fenêtre péritonéale est étendue de médiale à latérale.

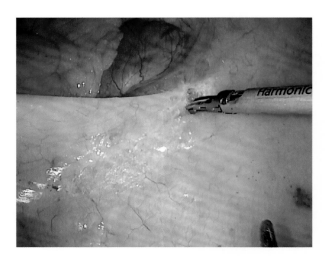

Fig.13.13    L'incision initiale part de la racine du pédicule iléo-colique

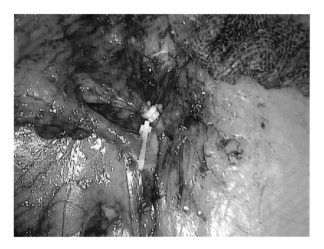

Fig.13.14    L'artère iléocolique et la veine sont ligaturées

### 3.2.2    Dissection des vaisseaux coliques droits et coliques moyens

La dissection se poursuit vers le haut le long de la face antérieure de la veine mésentérique supérieure. Après dissection de la graisse et des ganglions lymphatiques entourant la racine des vaisseaux coliques moyens, les branches droites de l'artère colique moyenne et de la veine sont ligaturées et divisées séparément (Fig.13.15). Le tronc de Henlé est fusionné de la veine gastro-épiploïque droite avec la veine colique droite. La veine colique droite est ligaturée et divisée (Fig.13.16-Fig.13.17). L'artère colique droite a une origine variable et provient de l'artère mésentérique supérieure chez 41% des patients. Il n'existe pas d'artère colique droite chez 18% des patients.

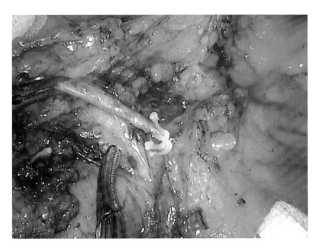

Fig.13.15    La branche droite de l'artère colique moyenne est identifiée et ligaturée

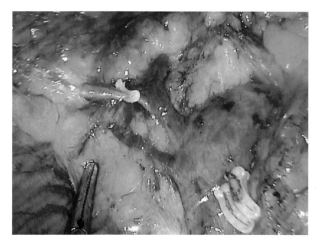

Fig.13.16    La veine colique droite est identifiée et ligaturée

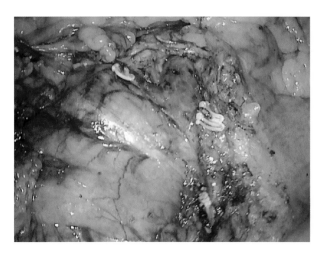

Fig.13.17    Les vaisseaux iléocoliques, la branche droite des vaisseaux coliques

Moyens et la veine colique droite sont ligaturés et divisés; Le tronc de Henlé est exposé.

### 3.2.3    Dissection du méso-colon droit et du méso-colon transverse

Le méso-colon droit est mobilisé du médial au latéral permettant une dissection dans le bon plan rétro-péritonéal selon le principe de l'EMC. L'étendue de la résection chirurgicale et la ligne de résection proximale prévue du côlon transverse sont mesurées visuellement. Le côlon transverse est soulevé ventralement par l'assistant à l'aide d'une pince intestinale. Sous l'exposition claire du méso-colon transverse, le chirurgien fait une incision dans la zone avasculaire du méso-colon transverse ainsi que des vaisseaux vers la paroi intestinale du côlon transverse moyen. La longueur exposée de la paroi intestinale doit être de 2 à 3 cm de manière appropriée (Fig.13.18).

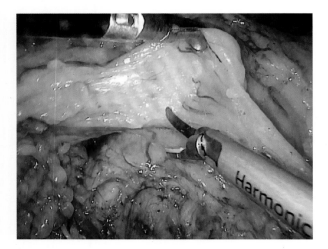

Fig.13.18    La graisse environnante du côlon transverse droit est dégagée

### 3.2.4    Dissection du grand Omentum et du ligament hépato-colique

Le grand omentum est incisé vers le côlon transverse avec un scalpel à ultrasons. L'assistant soulève la paroi antérieure de l'estomac par voie ventrale. De cette façon, le ligament gastrocolique est mis sous tension et pourrait ainsi être divisé plus facilement. La dissection initiale du ligament gastro-colique commence au milieu du côlon transverse avec une entrée ultérieure dans le petit sac (Fig.13.19). La dissection peut être poursuivie du milieu vers la droite le long de la marge externe de la veine gastro-épiploïque droite. Ce plan relie le plan de dissection précédent du côté caudal lorsque la tête du pancréas apparaît. Le ligament hépato-colique et le ligament latéral du côlon droit sont disséqués (Fig.13.20).

### 3.2.5    Dissection du mésentère iléo-caecal

L'iléon terminal est soulevé par l'assistant à l'aide d'une pince de préhension. La distance entre le bord tumoral proximal et la ligne de résection prévue est d'environ 15 cm. Le mésentère est incisé vers le haut jusqu'à la paroi intestinale. Les

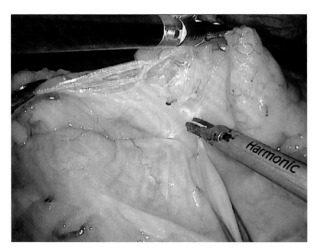

Fig.13.19    Le grand omentum est incisé à partir du point médian du côlon transverse

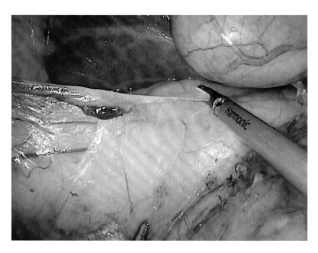

Fig.13.20    Le ligament hépato-colique est disséqué

vaisseaux sont ligaturés le long de la dissection. La longueur exposée de la paroi intestinale doit être de 1 à 2 cm de façon appropriée sur l'iléon terminal (Fig.13.21). Le péritoine autour de l'iléocæcum doit être adéquatement incisé le long de la racine du mésentère iléal vers le côlon droit pour mobiliser l'iléon, ce qui facilite l'anastomose sous laparoscopie (Fig.13.22).

### 3.2.6    Division de l'iléon terminal et du côlon transverse droit

La ligne de résection prévue sur l'iléon terminal pourrait être facilement identifiée par la couleur de la paroi **intestinale** (Fig.13.23), où la division est effectuée en appliquant l'agrafeuse linéaire Endo-GIA de 60 mm à travers le trocart

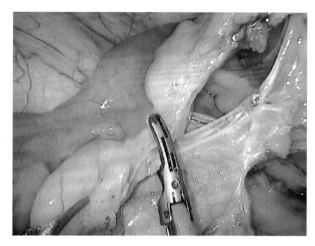

Fig.13.21   Dissection du mésentère iléo-caecal à la paroi intestinale de l'iléon terminal à environ 12 cm de l'iléocæcum

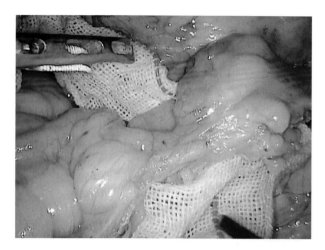

Fig.13.23   La ligne d'alimentation en sang de l'iléon terminal

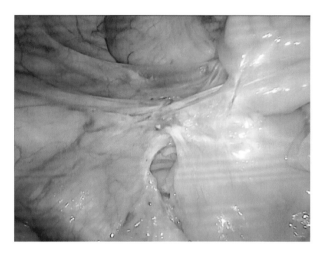

Fig.13.22   Dissection du péritoine latéral autour de l'iléocæcum

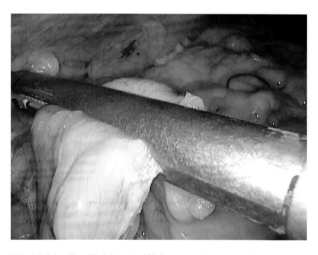

Fig.13.24   La division de l'iléon terminal est réalisée avec une agrafeuse Endo-GIA linéaire

du quadrant supérieur gauche (Fig.13.24). Les moignons de l'iléon terminal sont désinfectés avec de la gaze povidone (Fig.13.25). Ensuite, la gaze povidone est placée dans un sac en plastique stérilisé (Fig.13.26). La même procédure opérationnelle est répétée avec le côlon transverse après nouvelle vérification coloscopique de la lésion tumorale dans le côlon ascendant. (Fig.13.27-Fig.13.28). Le moignon transverse du côlon est également désinfecté avec de la gaze povidone. L'échantillon de côlon droit comprenant le segment porteur de tumeur est mobilisé.

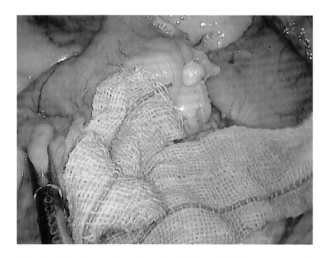

Fig.13.25   Les extrémités de division de l'iléon terminal sont désinfectées avec de la gaze povidone iodée

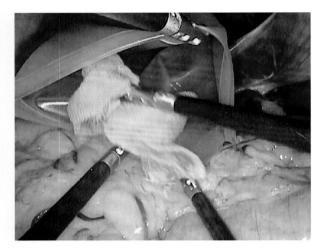

**Fig.13.26    Après désinfection, la gaze povidone iodée est placée dans un sac en plastique stérilisé**

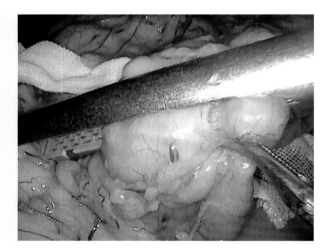

**Fig.13.27    La division du côlon transverse moyen est réalisée avec une agrafeuse Endo-GIA linéaire de 60 mm**

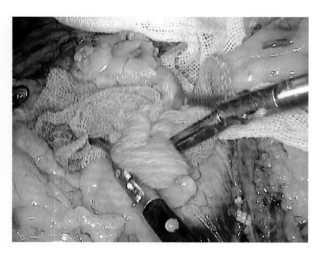

**Fig.13.28    Les moignons du côlon transverse sont désinfectés avec une compresse de povidone iodée**

## 3.3    Extraction des échantillons et reconstruction du tube digestif

### 3.3.1    Extraction d'échantillons

Le côlon droit est emballé dans un manchon de protection stérile (Fig.13.29). Sous la direction de la laparoscopie, la coloscopie atteint le côlon transverse fermé à travers l'anus (Fig.13.30). Après l'irrigation intestinale avec une solution saline normale en coloscopie, le moignon du côlon transverse gauche est ouvert avec un scalpel à ultrasons et désinfecté avec de la gaze povidone. La pointe de la coloscopie est exposée et désinfectée avec de la gaze de povidone et aspire l'excès de liquide (Fig.13.31). Ensuite, la récupération endoscopique des corps étrangers est étendue et également désinfectée avec de la gaze povidone. Le manchon en plastique stérile avec l'intestin réséqué est serré par récupération endoscopique de corps étrangers (Fig.13.32). À l'aide d'une pince atraumatique laparoscopique, le sac avec l'échantillon est déplacé dans le côlon transverse et retiré à travers la moitié gauche du côlon transverse, flexion splénique du côlon, côlon descendant, côlon sigmoïde, rectum et anus (Fig.13.33-Fig.13.37).

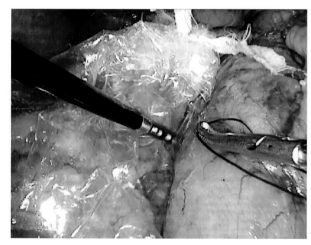

**Fig.13.29    L'échantillon du côlon droit est placé dans un manchon de protection en plastique stérile et l'ouverture est fixée**

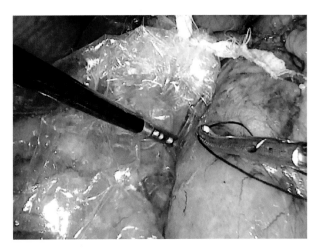

Fig.13.30 La coloscopie est insérée dans la lumière du côlon transverse de l'anus

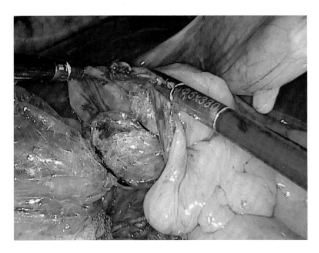

Fig.13.33 Le manchon protecteur avec l'échantillon est déplacé dans le côlon transverse gauche

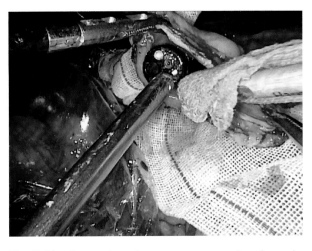

Fig.13.31 Ouvrez le moignon pour exposer la coloscopie et désinfectez-la avec une compresse de povidone iodée

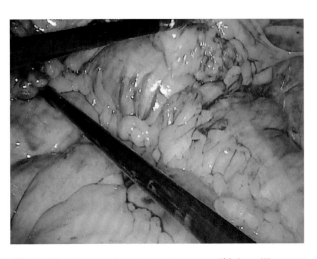

Fig.13.34 Le manchon protecteur avec l'échantillon est déplacé dans la flexion splénique du côlon

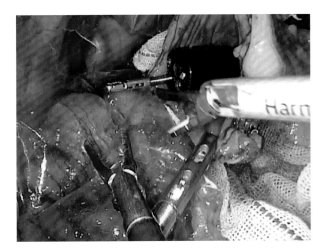

Fig.13.32 Après avoir été désinfecté avec une compresse de povidone iodée, le manchon de protection est serré avant la récupération endoscopique des corps étrangers

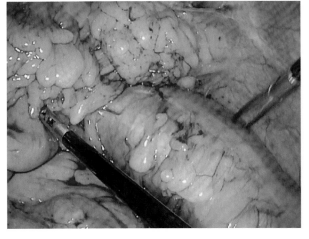

Fig.13.35 Le manchon protecteur avec l'échantillon est déplacé dans le côlon descendant

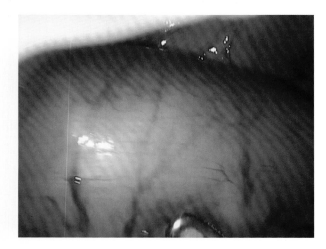

**Fig.13.36** Le manchon protecteur avec l'échantillon est déplacé dans le côlon sigmoïde

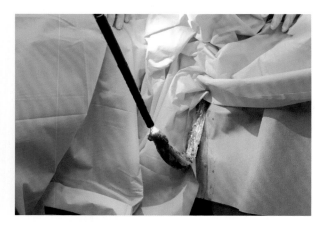

**Fig.13.37** Le manchon protecteur avec l'échantillon est retiré de l'anus

### 3.3.2 Reconstruction du tube digestif

Le moignon ouvert du côlon transverse est fermé avec une agrafeuse Endo-GIA linéaire de 60 mm (Fig.13.38). Le moignon réséqué est placé dans un petit sac de récupération des échantillons. Le côlon transverse est redressé et l'iléon terminal est tiré vers l'abdomen supérieur pour être placé parallèlement au côlon transverse. Le bord anti-mésentérique du moignon de l'iléon terminal est ouvert avec un scalpel à ultrasons et la lumière de l'intestin est désinfectée avec de la gaze povidone (Fig.13.39). De même, une petite incision est pratiquée sur la paroi intestinale anti-mésentérique du côlon transverse à environ 6 cm du moignon (Fig.13.40). De la gaze povidone est également placée dans la lumière de l'intestin ouvert pour la

désinfection (Fig.13.41). L'assistant insère une agrafeuse linéaire Endo-GIA de 60 mm dans le trocart de 12 mm du quadrant supérieur gauche. L'iléon terminal et le côlon transverse sont fonctionnellement anastomosés côte à côte avec une agrafeuse de 60 mm (Fig.13.42). Après une vérification minutieuse de l'intégrité anastomotique dans la lumière intestinale et une désinfection avec de la gaze povidone (Fig.13.43), l'ouverture commune de l'anastomose est fermée avec une suture résorbable (Fig.13.44). La couche séro-musculaire anastomotique est suturée pour renforcer et réduire la tension anastomotique. Le mésentère iléocolique est suturé pour éviter une hernie abdominale interne (Fig.13.45). Deux tubes de drainage sont placés dans la cavité abdominale.

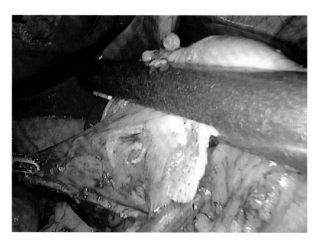

**Fig.13.38** Le moignon transverse du côlon ouvert est fermé avec une agrafeuse Endo-GIA linéaire de 60 mm

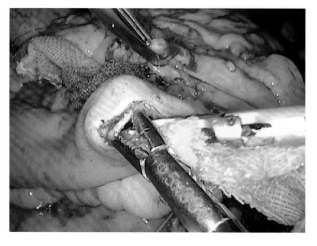

**Fig.13.39** La lumière intestinale de l'iléon terminal est désinfectée avec dune compresse de povidone iodée

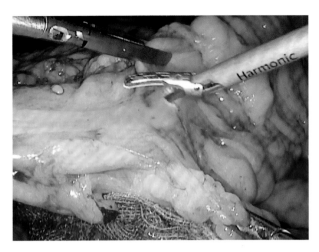

**Fig.13.40** Une petite incision est pratiquée sur la paroi intestinale anti-mésentérique du côlon transverse

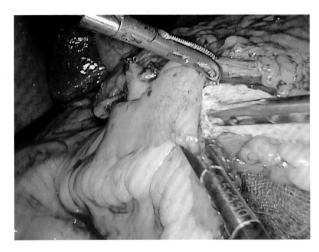

**Fig.13.43** La gaze de povidone iodée est insérée dans l'ouverture commune de l'anastomose pour la désinfection

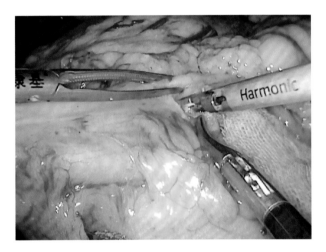

**Fig.13.41** Une gaze de povidone iodée est insérée dans la lumière intestinale pour la désinfection

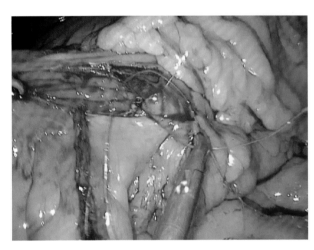

**Fig.13.44** L'ouverture commune de l'anastomose est fermée avec une suture résorbable

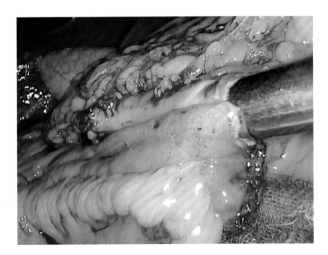

**Fig.13.42** L'anastomose fonctionnelle latérale entre l'iléon terminal et le côlon transverse est réalisée avec une agrafeuse Endo-GIA linéaire de 60 mm

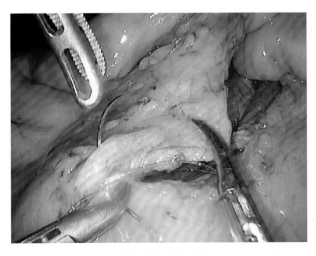

**Fig.13.45** Le mésentère iléocolique est suturé pour éviter une hernie abdominale interne

### 3.4 Affichage postopératoire de la paroi abdominale et des échantillons (Fig.13.46, Fig.13.47)

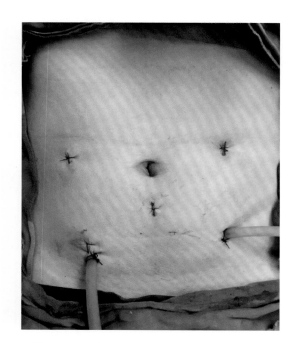

Fig.13.46    L'affichage de la paroi abdominale

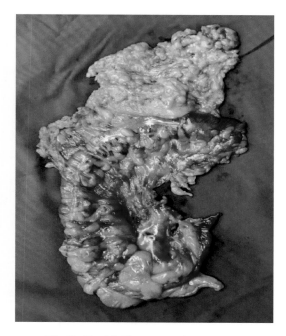

Fig.13.47    L'affichage de l'échantillon

## 4 Points clés, difficultés et points chauds liés à la chirurgie

L'extraction d'échantillons trans-coloniques par coloscopie pour la résection radicale du cancer du côlon droit nécessite le franchissement de deux barrières naturelles, qui sont la flexion splénique du côlon et du sigmoïde. Un patient approprié doit être sélectionné car ces barrières rendent le processus d'extraction plus compliqué. La patiente doit avoir un indice de masse corporelle (IMC) inférieur et la tumeur doit être petite. L'évaluation peropératoire du méso-colon ne montre aucune hypertrophie. Par conséquent, l'extraction trans-colonique du spécimen est considérée comme faisable et sûre.

Pendant l'opération, les principes aseptiques et sans tumeur doivent être respectés, qui sont la clé du succès de NOSES VⅢC. Voici quelques conseils:

A. Les « NOSES » trans-coloniques dépendent fortement de l'état clinique du patient. L'échantillon doit avoir un diamètre circonférentiel inférieur à 5 cm pour être extrait à travers le côlon, et l'indice de masse corporelle (IMC) du patient doit être inférieur à 25 kg/m$^2$.

B. L'intestin reste ouvert dans la cavité abdominale pendant l'extraction de l'échantillon et la reconstruction du tube digestif sous laparoscopie, de sorte que le tube digestif doit être entièrement préparé avant l'opération;

C. La gaze povidone est utilisée tout au long du processus pour désinfecter le moignon de l'intestin et la lumière de l'intestin ouvert pour l'anastomose fonctionnelle latérale;

D. Le manchon de protection stérile doit être long (60 cm), mince, resserré et lubrifié pour que l'échantillon soit redressé, fermé et facilement retiré.

E. Le manchon de protection stérile doit être retiré lentement par récupération endoscopique de corps étrangers avec une coopération chirurgicale tacite entre le médecin laparoscopique et le médecin endoscopique. Il peut réduire la possibilité que le contenu de l'intestin et les cellules tumorales tombent dans la cavité abdominale ou la cavité entérique;

F. Dans le processus d'extraction trans-colonique des spécimens, nous devons être très prudents pour éviter d'endommager la paroi intestinale et la gaine de protection. Des techniques peropératoires aseptiques et sans tumeur sont strictement nécessaires.

Les NOSES Trans-coloniques pour l'hémicolectomie radicale droite laparoscopique pour le cancer du côlon sont réalisables et sûrs. Des résultats cliniques satisfaisants ont été obtenus sans cicatrices visibles chez des patients bien sélectionnés. Des compétences opérationnelles laparoscopiques expérimentées, une coopération chirurgicale tacite entre les médecins laparoscopiques et endoscopiques, une préparation intestinale préopératoire adéquate et des techniques peropératoires aseptiques et sans tumeur sont strictement nécessaires. Au stade initial, il ne convient qu'aux hôpitaux de recherche bien équipés et à grande échelle.

# Chapitre 14

# Colectomies Totales Laparoscopiques Avec Extraction Transanale (NOSES IX )

Xishan Wang, Xu Guan et Tianyu Qiao

Les principes des interventions de type « NOSES IX » incluent la colectomie totale laparoscopique, l'extraction du côlon par voie transanale et l'anastomose latérale entre l'iléon et le rectum. D'un point de vue technique, la colectomie totale est l'une des interventions chirurgicales les plus difficiles dans la résection du cancer colorectal, en raison de la largeur de la résection chirurgicale, impliquant toutes les difficultés techniques concernant la colectomie droite, la colectomie gauche et la résection rectale. « NOSES IX » apporte un élément supplémentaire qui est celui de l'extraction d'une volumineuse pièce opératoire par un orifice naturel (anus) donc la technique et les principes chirurgicaux sont essentiels à connaître.

## 1 Indications et contre-indications

### 1.1 Indications (Fig.14.1 et Fig.14.2)

1. Polypose adénomateuse familiale.
2. Syndrome de Lynch associé au cancer colorectal.
3. Cancer colorectal primitif multiple, le diamètre de la lésion maximale doit être<3 cm.

4. Colite ulcéreuse hémorragique qui ne répond pas aux traitements médicaux.
5. Constipation et autres maladies bénignes nécessitant une colectomie totale.

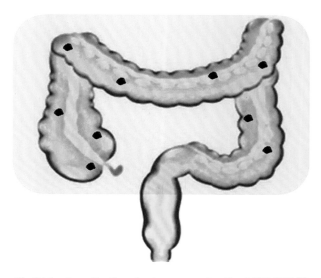

Fig.14.1   Localisation des tumeurs adaptées à NOSES IX

### 1.2 Contre-indications

1. Cancer colorectal primitif multiple, le diamètre de la lésion maximale est supérieur à 3 cm.
2. Obésité importante (IMC>35 kg/m$^2$).
3. Tumeurs envahissant la séreuse.

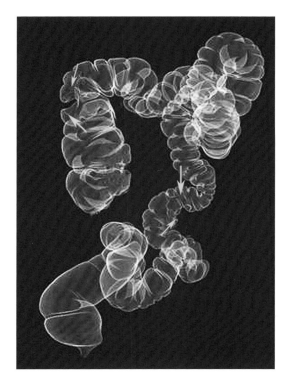

Fig.14.2 *Endoscopie virtuelle CT*: la tumeur 1 est située à la jonction entre le côlon descendant et le côlon sigmoïde; la tumeur 2 est située à la flexion hépatique

# 2 Anesthésie, position du patient, position des trocarts et position de l'équipe chirurgicale

## 2.1 Anesthésie

Anesthésie générale avec ou sans anesthésie péridurale.

## 2.2 Position du patient

Position de lithotomie modifiée (Fig.14.3).

## 2.3 Position des trocarts

1. *Trocart A pour laparoscope* (10 mm): dans l'ombilic

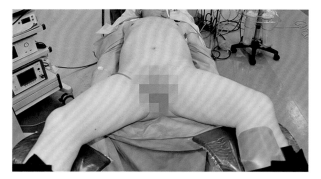

Fig.14.3 Position du patient

2. *Trocart B pour le chirurgien* (12 mm): dans le quadrant supérieur gauche, pour l'hémicolectomie droite

3. *Trocart C pour le chirurgien* (12 mm): au milieu 1/3 entre l'ombilic et l'épine iliaque antéro-supérieure droit, pour l'hémicolectomie gauche et à la résection rectale

4. *Trocart D pour l'assistant chirurgien* (5 mm): sur le 1/3 externe entre l'ombilic et l'épine iliaque antéro supérieure gauche

5. *Trocart E pour l'assistant chirurgien* (5 mm): à l'intersection entre la ligne de projection du côlon transverse et la ligne médio-claviculaire droite (Fig.14.4).

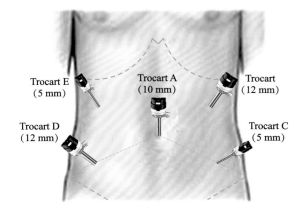

Fig.14.4 Position des trocarts pour NOSES IX

## 2.4 Position de l'équipe chirurgicale

*Pendant l'hémicolectomie droite*: le chirurgien doit se tenir sur le côté gauche du patient. L'assistant doit se tenir du côté droit.

*Pendant l'hémicolectomie gauche et la*

*résection rectale*: le chirurgien doit se tenir du côté droit du patient; l'assistant doit se tenir sur le côté gauche du patient. Le caméraman doit se tenir entre les deux jambes du patient ou du même côté du chirurgien (Fig.14.5 et Fig.14.6).

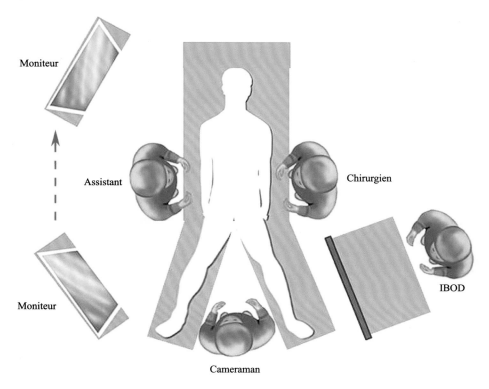

**Fig.14.5    Position de l'équipe chirurgicale (hémicolectomie droite)**

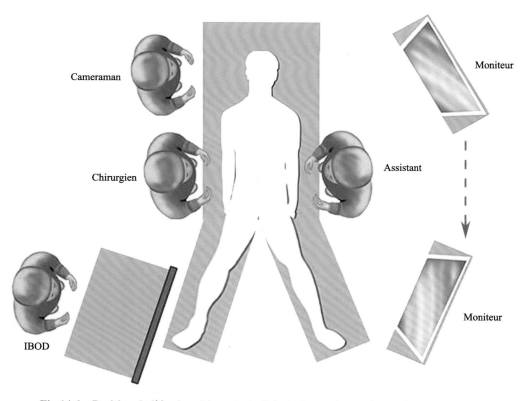

**Fig.14.6    Position de l'équipe chirurgicale (hémicolectomie gauche et résection rectale)**

## 2.5 Instruments spécifiques pour NOSES IX

| | |
|---|---|
| Trocarts (1×10 mm, 1×12 mm, 3×5 mm) | 5 |
| Outil de dissection (bistouri à ultra-sons) | 1 |
| Agrafeuse linéaire coupante droite (60 mm) | 3 |
| Agrafeuse circulaire (25 mm) | 1 |
| Manchon plastique stérile | 1 |
| Dissecteur laparoscopique | 1 |
| Pinces laparoscopiques | 2–3 |

# 3 Procédures et compétences chirurgicales

## 3.1 Exploration et planification chirurgicale

Sur la base d'un examen préopératoire détaillé et d'une discussion sur le plan chirurgical, l'examen peropératoire comprend trois étapes :

### 3.1.1 Exploration globale

Nous recommandons une exploration globale de la cavité abdominale dans le sens des aiguilles d'une montre à partir du quadrant supérieur droit, afin de s'assurer que rien de significatif n'est négligé. Les organes explorés sont le foie, la vésicule biliaire, l'estomac, la rate, le grand omentum, le côlon, l'intestin grêle et le pelvis, présence d'une ascite débutante (Fig.14.7).

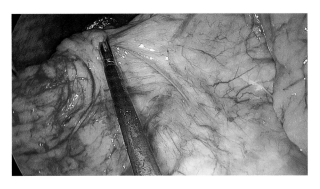

Fig.14.7    Méso-colon transverse

### 3.1.2 Exploration de la tumeur

Le chirurgien doit déterminer l'emplacement de la tumeur, la taille de la tumeur, ainsi que la profondeur de l'invasion tumorale; le diamètre maximal de la tumeur doit être inférieur à 3 cm (Fig.14.8).

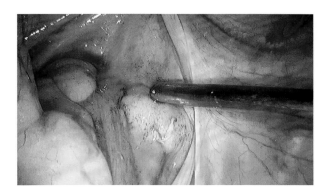

Fig.14.8    Exploration de la tumeur

### 3.1.3 Exploration de la structure anatomique

La colectomie totale laparoscopique est l'une des procédures colorectales laparoscopiques les plus étendues à effectuer. La procédure chirurgicale comprend la mobilisation du côlon droit et transverse, la mobilisation du côlon gauche, la mobilisation rectale et la reconstruction iléo-anale ou iléo-rectale. Par conséquent, l'exploration de la structure anatomique implique tous les segments du côlon et du rectum ainsi que le méso-côlon. L'exploration détaillée facilitera le choix de la procédure chirurgicale.

## 3.2 Dissection et mobilisation

### 3.2.1 Dissection des vaisseaux iléocoliques

Après avoir établi le pneumopéritoine par un trocart ombilical, quatre trocarts supplémentaires sont placés dans des sites décrits précédemment. La table d'opération est inclinée avec léger Trendelenburg et rotation côté gauche pour déplacer l'intestin grêle vers le quadrant supérieur gauche. L'omentum et le côlon transverse sont poussés vers le haut de l'abdomen, le méso-côlon droit maintenant bien exposé et le champ opératoire également. Tout d'abord, le méso-côlon près de la jonction iléo-caecale est levé pour repérer le pédicule iléo-colique. La racine du pédicule iléocolique est généralement située au bord inférieur du duodénum (Fig.14.9). Le bord médial du méso-côlon droit est d'abord incisé sous la racine du pédicule iléocolique. Avec une traction adéquate du méso-côlon vers le quadrant supérieur droit, les vaisseaux iléocoliques sont facilement mobilisés et créant une la fenêtre dans l'espace rétro-

péritonéal sous les vaisseaux iléo-coliques. Cette fenêtre est élargie de dedans en dehors (Fig.14.10 et Fig.14.11). Les origines des vaisseaux sont identifiées à partir des vaisseaux mésentériques supérieurs au bord inférieur du duodénum et divisées. L'origine des vaisseaux iléo-coliques est identifiée à partir des vaisseaux mésentériques supérieurs sous le bord inférieur du 3ème duodénum (Fig.14.12). Les vaisseaux disséqués sont clippés et sectionnés séparément à leur origine (Fig.14.13 et Fig.14.14).

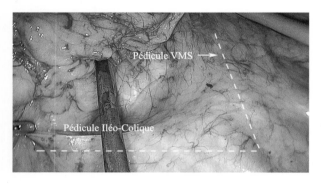

**Fig.14.9** Le méso-colon près de la jonction iléo-caecale est levé pour repérer le pédicule iléo-colique

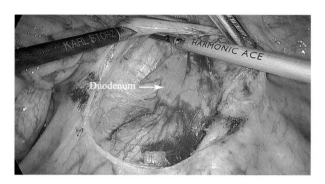

**Fig.14.10** Ouverture l'espace rétro-péritonéal droit de Toldt

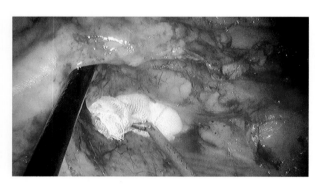

**Fig.14.11** La fenêtre rétro-péritonéale est ouverte de dedans en dehors

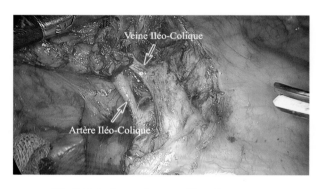

**Fig.14.12** Les vaisseaux iléocoliques sont identifiés à leur origine et séparés

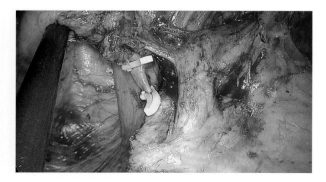

**Fig.14.13** L'artère iléocolique est clippée

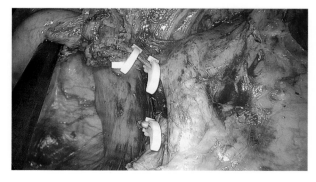

**Fig.14.14** La veine iléocolique est clippée

### 3.2.2　Dissection des vaisseaux coliques droits

Une fois le pédicule iléo-colique sectionné, l'assistant saisit le pédicule vasculaire et le bord du méso-côlon. Le chirurgien commence la mobilisation médio-latérale postérieure du méso-côlon droit. L'uretère droit et les vaisseaux gonadiques peuvent être vus dans le rétro-péritoine chez les patients minces, mais il n'est pas nécessaire d'exposer complètement l'uretère. La dissection du rétro-péritoine méso-colique droit se poursuit latéralement vers la paroi latérale droite, sous le côlon, puis vers le haut jusqu'à l'angle droit hépatique, et médialement pour libérer le méso-côlon du 3$^{ème}$ duodénum. Cette dissection soigneuse dans l'espace de Toldt se poursuit en avant du duodénum et la tête du pancréas (Fig.14.15). La dissection autour du tronc gastro-colique de Henlé permet d'exposer une éventuelle veine colique droite accessoire (Fig.14.16 et Fig.14.17). La veine colique droite accessoire et l'artère colique droite sont clippées et sectionnées ensuite (Fig.14.18).

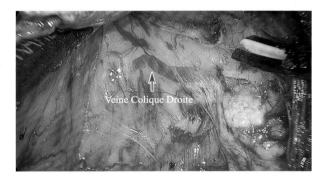

Fig.14.15　en avant du duodénum et de la tête du pancréas

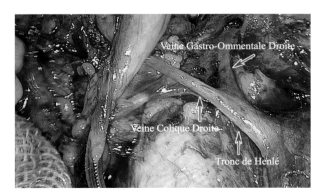

Fig.14.16　Exposition et dissection du tronc gastro-colique de Henlé

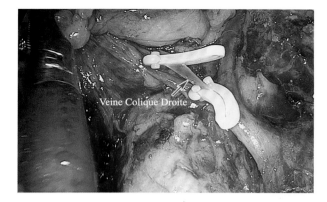

Fig.14.17　La veine colique droite est clippée et sectionnée

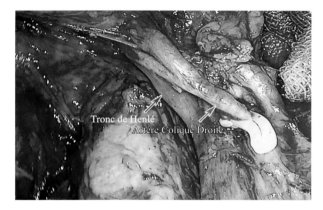

Fig.14.18　L'artère colique droite est clippée et sectionnée

### 3.2.3　Dissection des vaisseaux coliques moyens

Après section des vaisseaux coliques droits, la dissection se poursuit vers le haut le long de la face antérieure de la veine mésentérique supérieure. La dissection de la face antérieure de la veine mésentérique supérieure permet une dissection complète de la racine de l'artère et de la veine colique moyenne. L'assistant a un rôle important dans le maintien d'une tension appropriée du méso-côlon transverse, pour permettre au chirurgien d'identifier et de ligaturer correctement les vaisseaux coliques moyens. La dissection se poursuit vers le haut le long de la face antérieure de la veine mésentérique supérieure. La dissection de la face antérieure de la veine mésentérique supérieure permet une dissection précise de la racine de l'artère et de la veine colique moyenne (Fig.14.19). Au bord inférieur du pancréas, l'artère colique moyenne et la veine sont ligaturées et sectionnées séparément (Fig.14.20).

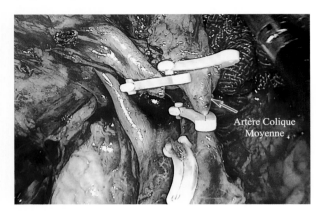

**Fig.14.19    L'artère colique moyenne est identifiée et clippée**

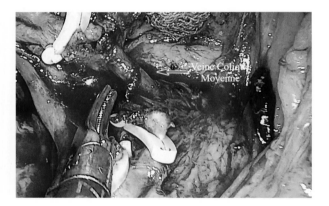

**Fig.14.20    La veine colique moyenne est identifiée et clippée**

### 3.2.4    Dissection du mésentère iléo-caecal

L'appendice et le caecum sont écartés vers l'avant et le péritoine latéral est incisé pour libérer ces structures. La mobilisation latérale du côlon droit commence par inciser le péritoine à la base de l'appendice et du caecum. Cela continue jusqu'à ce que l'on rejoigne le point de mobilisation médiale du méso-côlon droit. Ici, le chirurgien entrera dans un espace ouvert, qui avait été disséqué précédemment lors de la mobilisation médiale du mésentère du côlon droit. L'iléon terminal est ensuite soulevé par un assistant à l'aide d'une pince. L'étendue de la résection chirurgicale et la ligne de section intestinale proximale sur l'iléon sont choisies à ce moment. Le mésentère est incisé jusqu'au bord de l'intestin

(Fig.14.21). Les vaisseaux sont ligaturés le long de la dissection. Il est recommandé de retirer la graisse qui entoure le grêle terminal sur 2 à 3 cm pour faciliter l'anastomose sur l'iléon terminal (Fig.14.22).

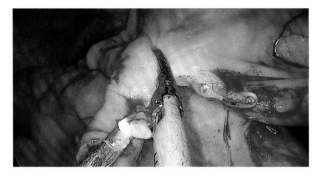

**Fig.14.21    Le mésentère est incisé jusqu'au bord de l'intestin de l'iléon terminal**

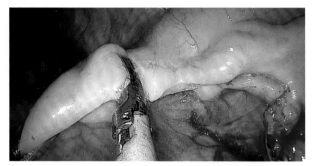

**Fig.14.22    La paroi intestinale de l'iléon terminal est exposée**

### 3.2.5    Dissection du grand Omentum

Au milieu du côlon transverse, le chirurgien sépare l'omentum du côlon; la dissection s'est poursuivie vers la l'angle colique droit hépatique. Une fois que l'omentum est libéré du bord externe du côlon, il est ensuite décollé de la face supérieure du méso-côlon transverse ouvrant l'arrière-cavité du petit omentum (Fig.14.23). L'assistant tire ensuite le grand omentum vers le haut, et la compresse de gaze sur la face antérieure du pancréas est clairement visible à travers le méso-côlon. Cette dissection peut être délicate en raison d'adhérences entre le méso-côlon et l'omentum. La dissection est poursuivie du milieu vers la droite le long du bord externe de la veine gastro-omentale droite. Le chirurgien entre alors dans un espace ouvert, qui relie les plans de dissection précédents. La séparation du grand omentum du côlon commence au milieu du côlon transverse, et la dissection se fait de droite à gauche vers le côlon transverse distal puis vers l'angle gauche, jusqu'à l'apparition du pôle inférieur de la rate. Une compresse de gaze est ensuite placée à la surface antérieure de la queue du pancréas pour identifier et protéger les structures environnantes (Fig.14.24).

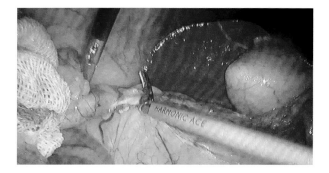

Fig.14.25 L'angle hépatique est soigneusement disséquée de dedans en dehors

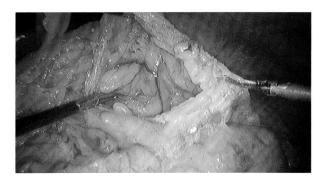

Fig.14.23 L'omentum est séparé du côlon transverse

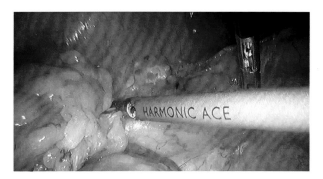

Fig.14.26 Le colon droit est libéré latéralement de haut en bas

### 3.2.7 Section de l'artère mésentérique inférieure

Pour exposer complètement le champ opératoire, le patient doit être incliné en position de Trendelenburg avec une rotation sur le côté droit pour permettre d'écarter les anses grêles dans le quadrant supérieur droit. Le méso-côlon sigmoïde est écarté vers l'avant pour mieux exposer la racine du méso-côlon. Le péritoine est initialement incisé au niveau du promontoire sacré. Une fenêtre péritonéale est créée en arrière du pédicule vasculaire ouvrant l'espace de Toldt entre le fascia de Gerota et le fascia rétro méso-colique de Toldt à l'aide d'une dissection douce (Fig.14.27 et Fig.14.28). La dissection est ensuite portée vers le haut en séparant progressivement le péritoine viscéral du plan postérieur pour exposer l'origine de l'artère mésentérique inférieure (Fig.14.29). L'artère mésentérique inférieure peut ensuite être sectionnée entre des clips (Fig.14.30 et Fig.14.31).

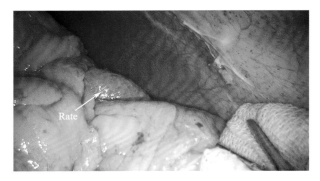

Fig.14.24 La dissection de l'omentum se poursuit vers l'angle gauche

### 3.2.6 Mobilisation du côlon droit

La dissection autour de l'angle hépatique est très importante pour éviter les saignements accidentels, en particulier du tronc de Henlé (Fig.14.25). Cependant, si la dissection mésentérique précédente est entièrement réalisée, l'angle hépatique sera facilement libéré après section du ligament hépatico-colique. L'angle droit et le côlon droit sont libérés ensuite latéralement (Fig.14.26), pour terminer et compléter la mobilisation de tout le côlon droit.

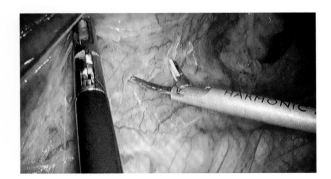

Fig.14.27    La fenêtre rétro-péritonéale est
prolongée de dedans en dehors

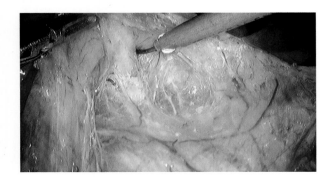

Fig.14.28    L'espace rétro-péritonéal gauche de
Toldt est ouvert de haut en bas

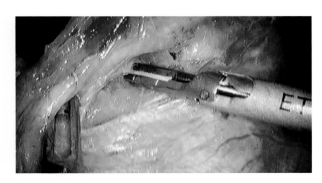

Fig.14.29    L'espace rétro-péritonéal de Toldt gauche est
agrandi vers le haut

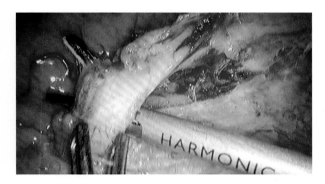

Fig.14.30    L'origine de l'artère mésentérique inférieure
est libérée

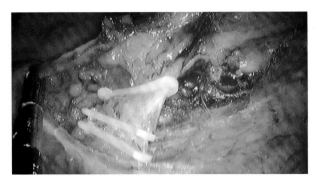

Fig.14.31    L'artère du mésentère inférieur
est clippée et sectionnée

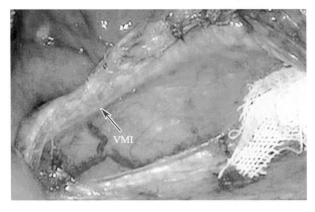

Fig.14.32    La veine mésentérique inférieure est identifiée
et disséquée

### 3.2.8    Section de la veine mésentérique inférieure

L'assistant lève la racine de l'artère mésentérique inférieure et l'incision péritonéale se poursuit vers le haut le long du bord antérieur droit de l'aorte jusqu'au ligament de Treitz. En utilisant une technique de dissection atraumatique, une fenêtre péritonéale est faite en dehors de la veine mésentérique inférieure. La veine mésentérique inférieure est identifiée à gauche de l'artère mésentérique inférieure et de l'angle de Treitz (Fig.14.32). La veine est clippée et sectionnée en dessous du bord inférieur du pancréas (Fig.14.33). Ensuite, une compresse de gaze est placée à l'arrière du méso-côlon gauche pour protéger les organes et les structures postérieures (Fig.14.34). A ce moment, les vaisseaux alimentant le côlon gauche sont identifiés et disséqués.

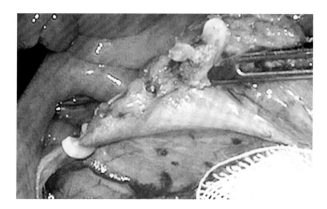

Fig.14.33　La veine mésentérique inférieure est clippée et sectionnée

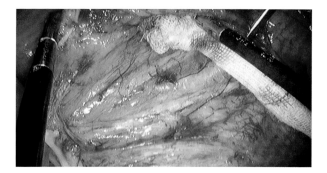

Fig.14.34　Une compresse est placée derrière le méso-colon gauche

### 3.2.9　Mobilisation du côlon descendant (approche médiale)

Nous effectuons régulièrement cette dissection laparoscopique par approche médio-latérale pour le côlon gauche. Le méso-côlon sigmoïde est écarté en avant pour exposer l'espace postérieur. Le plan entre le fascia de Toldt et le méso-côlon sigmoïde peut alors être identifié. La vue médiale-latérale nous permet de voir clairement l'uretère gauche, les vaisseaux génitaux et la capsule adipeuse rénale gauche (Fig.14.35 et Fig.14.36). La compresse de gaze sous le bord inférieur du pancréas est identifiée à travers le méso-côlon descendant. La dissection de la racine du méso-côlon transverse distal se poursuit vers le pôle inférieur de la rate le long de la face antérieure du pancréas (Fig.14.37). Ensuite, le côlon descendant est attiré vers la droite par l'assistant à l'aide d'une pince atraumatique. De cette façon, la gouttière para-colique gauche est clairement exposé et peut être plus facilement incisée. La dissection de la gouttière para-colique gauche se poursuit vers le bas jusqu'au côlon sigmoïde (Fig.14.38).

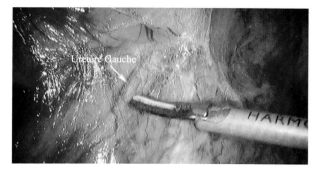

Fig.14.35　Exposition de l'uretère gauche

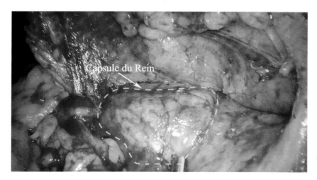

Fig.14.36　L'exposition de la loge graisseuse rénale gauche

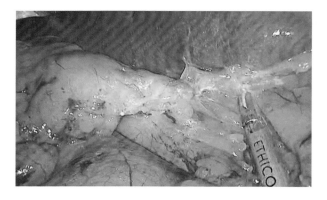

Fig.14.37　La dissection du méso-colon transverse distal se poursuit vers le pôle inférieur de la rate

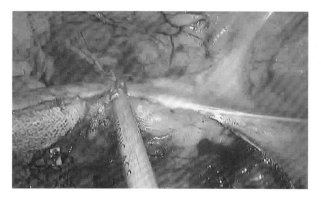

Fig.14.38　La dissection de la gouttière para-colique gauche se poursuit vers le haut

### 3.2.10    La dissection du mésorectum

Après une libération suffisante du mésorectum postérieur (Fig.14.39), la dissection du côté droit du rectum est beaucoup plus facile. La vessie (homme) ou l'utérus (patiente féminine) sont écartés vers l'avant l'aide d'une pince introduite dans le trocart du quadrant inférieur gauche. Le rectum est poussé sur le côté gauche du pelvis à l'aide d'une pince introduite dans le trocart du quadrant supérieur gauche. La dissection de la face droite du rectum jusqu'à la réflexion péritonéale est poursuivie de haut en bas (Fig.14.40) jusqu'à la ligne de réflexion péritonéale qui est incisée de droite à gauche. Les attaches latérales du côlon sigmoïde sont libérées et le côlon sigmoïde est complètement mobilisé (Fig.14.41). L'assistant écarte le côlon sigmoïde vers la droite. La compresse de gaze sur l'uretère gauche peut être identifiée à travers le méso-sigmoïde. Ladissection se déroule ensuite latéralement à gauche en prenant soin d'identifier et d'éviter toute lésion de l'uretère ou des vaisseaux gonadiques. Ensuite,

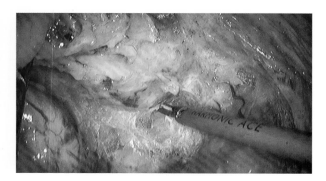

Fig.14.39    Dissection haut en bas de la face postérieure du mésorectum

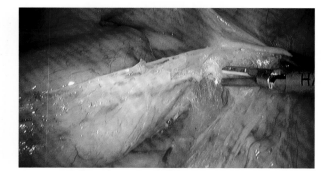

Fig.14.40    Dissection vers le bas de la face latérale droite du rectum

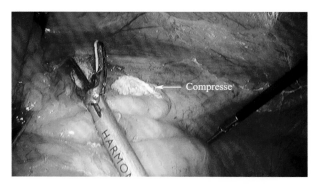

Fig.14.41    Les attaches latérales du côlon sigmoïde sont libérées

le chirurgien dissèque le côté gauche du rectum jusqu'à la réflexion péritonéale. L'assistant doit tirer le mésorectum sur le côté droit du bassin pour faciliter la dissection.

### 3.2.11    Dissection rectale distale

Une fois le péritoine incisé au niveau de la réflexion péritonéale, la paroi vaginale postérieure (femme) ou les vésicules séminales (homme) peuvent alors être visualisées (Fig.14.42). Le rectum est écarté vers l'arrière du pelvis, ce qui ouvre l'espace rectal antérieur, et facilite l'identification et la dissection des éléments anatomiques. Nous disséquons largement la paroi antérieure du rectum très bas. On applique ensuite une tension sur la face droite du rectum distal au niveau de section choisi puis on sectionne le mésorectum jusqu'à la paroi latérale droite du rectum (Fig.14.43); les plaies à la paroi rectale doivent être évitées. De même, le mésorectum est disséqué sur le côté gauche, exposant la paroi rectale distale et sectionnant le mésorectum jusqu'à la paroi latérale en reliant les lignes de résection droite et gauche en arrière.

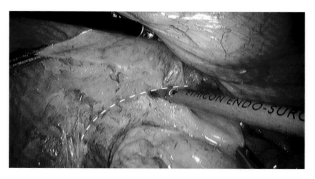

Fig.14.42    Le péritoine est incisé à la réflexion péritonéale

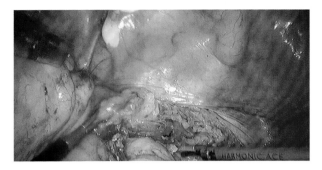

Fig.14.43　Le mésorectum est libéré de
la paroi pelvienne droite

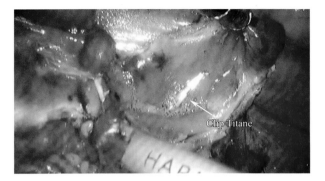

Clip Titane

Fig.14.45　Le rectum est sectionné à la jonction
colorectale avec des ciseaux à ultra-sons

## 3.3 Extraction du spécimen et reconstruction du circuit digestif

### 3.3.1 Extraction du spécimen

La section de l'iléon terminal est effectuée avec une agrafeuse linéaire sur la ligne de section choisie (Fig.14.44). Le rectum est sectionné au niveau de la ligne de résection distale choisie à l'aide d'un bistouri ultrasonique (Fig.14.45). L'ensemble du côlon est complètement libre dans la cavité abdominale et prêt pour l'extraction (Fig.14.46). Après une légère dilatation de l'anus, un manchon en plastique stérile est introduit dans la cavité pelvienne à travers l'anus (Fig.14.47). Une des extrémités du spécimen est poussée dans le manchon en plastique stérile pour être extrait par l'anus (Fig.14.48). Pour ce faire, l'assistant introduit une pince ovale dans la cavité pelvienne à travers le manchon transrectal pour saisir l'extrémité du côlon gauche et le tirer lentement à travers le manchon en dehors de l'abdomen (Fig.14.49 et Fig.14.50).

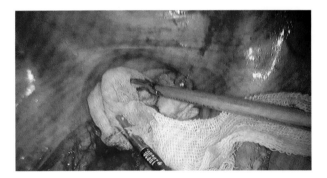

Fig.14.46　Une mèche de gaze iodée est utilisée
pour désinfecter le moignon du rectum

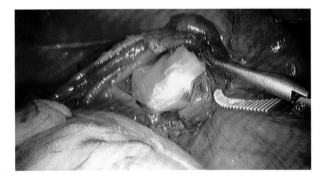

Fig.14.47　Le manchon en plastique stérile est
introduit dans la cavité pelvienne par l'anus

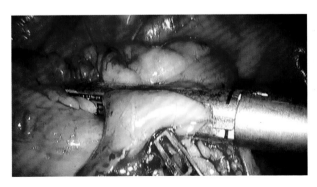

Fig.14.44　La section de l'iléon terminal est réalisée
avec une agrafeuse linéaire coupante

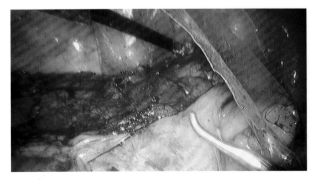

Fig.14.48　La pièce colique est poussée dans
le manchon en plastique stérile

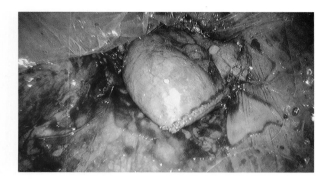

**Fig.14.49**   **Le spécimen est extrait doucement par l'anus (vue laparoscopique)**

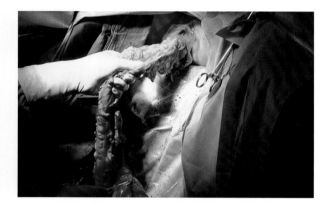

**Fig.14.50**   **Le spécimen est extrait doucement par l'anus (vue externe)**

### 3.3.2   Reconstruction du circuit digestif

Une irrigation de la cavité pelvienne est effectuée en utilisant une solution cytotoxique (par exemple, 1% de povidone iodée, 1 000 ml) (Fig.14.51). L'enclume est introduite dans la cavité pelvienne par l'anus et le rectum (Fig.14.52). Le chirurgien fait une incision à minima sur le moignon de l'iléon distal. Une mèche de gaz povidone iodée est utilisée pour désinfecter l'incision (Fig.14.53). L'enclume est ensuite introduite dans la lumière intestinale de l'iléon distal (Fig.14.54). Une agrafeuse linéaire est utilisée pour fermer l'incision (Fig.14.55). La tige centrale de l'enclume est extraite de la lumière intestinale de l'iléon (Fig.14.56). Le moignon rectal ouvert est fermé en utilisant une agrafeuse linéaire introduite dans le trocart du quadrant inférieur droit (Fig.14.57). La recoupe du moignon rectal est ensuite extraite dans un sac plastique étanche par l'orifice d'un trocart de 12 mm (Fig.14.58). L'agrafeuse circulaire est introduite dans le rectum à travers l'anus doucement dilaté. Le moignon rectal est ensuite perforé par la pointe de l'agrafeuse circulaire. La pointe de l'agrafeuse traverse la ligne de suture linéaire dans l'angle gauche de la ligne de suture (Fig.14.59). Une fois la tige centrale et l'enclume encliquetés dans la partie distale de l'agrafeuse circulaire (Fig.14.60), nous vérifions l'absence de twist du grêle et du mésentère. L'agrafage est ensuite réalisé après s'être assuré que les organes voisins soient éloignés de la ligne d'agrafage (Fig.14.61). L'anastomose latéro-terminale est vérifiée pour éliminer une fuite en vérifiant l'intégrité des rondelles proximale et distale, ainsi qu'en effectuant un test à l'air (Fig.14.62). Deux drains sont placés au contact de la zone anastomotique, un de chaque côté de la cavité pelvienne (Fig.14.63 et Fig.14.64).

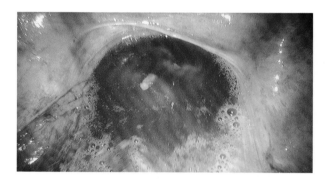

**Fig.14.51**   **Lavage de la cavité pelvienne**

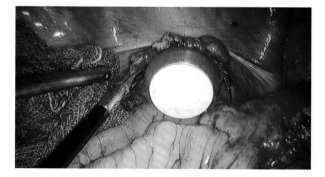

**Fig.14.52**   **L'enclume de l'agrafeuse circulaire est introduite dans la cavité pelvienne par l'anus**

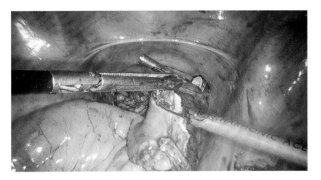

Fig.14.53 Faire une petite incision sur le moignon de l'iléon terminal

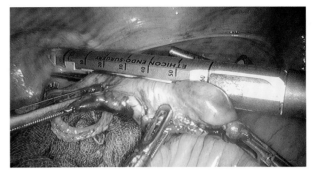

Fig.14.57 Le moignon rectal ouvert est fermé à l'aide d'une agrafeuse linéaire coupante

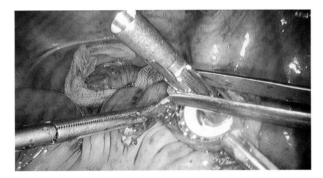

Fig.14.54 L'enclume est introduite dans la lumière intestinale de l'intestin grêle

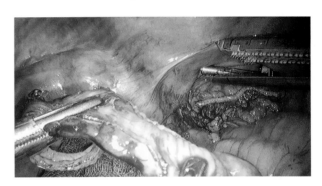

Fig.14.58 La recoupe du moignon rectal est extraite par l'orifice de 12 mm

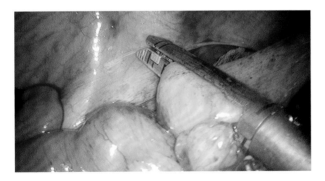

Fig.14.55 L'agrafeuse linéaire est utilisée pour fermer l'incision de l'intestin grêle sous l'enclume

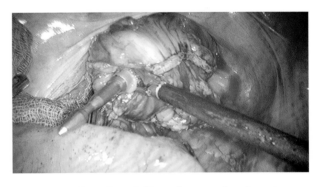

Fig.14.59 La pointe de l'agrafeuse perfore le moignon rectal à l'angle gauche de la ligne de suture

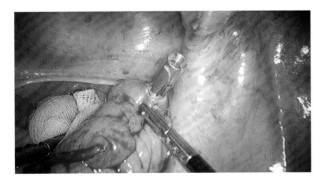

Fig.14.56 La tige centrale de la tête de l'enclume sort de l'intestin grêle

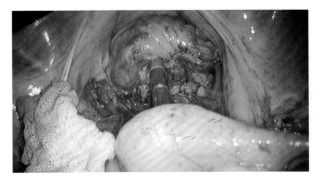

Fig.14.60 La pointe et l'enclume de l'agrafeuse circulaire sont encliquetées avant d'être serrés

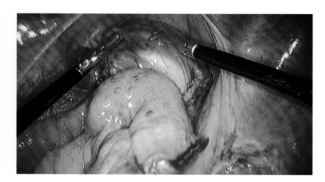

**Fig.14.61** Le serrage entre l'extrémité de l'iléon et le rectum est effectué (anastomose latéro-terminale)

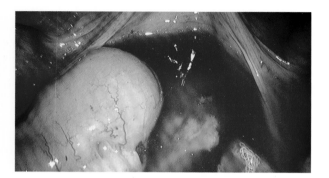

**Fig.14.62** Un test à l'air est effectué

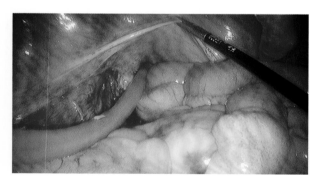

**Fig.14.63** Un drainage est placé sur le côté gauche de la cavité pelvienne

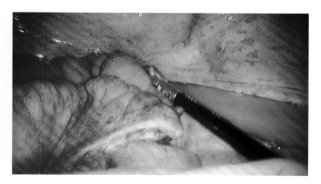

**Fig.14.64** Un autre drainage est placé sur le côté droit de la cavité pelvienne

### 3.4 Affichage de la paroi abdominale et du spécimen (Fig.14.65 et Fig.14.66)

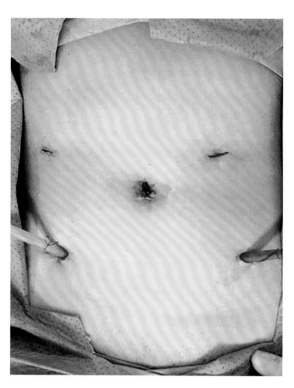

**Fig.14.65** Vue de la paroi abdominale en fin d'intervention

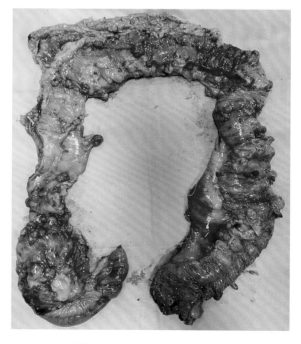

**Fig.14.66** Vue du spécimen (colectomie totale + grand omentum)

# 4 Les éléments essentiels associés au succès de l'opération

## 4.1 Les caractéristiques anatomiques et le traitement de la veine colique moyenne

Selon le principe du traitement radical, l'artère colique moyenne et la veine doivent être ligaturées à la racine des vaisseaux. La veine mésentérique supérieure est superficielle et large et est exposée en incisant le péritoine postérieur. L'artère mésentérique supérieure est située sur le côté gauche de la veine mésentérique supérieure et émet une artère colique moyenne au niveau du bord inférieur du pancréas. Si le méso-côlon transverse est soulevée, la veine colique moyenne et ses branches peuvent être vues vers le côlon transverse (Fig.14.67). Au bord supérieur du pancréas, l'artère colique moyenne et la veine doivent être ligaturées à la racine avec un clip vasculaire et les ganglions lymphatiques autour des vaisseaux sanguins retirés. Les vaisseaux coliques moyens doivent être disséqués soigneusement. Lors

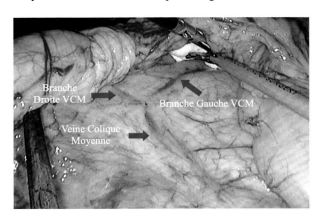

Fig.14.67 L'exposition de la veine colique moyenne et de ses branches

de la séparation de ces vaisseaux, le chirurgien doit faire attention à la technique de dissection en particulier délicate avec les ciseaux à ultrasons; la surface de travail du couteau à ultrasons doit être éloignée du vaisseau sanguin.

## 4.2 L'importance de conserver l'omentum dans la colectomie totale

Bien que la gamme de lésions soit large pour les patients qui se préparent à subir une colectomie totale, le stade des lésions est souvent précoce; la probabilité de métastases tumorales à l'omentum est extrêmement faible. Par conséquent, il n'est pas nécessaire de supprimer l'épiploon. Premièrement, l'omentum a une fonction physiologique importante. L'omentum comprend un grand nombre de macrophages. Lorsque des bactéries ou d'autres microbes envahissent la cavité abdominale, elles sont entourées et avalées par l'omentum. L'inflammation abdominale pourrait également être confinée par l'omentum, de sorte que l'inflammation ne se propagerait pas rapidement. De plus, l'omentum a également une fonction sécrétoire. L'omentum pourrait sécréter une petite quantité de sécrétions péritonéales pour lubrifier la surface de l'organe afin de réduire leur friction de mouvement. La conservation de l'omentum préserve également la fonction immunitaire de l'omentum et réduit l'apparition d'adhérences intestinales abdominales. Deuxièmement, la difficulté technique de l'opération est l'extraction des échantillons à travers la cavité naturelle. La préservation de l'omentum réduira considérablement la difficulté d'extraction des échantillons de l'anus. Par conséquent, dans « NOSES IX », nous plaidons pour la préservation de l'omentum.

Chapitre **15**

# Colectomies Totales Laparoscopiques Avec Extraction Transvaginal (NOSES X)

Xishan Wang, Zhixun Zhao et Yinggang Chen

La colectomie totale laparoscopique est considérée comme l'une des techniques les plus avancées impliquant une résection étendue et des procédures chirurgicales complexes. Par rapport à la colectomie totale laparoscopique conventionnelle, la principale différence de « NOSES X » tient à la voie d'extraction de la pièce opératoire par le vagin et à la technique de reconstruction du circuit digestif par une anastomose latérale entre l'iléon et le rectum. Par rapport à « NOSES IX », la procédure de « NOSES X » à des indications plus larges en raison de la bonne compliance du vagin. De plus, cette technique réduit le risque de contamination de la cavité abdominale en l'absence d'ouverture de la lumière intestinale, ce qui peut réduire le risque d'infection. La mise en œuvre de « NOSES X » nécessite que le chirurgien ait des bases anatomiques solides et des idées chirurgicales claires.

## 1 Indications et contre-indications

### 1.1 Indications (Fig.15.1)

1. Cancers colorectaux primitifs à localisations multiples. Diamètre maximal de la lésion doit être de 3 à 5 cm.

2. Polypose adénomateuse familiale.

3. Syndrome de Lynch associé au cancer colorectal.

4. Colite ulcéreuse hémorragique qui ne répond pas aux traitements médicaux.

5. Femme

### 1.2 Contre-indications

1. Cancers colorectaux primitifs à localisations multiples.

2. Diamètre tumoral supérieur à 5 cm.

3. Obésité importante (IMC>35 kg/m$^2$).

4. Tumeurs envahissant la séreuse.

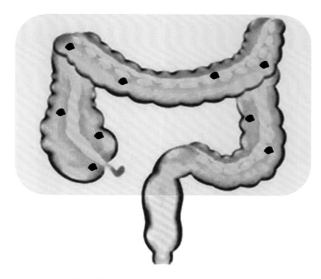

**Fig.15.1 Localisation des tumeurs adaptées à NOSES X**

5. *Trocart E pour l'assistant chirurgien* (5 mm): à l'intersection entre la ligne de projection du côlon transverse et la ligne médio-claviculaire droite (Fig.15.3)

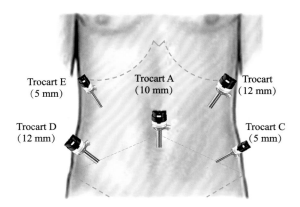

**Fig.15.3  Position des trocarts pour NOSES X**

# 2 Anesthésie, position du patient, position des trocarts et position de l'équipe chirurgicale

## 2.1 Anesthésie

Anesthésie générale avec ou sans anesthésie péridurale.

## 2.2 Positionnement du patient

Position de lithotomie modifiée (Fig.15.2).

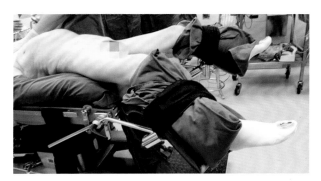

**Fig.15.2  Position du patient**

## 2.3 Position des trocarts

1. *Trocart A pour laparoscope* (10 mm): dans l'ombilic

2. *Trocart B pour le chirurgien* (12 mm): dans le quadrant supérieur gauche, pour l'hémicolectomie droite

3. *Trocart C pour le chirurgien* (12 mm): au milieu 1/3 entre l'ombilic et l'épine iliaque antéro-supérieure droit, pour l'hémicolectomie gauche et à la résection rectale

4. *Trocart D pour l'assistant chirurgien* (5 mm): sur le 1/3 externe entre l'ombilic et l'épine iliaque antéro supérieure gauche

## 2.4 Position de l'équipe chirurgicale

*Pendant l'hémicolectomie droite*: le chirurgien doit se tenir sur le côté gauche du patient. L'assistant doit se tenir du côté droit.

*Pendant l'hémicolectomie gauche et la résection rectale*: le chirurgien doit se tenir du côté droit du patient; l'assistant doit se tenir sur le côté gauche du patient. Le caméraman doit se tenir entre deux jambes du patient ou du même côté du (Fig.15.4 et Fig.15.5).

## 2.5 Instruments spécifiques pour NOSES X

| | |
|---|---|
| Trocarts (1×10 mm, 1×12 mm, 3×5 mm) | 5 |
| Outil de dissection (bistouri à ultra-sons) | 1 |
| Agrafeuse linéaire coupante droite (60 mm) | 3 |
| Agrafeuse circulaire (25 mm) | 1 |
| Manchon plastique stérile | 1 |
| Dissecteur laparoscopique | 1 |
| Pinces laparoscopiques | 2–3 |

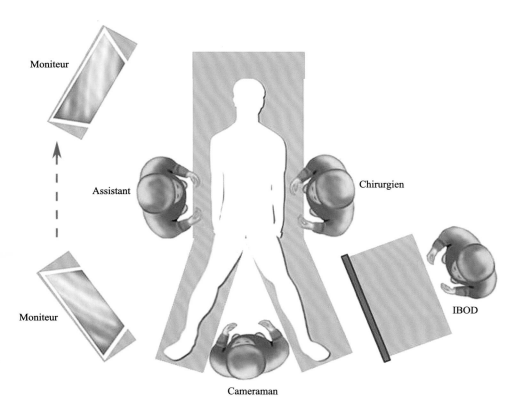

**Fig.15.4** **Position de l'équipe chirurgicale (hémicolectomie droite)**

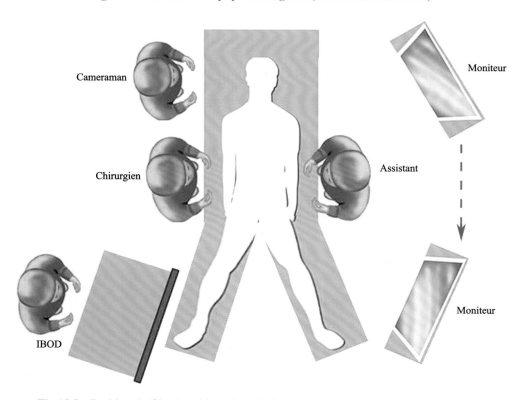

**Fig.15.5** **Position de l'équipe chirurgicale (hémicolectomie gauche et résection rectale)**

# 3   Procédures et compétences chirurgicales

## 3.1   Exploration et planification chirurgicale

Sur la base d'un examen préopératoire détaillé et d'une discussion sur le plan chirurgical, l'examen peropératoire comprend trois étapes:

### 3.1.1   Exploration globale

Après avoir placé le laparoscope dans l'orifice ombilical, nous recommandons une exploration globale de la cavité abdominale dans le sens des aiguilles d'une montre à partir du quadrant supérieur droit, afin de s'assurer que rien de significatif n'est négligé. Les organes explorés sont le foie, la vésicule biliaire, l'estomac, la rate, le grand omentum, le côlon, l'intestin grêle et le pelvis, présence d'une ascite débutante (Fig.15.6 et Fig.15.7).

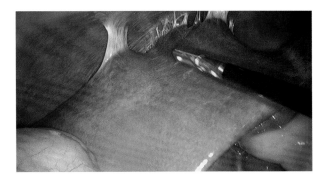

Fig.15.6   Le lobe gauche dufoie

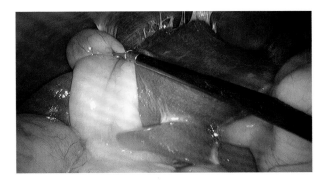

Fig.15.7   Segments Ⅱ et Ⅲ du foie, du lobe caudé du foie et de la vésicule biliaire

### 3.1.2   Exploration de la tumeur

Le chirurgien doit déterminer l'emplacement exact de la tumeur, la taille de la tumeur, ainsi que la profondeur de l'invasion tumorale; le diamètre maximal de la tumeur doit être inférieur à 5 cm (Fig.15.8). Notez que le tatouage préopératoire pendant l'endoscopie est extrêmement utile en chirurgie laparoscopique où le retour tactile est limité.

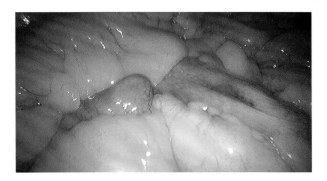

Fig.15.8   Exploration de la tumeur

### 3.1.3   Exploration de la structure anatomique

La colectomie totale laparoscopique est l'une des procédures colorectales laparoscopiques les plus étendues à effectuer. La procédure chirurgicale comprend la mobilisation du côlon droit et transverse, la mobilisation du côlon gauche, la mobilisation rectale et la reconstruction iléo-anale ou iléo-rectale. Par conséquent, l'exploration de la structure anatomique implique tous les segments du côlon et du rectum ainsi que le méso-côlon. L'exploration détaillée facilitera le choix de la procédure chirurgicale.

## 3.2   Dissection et mobilisation

### 3.2.1   Dissection des vaisseaux iléocoliques

Après avoir établi le pneumopéritoine par un trocart ombilical, quatre trocarts supplémentaires sont placés dans des sites décrits précédemment. La table d'opération est inclinée avec léger Trendelenburg et rotation côté gauche pour déplacer l'intestin grêle vers le quadrant supérieur gauche.

L'omentum et le côlon transverse sont poussés vers le haut de l'abdomen, le méso-côlon droit maintenant bien exposé et le champ opératoire également. Tout d'abord, le méso-côlon près de la jonction iléo-caecale est levé pour repérer le pédicule iléo-colique. La racine du pédicule iléocolique est généralement située au bord inférieur du duodénum (Fig.15.9). Le bord médial du méso-côlon droit est d'abord incisé sous la racine du pédicule iléocolique (Fig.15.10). Avec une traction adéquate du méso-côlon vers le quadrant supérieur droit, les vaisseaux iléocoliques sont facilement mobilisés et le méso-côlon est incisé sous les vaisseaux permettant de créer une fenêtre dans l'espace rétro-péritonéal sous le 3$^{ème}$ duodénum. Cette fenêtre est élargie de dedans en dehors (Fig.15.11). L'origine des vaisseaux est identifiée à partir des vaisseaux mésentériques supérieurs sous le bord inférieur du 3ème duodénum. Les vaisseaux disséqués sont clippés et sectionnés séparément à leur origine (Fig.15.12 et Fig.15.13).

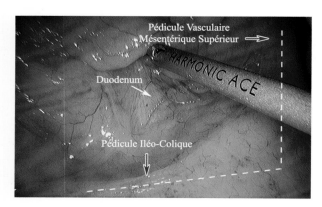

Fig.15.9    Traction vers l'avant méso-colon près de la jonction iléo-caecale pour visualiser le pédicule iléo-colique

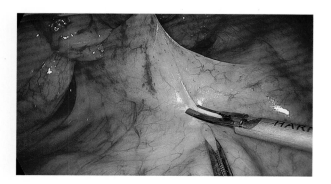

Fig.15.10    La racine du méso-colon droit est d'abord incisée sous le pédicule iléocolique

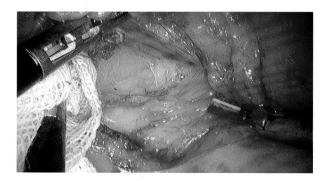

Fig.15.11    La fenêtre péritonéale réalisée est étendue de dedans en dehors

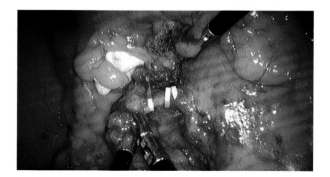

Fig.15.12    Les vaisseaux iléocoliques sont identifiés et clippés

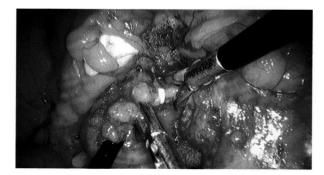

Fig.15.13    Les vaisseaux iléocoliques sont sectionnés

### 3.2.2    Dissection des vaisseaux coliques droits

Une fois le pédicule iléo-colique sectionné, l'assistant saisit le pédicule vasculaire et le bord du méso-côlon. Le chirurgien commence la mobilisation médio-latérale postérieure du méso-côlon droit. La dissection du rétro-péritoine méso-colique droit se poursuit latéralement vers la paroi latérale droite, sous le côlon, puis vers le haut jusqu'à l'angle droit hépatique, et médialement pour libérer le méso-côlon du 3$^{ème}$ duodénum. Cette dissection soigneuse dans l'espace de

Toldt se poursuit en avant du duodénum et la tête du pancréas (Fig.15.14). La veine colique droite accessoire et l'artère colique droite sont clippées et sectionnées (Fig.15.15, Fig.15.16 et Fig.15.17). La dissection autour du tronc gastro-colique de Henlé permet d'exposer une éventuelle veine colique droite accessoire. L'espace de Toldt doit être élargi à l'avant du pancréas (Fig.15.18 et Fig.15.19).

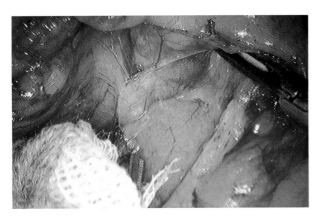

Fig.15.14    Le méso-colon droit est libéré du duodénum

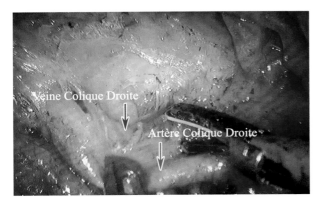

Fig.15.15    Les vaisseaux coliques droits sont exposés et disséqués

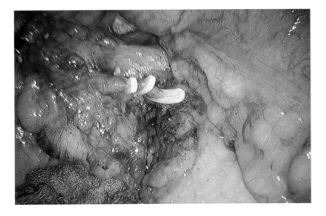

Fig.15.16    Les vaisseaux coliques droits sont clippés

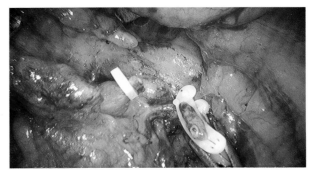

Fig.15.17    Les vaisseaux coliques droits sont sectionnés

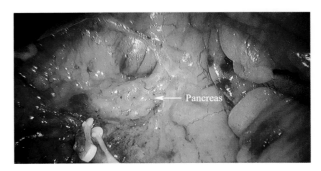

Fig.15.18    L'exposition de la face antérieure du pancréas

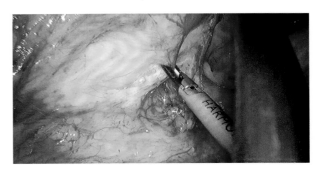

Fig.15.19    L'ouverture de l'espace rétro-péritonéal de Toldt est agrandi en avant du pancréas

### 3.2.3    Dissection des vaisseaux coliques moyens

Après section des vaisseaux coliques droits, la dissection se poursuit vers le haut le long de la face antérieure de la veine mésentérique supérieure. La dissection de la face antérieure de la veine mésentérique supérieure permet une dissection complète de la racine de l'artère et de la veine colique moyenne. L'assistant joue un rôle important dans le maintien d'une tension appropriée du méso-côlon transverse, pour permettre au chirurgien d'identifier et de ligaturer correctement les vaisseaux coliques moyens. La dissection se poursuit céphalée le long du côté ventral de la veine mésentérique supérieure. La dissection se poursuit vers le haut le long de la face antérieure de la veine mésentérique supérieure. La dissection de la face antérieure de la veine mésentérique supérieure permet une dissection précise de la racine de l'artère et de la veine colique moyenne (Fig.15.20). Au bord inférieur du pancréas, l'artère colique moyenne et la veine sont ligaturées et sectionnées séparément.

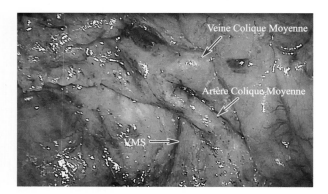

**Fig.15.20    L'exposition de la racine de l'artère colique moyenne et de la veine**

### 3.2.4    Dissection du méso-côlon droit

Une fois le pédicule sectionné, l'assistant saisit le pédicule et le bord du méso-côlon droit. Le chirurgien commence une mobilisation médio-latérale du méso-côlon droit. La dissection du rétro-péritoine se poursuit latéralement vers la face postérieure du côlon ascendant, puis vers le haut en arrière de l'angle hépatique mais aussi médialement pour libérer le méso-côlon du duodénum et du pancréas. La visualisation de l'uretère droit et des vaisseaux gonadiques dans le rétro-péritoine signifie que la dissection est dans le bon plan de l'espace de Toldt (Fig.15.21).

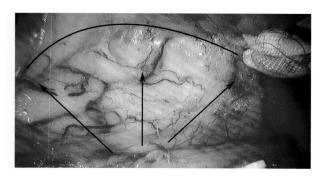

**Fig.15.21    Le fascia rétro-péritonéal de Toldt est libéré de dedans en dehors**

### 3.2.5    Dissection du mésentère iléo-caecal

L'appendice et le caecum sont écartés vers l'avant et le péritoine latéral est incisé pour libérer ces structures. La mobilisation latérale du côlon droit commence par inciser le péritoine à la base de l'appendice et du caecum. Cela continue jusqu'à ce que l'on rejoigne le point de mobilisation médiale du méso-côlon droit. Ici, le chirurgien entrera dans un espace ouvert, qui avait été disséqué précédemment lors de la mobilisation médiale du mésentère du côlon droit. L'iléon terminal est ensuite soulevé par un assistant à l'aide d'une pince. L'étendue de la résection chirurgicale et la ligne de section intestinale proximale sur l'iléon sont choisies à ce moment. Le mésentère est incisé jusqu'au bord de l'intestin et les vaisseaux sont ligaturés le long de la dissection. Il est recommandé de retirer la graisse qui entoure le grêle terminal sur 2 à 3 cm pour faciliter l'anastomose sur l'iléon terminal (Fig.15.22).

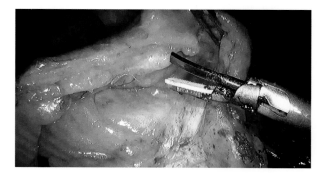

**Fig.15.22    La paroi intestinale de l'iléon terminal est exposée**

### 3.2.6    Dissection du grand Omentum

Au milieu du côlon transverse, le chirurgien sépare l'omentum du côlon; la dissection s'est poursuivie vers la l'angle colique droit hépatique. Une fois que l'omentum est libéré du bord externe du côlon, il est ensuite décollé de la face supérieure du méso-côlon transverse ouvrant l'arrière-cavité du petit omentum (Fig.15.23, Fig.15.24 et Fig.15.25). La dissection est poursuivie du milieu vers la droite le long du bord externe de la veine gastro-omentale droite (Fig.15.26 et

Fig.15.27) jusqu'à l'apparition du tronc gastro-colique de Henlé, ce plan rejoint le plan de dissection précédent (Fig.15.28). La dissection autour de l'angle droit hépatique est très importante pour éviter les saignements accidentels, en particulier des vaisseaux a du tronc de Henlé. Cependant, si la dissection méso-colique rétro-péritonéale est complète, l'angle hépatique sera facilement libéré après section du ligament hépatico-colique (Fig.15.29). L'angle droit et le côlon droit sont libérés ensuite latéralement (Fig.15.30), finissant la mobilisation de tout le côlon droit.

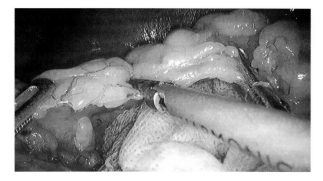

Fig.15.26　La séparation du ligament gastro-colique de dedans en dehors

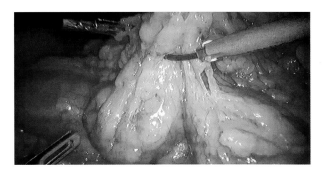

Fig.15.23　Début de la séparation du ligament gastrocolique

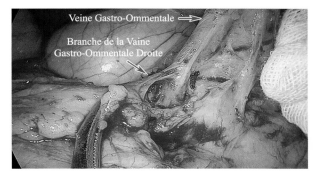

Fig.15.27　L'exposition de la veine gastro-omentale droite

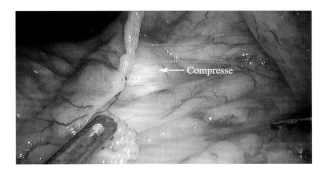

Fig.15.24　Compresse sous le méso-colon transverse parfaitement visible

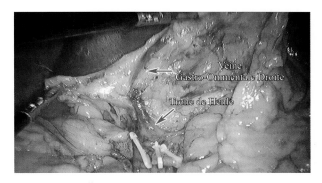

Fig.15.28　L'exposition du tronc gastro-colique de Henlé

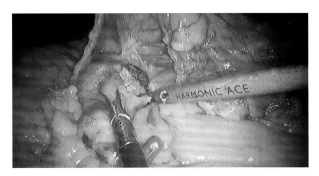

Fig.15.25　Ouverture du méso-colon transverse par sa face supérieure

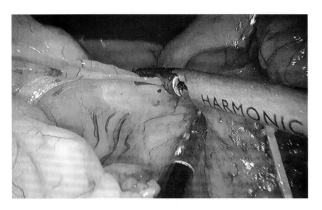

Fig.15.29　Section du ligament hépato-colique

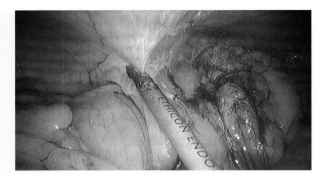

Fig.15.30 Libération latérale de
haut en bas du côlon droit

### 3.2.7 Section de l'artère mésentérique inférieure

Pour exposer complètement le champ opératoire, le patient doit être incliné en position de Trendelenburg avec une rotation sur le côté droit pour permettre d'écarter les anses grêles dans le quadrant supérieur droit. Le méso-côlon sigmoïde est écarté vers l'avant pour mieux exposer la racine du méso-côlon. Le péritoine est initialement incisé au niveau du promontoire sacré. Une fenêtre péritonéale est créée en arrière du pédicule vasculaire ouvrant l'espace de Toldt entre le fascia de Gerota et le fascia rétro méso-colique de Toldt à l'aide d'une dissection douce (Fig.15.31). La dissection est ensuite portée vers le haut en séparant progressivement le péritoine viscéral du plan postérieur pour exposer l'origine de l'artère mésentérique inférieure. L'artère mésentérique inférieure peut ensuite être sectionnée entre des clips (Fig.15.32 et Fig.15.33).

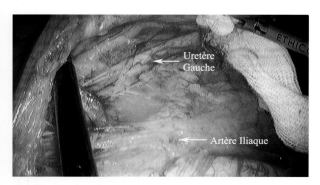

Fig.15.31 La fenêtre rétro-péritonéale est élargie de dedans en dehors vers la gauche

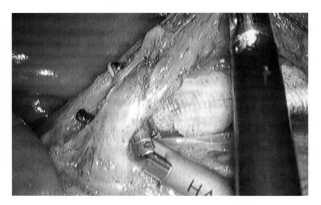

Fig.15.32 L'origine de l'artère mésentérique inférieure est exposée

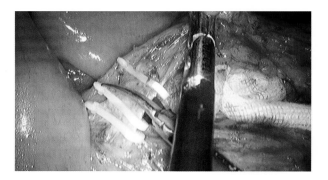

Fig.15.33 L'artère du mésentère inférieur est clippée et sectionnée

### 3.2.8 Section de la veine mésentérique inférieure

L'assistant lève la racine de l'artère mésentérique inférieure et l'incision péritonéale se poursuit vers le haut le long du bord antérieur droit de l'aorte jusqu'au ligament de Treitz (Fig.15.34). En utilisant une technique de dissection atraumatique, une fenêtre péritonéale est faite latéralement à la veine mésentérique inférieure La veine est clippée et sectionnée en dessous du bord inférieur du pancréas. La veine est clippée et sectionnée en dessous du bord inférieur du pancréas (Fig.15.35). Ensuite, une compresse de gaze est placée à l'arrière du méso-côlon gauche pour protéger les organes et les structures postérieures. A ce moment, les vaisseaux alimentant le côlon gauche sont identifiés et disséqués.

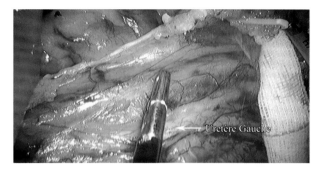

Fig.15.34　L'incision se poursuit vers le haut jusqu'au ligament de Treitz

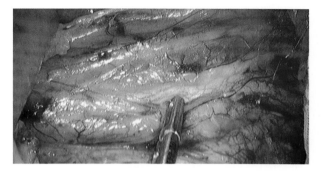

Fig.15.36　Vue rétro-péritonéale gauche permettant de voir clairement l'uretère gauche et les vaisseaux gonadiques

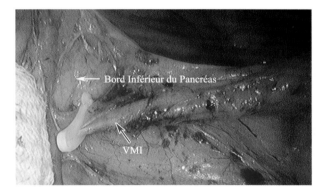

Fig.15.35　La veine mésentérique inférieure est clippée

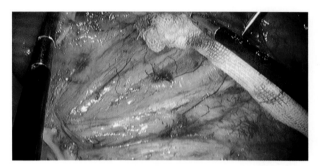

Fig.15.37　Une compresse est ensuite placée en arrière du méso-colon gauche

### 3.2.9　Mobilisation du côlon descendant (approche médiale)

Nous effectuons régulièrement cette dissection laparoscopique par approche médio-latérale pour le côlon gauche. Le méso-côlon sigmoïde est écarté en avant pour exposer l'espace postérieur. Le plan entre le fascia de Toldt et le méso-côlon sigmoïde peut alors être identifié. La vue médiale-latérale nous permet de voir clairement l'uretère gauche, les vaisseaux gonadiques et la capsule adipeuse rénale gauche (Fig.15.36). Une compresse gaze est ensuite placée à l'arrière du méso-côlon pour protéger les tissus environnants (Fig.15.37).

### 3.2.10　Dissection de l'Omentum Gauche et du Méso-côlon Transversal Gauche

L'assistant soulève la paroi antérieure de l'estomac vers l'avant. De cette façon, le ligament gastro-colique est mis sous tension et peut être libéré plus facilement. La section du ligament gastro-colique gauche commence au milieu du côlon transverse et se poursuit du milieu vers la gauche l'arcade vasculaire gastrique sur son bord externe (Fig.15.38 et Fig.15.39) jusqu'au pôle inférieur de la rate, ce plan rejoint le plan de dissection précédent. La compresse de gaze sous le bord inférieur du pancréas est identifiée à travers le méso-côlon descendant. La dissection de la racine du méso-côlon transverse distal se poursuit vers le pôle inférieur de la rate le long de la face antérieure du pancréas. Ensuite, le côlon descendant est attiré vers le côté droit par l'assistant à l'aide d'une pince atraumatique. De cette façon, la gouttière para-colique gauche est clairement exposé et peut être plus facilement incisée. La dissection de la gouttière para-colique gauche se poursuit vers le bas jusqu'au côlon sigmoïde (Figs.15.40, Fig.15.41 et Fig.15.42). Le côlon gauche et son méso sont maintenant complètement mobilisés (Fig.15.43).

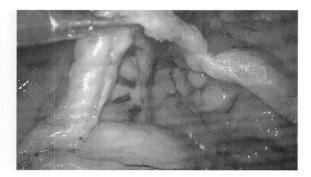

**Fig.15.38**  Le ligament gastro-colique gauche est ouvert du milieu vers la gauche le long du bord externe de l'arcade vasculaire gastrique

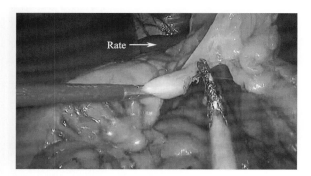

**Fig.15.39**  La dissection du ligament gastrocolique se poursuit vers l'angle gauche

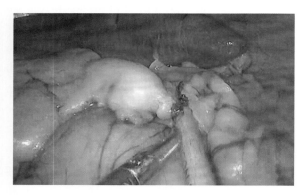

**Fig.15.40**  Section du ligament spléno-colique

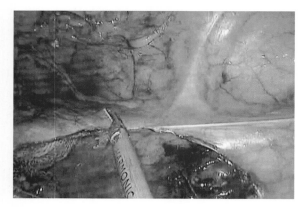

**Fig.15.41**  Ouverture de la gouttière para-colique gauche

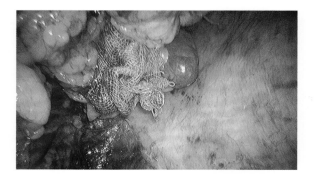

**Fig.15.42**  L'ouverture de la gouttière para-colique gauche se poursuit jusqu'à l'angle gauche

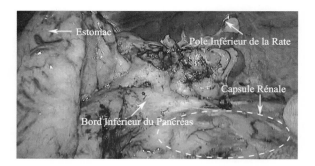

**Fig.15.43**  Vue du plan chirurgical après résection du côlon gauche

### 3.2.11    La dissection du mésorectum

Après une libération suffisante du mésorectum postérieur, la dissection du côté droit du rectum est beaucoup plus facile. La vessie (homme) ou l'utérus (femme) sont écartés vers l'avant l'aide d'une pince introduite dans le trocart du quadrant inférieur gauche. Le rectum est poussé sur le côté gauche du pelvis à l'aide d'une pince introduite dans le trocart du quadrant supérieur gauche. La dissection de la face droite du rectum jusqu'à la ligne de réflexion péritonéale est poursuivie de haut en bas (Fig.15.44) jusqu'à la réflexion péritonéale qui est incisée de droite à gauche. Les attaches latérales du côlon sigmoïde sont libérées et le côlon sigmoïde est complètement mobilisé (Fig.15.45). L'assistant écarte le côlon sigmoïde vers la droite. La compresse de gaze sur l'uretère gauche peut être identifiée à travers le méso-sigmoïde. La dissection se déroule ensuite latéralement à gauche en prenant soin d'identifier et d'éviter toute lésion de l'uretère ou des vaisseaux gonadiques. Ensuite, le chirurgien dissèque le côté gauche du rectum jusqu'à la réflexion péritonéale. L'assistant doit tirer le mésorectum sur le côté droit du bassin pour faciliter la dissection.

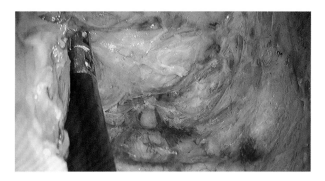

Fig.15.44   Libération postérieure du mésorectum

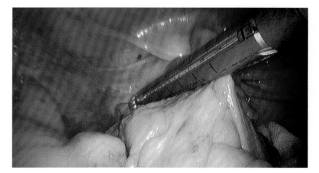

Fig.15.46   La section du haut rectum est réalisée avec l'agrafeuse linéaire coupante

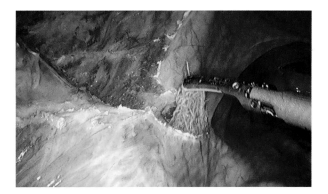

Fig.15.45   Les attaches latérales du côlon sigmoïde sont libérées

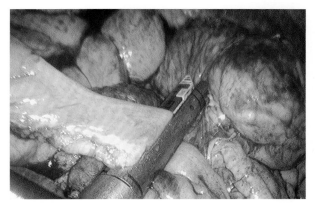

Fig.15.47   La section de l'iléon terminal est réalisée avec l'agrafeuse linéaire coupante

### 3.2.12   Dissection du rectum et de l'iléon terminal

Une fois le péritoine incisé au niveau de la réflexion péritonéale, la paroi vaginale postérieure est bien exposée. Le rectum est écarté vers l'arrière du pelvis, ce qui ouvre l'espace rectal antérieur, et facilite l'identification et la dissection des éléments anatomiques. Nous disséquons largement la paroi antérieure du rectum très bas. On applique ensuite une tension sur la face droite du rectum distal au niveau de section choisi puis on sectionne le mésorectum jusqu'à la paroi latérale droite du rectum. Les plaies de la paroi rectale doivent être évitées. De même, le mésorectum est disséqué sur le côté gauche, exposant la paroi rectale distale et sectionnant le mésorectum jusqu'à la paroi latérale en reliant les lignes de résection droite et gauche en arrière. Le rectum est enfin sectionné à la ligne de résection distale choisie à l'aide d'une agrafeuse linéaire (Fig.15.46). Ensuite, la section de l'iléon terminal est effectuée avec une agrafeuse linéaire sur l'endroit choisi (Fig.15.47).

### 3.2.13   Extraction du spécimen

L'assistant effectue une irrigation vaginale, à travers un cathéter placé dans le vagin, avec une solution cytotoxique (par exemple, 1% de povidone-iode, 500 ml). Une valve est introduite dans le vagin avec son extrémité soutenant le fornix vaginal postérieur. Le chirurgien utilise le bistouri ultrasonique pour inciser le fornix vaginal postérieur (Fig.15.48). Un manchon en plastique stérile est ensuite introduit dans la cavité pelvienne par le vagin (Fig.15.49). L'une des extrémités du spécimen est amenée dans le manchon en plastique stérile avant d'être extrait à l'extérieur par le vagin (Fig.15.50). Pour ce faire, l'assistant introduit une pince ovale dans la cavité pelvienne à travers le manchon transvaginal pour saisir l'extrémité du côlon gauche et le tirer lentement à travers le manchon en dehors de l'abdomen (Fig.15.51).

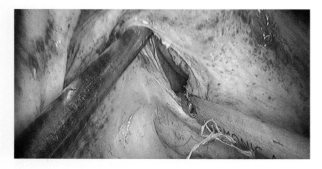

Fig.15.48    Faire une petite incision sur le fornix vaginal postérieur

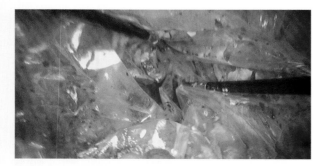

Fig.15.49    Un manchon plastique stérile est introduit dans la cavité pelvienne par le vagin

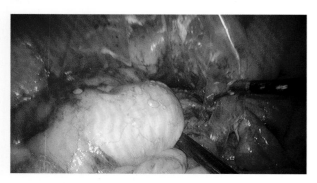

Fig.15.50    La pièce opératoire est placée dans le manchon en plastique stérile avant d'être extraite par le vagin

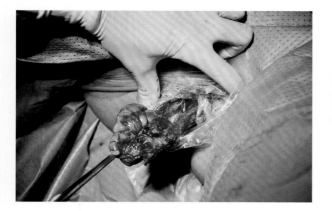

Fig.15.51    Le spécimen est extrait par le vagin protégé par le manchon en plastique

### 3.2.14    Reconstruction du circuit digestif

L'irrigation de la cavité pelvienne est effectuée en utilisant une solution cytotoxique (par exemple, 1% de povidone-iode, 1 000 ml). L'enclume est introduite dans la cavité pelvienne par le vagin. Le chirurgien fait une incision à minima sur le moignon de l'iléon distal (Fig.15.52). Une mèche de gaz povidone iodée est utilisée pour désinfecter l'incision. L'enclume est ensuite introduite dans la lumière intestinale de l'iléon distal (Fig.15.53). L'agrafeuse linéaire est utilisée pour fermer l'incision (Fig.15.54). La recoupe est ensuite extraite par le vagin. La tige centrale de l'enclume est extériorisée de la lumière de l'iléon (Fig.15.55). L'agrafeuse circulaire est ensuite introduite dans le rectum à travers l'anus gentiment dilaté. Le moignon rectal est ensuite perforé avec la pointe de de l'agrafeuse circulaire. La pointe de l'agrafeuse traverse la ligne de suture linéaire dans l'angle gauche de la ligne de suture (Fig.15.56). Une fois la tige centrale et l'enclume enclenchées dans la partie distale de l'agrafeuse circulaire (Fig.15.57), nous vérifions l'absence de twist du grêle et du mésentère. L'agrafage est ensuite réalisé après s'être assuré que les organes voisins soient éloignés de la ligne d'agrafage. L'anastomose est ensuite soigneusement suturée (Fig.15.58). L'anastomose latéro-terminale est vérifiée pour éliminer une fuite en vérifiant l'intégrité des rondelles proximale et distale, ainsi qu'en effectuant un test à l'air (Fig.15.59). Deux drains sont placés au contact de la zone anastomotique de chaque côté de la cavité pelvienne (Fig.15.60 et Fig.15.61).

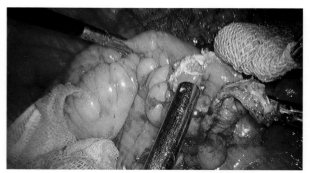

Fig.15.52    Faire une petite incision sur le moignon de l'iléon distal (bord anti-mésentérique)

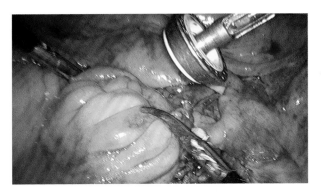

Fig.15.53 L'enclume est introduite dans la lumière intestinale de l'intestin grèle

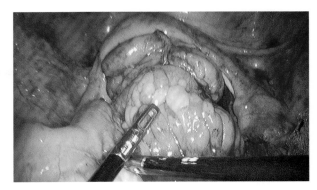

Fig.15.57 La pointe et l'enclume sont encliquetées avant serrage

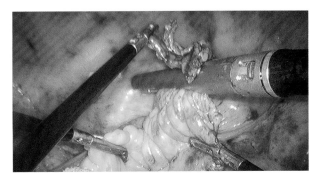

Fig.15.54 L'agrafeuse linéaire est utilisée pour fermer l'incision de l'intestin grèle

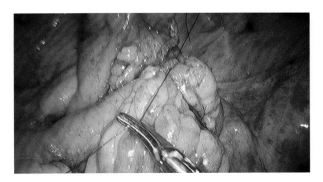

Fig.15.58 Anastomose terminée

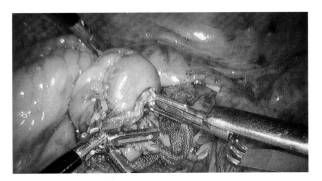

Fig.15.55 La tige centrale de l'enclume est saillante à l'extrémité de l'intestin grèle

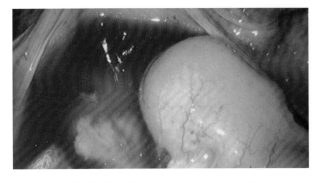

Fig.15.59 Un test à l'air est effectué

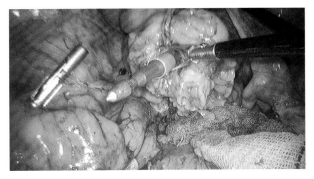

Fig.15.56 La pointe de l'agrafeuse est poussée dans le rectum qu'elle perfore dans l'angle gauche de la ligne de suture

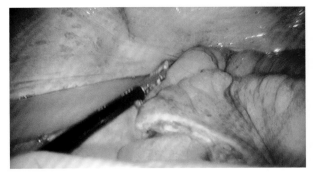

Fig.15.60 Un tube de drainage est placé sur le côté gauche de la cavité pelvienne

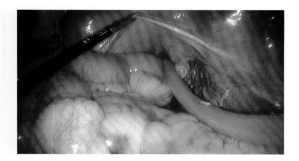

Fig.15.61    Un tube de drainage est placé
sur le côté droit de la cavité pelvienne

### 3.2.15    Fermeture de la plaie vaginale

L'incision vaginale est exposée par voie vaginale et saisie avec deux pinces d'Allis. Ensuite, l'incision vaginale est suturée avec une suture au fil résorbable (Fig.15.62). Une compresse de gaze povidone iodée est introduite dans le vagin. Elle doit être retirée 48 h après l'opération.

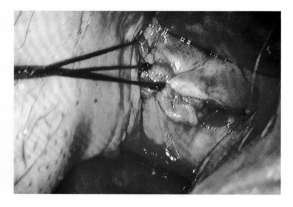

Fig.15.62    Suture du vagin par voie transvaginale

Vue de la paroi abdominale et du spécimen (Fig.15.63 et Fig.15.64)

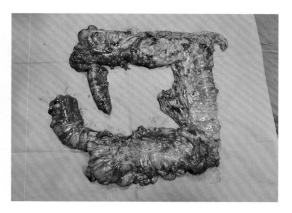

Fig.15.63    Vue du spécimen
(colectomie totale + grand omentum)

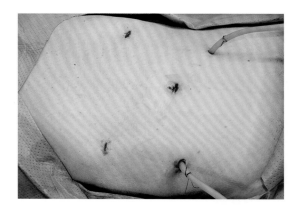

Fig.15.64    Vue de la paroi abdominale
en fin d'intervention

# 4    Les éléments essentiels associés au succès de l'opération

## 4.1    Les bases de l'opération de la colectomie totale

La colectomie totale implique une large résection, technique complexe et traumatisme chirurgical important avec durée opératoire longue, ce qui explique que l'on considère qu'il s'agit de l'une des opérations les plus difficiles en chirurgie colorectale. Par conséquent, pour le « NOSES Ⅸ » et le « NOSES Ⅹ », le chirurgien doit avoir une formation chirurgicale solide et une expérience en chirurgie laparoscopique importante. En ce qui concerne la séquence de résection de la colectomie totale, nous préférons le sens horaire de l'opération de droite à gauche. De plus, nous devons effectuer cette chirurgie étape par étape en évitant une répétition des différents gestes techniques, ce qui permet de raccourcir la durée de l'opératoire. De plus, techniquement nous pensons que l'approche médio-latérale est la meilleure.

Pour les lésions bénignes du côlon (telles que la polypose adénomateuse familiale sans de cancer), il n'est pas nécessaire de retirer les ganglions lymphatiques à la racine des vaisseaux. Cependant, nous pensons qu'il est encore nécessaire d'effectuer une ligature proximale des vaisseaux sanguins. La dissection du méso près de la paroi du côlon rendra l'ensemble du processus plus long et difficile car l'exposition vasculaire n'est pas claire et le risque de saignement plus important et la dissection dans un mauvais plan fréquente. La mobilisation du côlon transverse, de l'angle colique splénique et de l'angle hépatique est la procédure la plus difficile de toute l'opération, en raison de l'anatomie complexe des différents plans collés l'un à l'autre et des organes de voisinage comme le foie, le duodénum, le pancréas, la rate, etc. Tous ces gestes doivent être prudents pour éviter les plaies lors de la dissection.

## 4.2 Colectomie totale avec ampoule rectale préservée

L'ampoule rectale est riche en récepteurs nerveux, qui jouent un rôle important dans le contrôle de la défécation. Dans le traitement de la polypose adénomateuse familiale, du syndrome de Lynch et d'autres maladies, l'ampoule rectale est souvent réséquée, ce qui réduit également considérablement la qualité de vie des patients après la chirurgie. Par conséquent, pour les patients atteints d'une maladie bénigne, l'ampoule rectale pourrait être conservée dans la colectomie totale. Les indications de la conservation de l'ampoule rectale comprennent (1) aucune lésion maligne dans l'ampoule rectale et (2) un petit nombre d'adénomes dans l'ampoule rectale, qui peuvent être traités par électrocoagulation. Selon les résultats d'observation de notre équipe, cette méthode peut améliorer considérablement la défécation postopératoire du patient, le contrôle de la capacité et la réduction de fréquence de la défécation postopératoire. Mais pour les patients ayant une ampoule rectale préservée, une coloscopie postopératoire doit également être effectuée régulièrement pour détecter des lésions précoces et prévenir la survenue d'un cancer.

## 4.3 Diagnostic et traitement de la polypose adénomateuse familiale

La polypose adénomateuse familiale est une maladie génétique autosomique dominante, qui survient chez les jeunes, où les symptômes apparaissent généralement entre 15 et 25 ans. Elle se caractérise par un adénome polypoïde colorectal. S'ils ne sont pas traités en temps opportun, presque tous les cas seront malins avant 40 ans. Le diagnostic de polypose adénomateuse familiale est relativement facile. Le critère de diagnostic est la présence de plus de 100 polypes d'adénome du côlon chez les patients. Lorsque les patients présentent moins de 100 adénomes, les antécédents familiaux, les lésions coliques, l'hypertrophie de l'épithélium pigmentaire rétinien et d'autres facteurs peuvent aider au diagnostic.

Pour les patients atteints de polypose adénomateuse familiale, la résection précoce est actuellement la meilleure option de traitement. En principe, la colectomie totale est curative. Les approches chirurgicales de cette maladie sont les suivantes: (1) colectomie totale avec iléostomie définitive, (2) colectomie totale avec anastomose entre l'iléon et le rectum, (3) colectomie totale avec ampoule rectale préservée, (4) et réalisation d'une anastomose entre l'iléon et le rectum. Pour les deux dernières approches, la fonction anale pourrait être préservée, ce qui pourrait améliorer la qualité de vie des patients, de sorte que davantage de médecins et de patients préfèrent ces deux approches. Cependant, ces patients ont besoin d'un suivi strict régulier toute leur vie, pour détecter les polypes à temps.

## 4.4 Critères diagnostiques du syndrome de Lynch

Le syndrome de Lynch fait référence aux personnes atteintes de gènes de réparation des mésappariements (ROR) qui conduisent à un cancer colorectal et à d'autres tumeurs malignes. Dans le passé, ce syndrome était connu sous le nom de cancer colorectal héréditaire non adénomateux, mais on a découvert qu'en plus du syndrome de Lynch colorectal, le syndrome de Lynch peut également être responsable dans le cancer de l'endomètre, le cancer gastrique, le cancer de l'ovaire, le cancer de l'urètre et une série de Lynch organes liés au syndrome. Semblable à la polypose adénomateuse familiale, le syndrome de Lynch est également une maladie génétique autosomique dominante, qui survient tôt dans la vie et est sujette à de multiples tumeurs primaires. Les critères diagnostiques du syndrome de Lynch ont été proposés pour la première fois en 1991, au fameux Amsterdam Standard: (1) au moins trois patients ou plus atteints d'un cancer colorectal dans la famille, (2) au moins un patient était le parent au premier degré des deux autres patients, (3) au moins 2 années consécutives de cancer colorectal se produisent dans une famille, (4) au moins un âge d'apparition de moins de 50 ans, et (5) l'exclusion de la polypose familiale. Ensuite, l'Amsterdam Standard Ⅱ (1999) et la Best Standard Revision (2004) ont été proposés pour réviser le diagnostic du syndrome de Lynch. Avec le développement du diagnostic moléculaire dans le traitement du cancer, les critères diagnostiques initiaux ne sont plus considérés que comme critère de dépistage pour les groupes à haut risque du syndrome de Lynch. Actuellement, le test du génétique MMR est reconnu comme la norme la plus fiable pour le diagnostic du syndrome de Lynch. En outre, certaines institutions médicales commencent à dépister le syndrome de Lynch en utilisant la détection d'instabilité micro-satellitaire, l'immunohistochimie et la détection de mutation du gène BRAF, puis effectuent des tests de diagnostic du séquençage spécifique du gène MMR pour les patients, ce qui peut permettre la certitude diagnostic et réduire le coût du diagnostic.

# Chapitre 16

# Prévention et Traitement des Complications des « NOSES »

Xishan Wang, Zhixun Zhao et Yinghu Jin

En tant que technique chirurgicale, « NOSES » est unique dans la reconstruction et l'extraction du tube digestif mais est similaire à la chirurgie ouverte ou laparoscopique conventionnelle en termes de risque de complications chirurgicales. Dans ce chapitre, nous discutons les causes, les manifestations cliniques et de la prise en charge des complications associées à ce type de chirurgie colorectale « NOSES ».

## 1 Infection de la cavité abdominale

La plupart des infections bactériennes en chirurgie colorectale proviennent du tractus gastro-intestinal, en particulier les infections à bacilles Gram négatif. Les causes de l'infection abdominale de « NOSES » sont les suivantes: préparation préopératoire insuffisante, gestes aseptiques peropératoire, fistules anastomotiques postopératoire et drainage abdominal insuffisant, surtout chez les patients diabétiques, âgés et dénutris. Par conséquent, la prévention des infections abdominales doit être d'atténuer ces facteurs de risque afin de réduire la probabilité d'infection abdominale. Les principales manifestations cliniques de l'infection abdominale sont la fièvre, les douleurs abdominales qui s'accompagnent souvent de nausées, vomissements, distension abdominale, hypotension, tachycardie, essoufflement, d'insuffisance rénale

et d'hyperleucocytose. Au stade avancé, des signes de défaillance systémique comme une hypotension sévère, une acidose métabolique ou un choc septique apparaîtront.

Outre les manifestations cliniques, le diagnostic d'infection abdominale doit être principalement basé sur les aspects du liquide de drainage et les examens paracliniques. Les aspects du liquide de drainage offrent des indices sur l'origine de la fièvre, des douleurs abdominales et d'autres symptômes. Si le liquide de drainage est jaune et purulent, nous devrions penser à une infection abdominale. Si l'infection de la cavité abdominale est causée par une fistule anastomotique, le liquide de drainage contiendra des sédiments fécaux et du pue. Les examens associés comprennent des tests de laboratoire (numération des globules blancs et pourcentage de neutrophiles, élévation de la créatinine et de l'urée), l'imagerie (radiographie, échographie ou TDM), une analyse des drainages et de l'ascite, et une culture bactérienne pour déterminer la nature de l'épanchement (si les patients ne tolèrent pas le drainage ou si drainage est extériorisé, l'acupuncture abdominale pourrait être pratiquée pour éviter une ascite).

Les principes du traitement comprennent la thérapie de soutien systémique, la thérapie anti-infectieuse, le drainage abdominal et le traitement chirurgical. La décompression gastro-intestinale pourrait réduire les flatulences intestinales, améliorer la vascularisation de la paroi intestinale, réduire l'exsudation du contenu intestinal en cas de perforation et favoriser la récupération du péristaltisme intestinal.

Les déséquilibres électrolytiques et acido-basiques doivent être rapidement corrigés. Une thérapie nutritionnelle parentérale et entérale pourrait être administrée pour améliorer l'état général du patient et renforcer son immunité.

Les antibiotiques visent principalement les bacilles à Gram négatif, parmi lesquels les bêta-lactamines et les aminosides. Des ajustements sont nécessaires en fonction des résultats des cultures bactériennes et des antibiogrammes.

Le drainage de la cavité abdominale est primordial en présence de fistule anastomotique. Le drainage ouvert présente un risque de développer une infection rétrograde ou exogène qui pourrait être résolu en rinçant le tube de drainage régulièrement avec de la gentamicine et une solution saline physiologique. Si les symptômes d'une infection abdominale sont graves ou si un abcès abdominal s'est formé qui ne peut pas être résolu par un traitement conservateur ou une radiologie interventionnelle, une intervention chirurgicale est nécessaire.

## 2    Saignement d'anastomose

Le saignement anastomotique est une complication fréquente après chirurgie. L'anastomose mécanique réalisée en chirurgie laparoscopique est la principale cause des saignements anastomotiques en raison d'une hémostase incomplète des vaisseaux sanguins résultant d'une insuffisance de la pression vasculaire mésentérique au moment de l'anastomose. Le saignement de la zone anastomotique s'extériorise généralement 48 h après la chirurgie, tandis que le saignement d'un hématome pelvien s'évacuant par l'anastomose se produit généralement 7 jours après l'opération.

La prévention des saignements anastomotiques est la clé. Lorsqu'une anastomose peropératoire de l'intestin est effectuée, un test à l'air doit être effectué pour vérifier l'absence de fuite anastomotique. L'endoscopie endo-luminale est conseillée par certains auteurs pour contrôler l'anastomose. L'anastomose, en particulier le « triangle du danger », peut être suturée pour prévenir ce risque éventuellement par voie transanale.

L'hématochézie persistante est le premier signe d'une hémorragie anastomotique, et sa couleur dépend de la distance entre l'anastomose et l'anus et de la quantité du saignement. Le liquide de drainage normal est rose clair ou rouge. Si un saignement anastomotique est important ou développe une infection secondaire et une fuite anastomotique, il provoquera des manifestations associées comme de la fièvre, des douleurs abdominales, une irritation péritonéale, etc.

La grande majorité des saignements anastomotiques disparaîtront spontanément et seul un petit nombre de patients aura besoin d'une ré-intervention. La prise en charge comprend principalement la pharmacothérapie, la thérapie endoscopique et le traitement chirurgical. La pharmacothérapie comprend les médicaments hémostatiques oraux ou intramusculaires. En cas de saignement important, le point de saignement doit être visualisé par endoscopie et clippé. Si le traitement endoscopique échoue, un traitement chirurgical type ligature du point de saignement et une suture d'anastomose peuvent être effectués.

## 3    Saignement abdominal

Les saignements abdominaux postopératoires de « NOSES » sont généralement dus à l'insécurité de l'hémostase chirurgicale ou de la ligature vasculaire ou à des problèmes d'hémostase ou de maladies du système.

La clé de la prévention de l'hémorragie intra-abdominale est d'opérer avec prudence. Pour les personnes âgées ou avec artériosclérose, il faut éviter une dissection trop vive des vaisseaux sanguins et éviter les poussées de tension artérielle chez les patients souffrant d'hypertension pendant la période péri-opératoire.

La manifestation clinique des saignements abdominaux dépend du site de saignement, du volume et de la durée. Les patients peuvent présenter une gêne abdominale et une légère distension abdominale. Si la quantité de saignement est importante, les patients peuvent présenter des signes de choc, notamment une augmentation du pouls et de la fréquence respiratoire, une hypotension et un liquide rouge en quantité croissante par les drainages. En général, un liquide de drainage sanglant suggère souvent la possibilité d'un saignement actif. Il n'est pas difficile de poser un diagnostic en fonction des manifestations cliniques mais les drains ne sont pas toujours productifs

Si une exploration chirurgicale est nécessaire, il faut aspirer rapidement le sang et les caillots sanguins. Explorez le site chirurgical d'origine, recherchez les points de saignement à clipper ou suturer, puis vérifiez le site chirurgical d'origine. On ne trouve l'origine du saignement que chez 60 à 70% des patients environ, mais le sang doit être complètement vidé et l'abdomen fermé après contrôle et rinçage.

# 4 Fistules anastomotiques

Les fistules anastomotiques sont liées à des facteurs locaux, facteurs systémiques et des facteurs techniques. Les facteurs systémiques sont un mauvais état nutritionnel, une utilisation à long terme de corticostéroïdes, une chimiothérapie préopératoire, une radio-chimiothérapie préopératoire, concomitante à un diabète et d'autres maladies chroniques. Les facteurs locaux comprennent les troubles anastomotiques de la circulation sanguine, une grande tension anastomotique, une infection et un œdème anastomotique intestinal. Les facteurs techniques incluent les problèmes de suture par agrafage mécanique comme la défaillance du dispositif anastomotique lui-même. Par conséquent, la prévention des fuites anastomotiques doit être

basée sur les points ci-dessus. En outre, un test d'injection d'air ou d'eau est nécessaire pour vérifier la perméabilité, les saignements et les fuites de l'anastomose.

Le premier symptôme de la plupart des patients présentant une fistule anastomotique est de la fièvre ou des douleurs abdominales accompagnées d'une irritation péritonéale. Les patients atteints d'une infection abdominale sévère développeront un choc toxique et une défaillance multiple d'organes. La fièvre peut survenir à tout moment en cas de fuite anastomotique; certaines fuites anastomotiques ont une température élevée prolongée après l'opération. L'examen physique va de l'inconfort à la péritonite aiguë avec une sensibilité extrême à la palpation. Si l'inflammation abdominale est limitée, une péritonite localisée ou une masse palpable sensible apparaîtra. S'il y a un drainage, le contenu intestinal peut être extériorisé par ce dernier. Une augmentation soudaine du liquide de drainage, de la turbidité, des matières fécales, des odeurs nauséabondes et parfois des bulles apparaissent.

Une fois diagnostiquée, la fistule anastomotique doit être traitée rapidement. Garder le drainage local sans obstruction et contrôler l'infection sont la clé d'un traitement précoce. La plupart des fuites anastomotiques peuvent être guéries par drainage et irrigation. Dans certains cas, un traitement chirurgical tel qu'une dérivation fécale ou une résection intestinale et une nouvelle anastomose doivent être envisagés. Un traitement raisonnable peut convertir une fuite en une fuite contrôlable ou localisée jusqu'à ce qu'elle soit guérie.

La clé est d'assurer l'anastomose sans tension ni infection, avec une bonne circulation sanguine. De plus, les chirurgiens doivent faire attention à la tension du péristaltisme intestinal. Les auteurs ne préconisent pas utilisation de principe de la colostomie prophylactique pour tous les patients atteints d'un cancer du rectum, car la stomie ne réduit pas l'incidence des fuites anastomotiques postopératoires. Mais pour les situations suivantes, la stomie est recommandée: mauvaise préparation intestinale préopératoire, occlusion partielle; les personnes fragiles et âgées souffrant de maladies telles que le diabète, les patients souffrant d'anémie sévère et de dénutrition, les patients ayant bénéficiés d'une chimiothérapie néo-adjuvante préopératoire mais aussi les patients à bassin étroit ou à obésité importante et enfin en cas de la tumeurs basses ou ultra-basses qui nécessitent une chirurgie rectale avec anastomoses délicates.

## 5    Fistules recto-vaginales

Le retrait du spécimen par le vagin est la principale source de cette complication qui est liée aux deux facteurs de risques suivants: (1) l'élasticité du vagin et (2) la taille du spécimen. Le volume à extraire est principalement composé du diamètre de la tumeur, de la paroi intestinale et de la graisse du méso. Par conséquent, les difficultés pour extraire l'échantillon ne dépendent pas simplement du diamètre de la tumeur. Une partie du contenu intestinal est susceptible de s'écouler de l'intestin compressé, ce qui augmente les risques d'infections intra-abdominales. Lorsque le spécimen est prélevé, le tractus intestinal est coincé dans la cavité abdominale, ce qui entraîne un risque que le contenu intestinal s'écoule dans la cavité abdominale augmentant le risque d'infection intra-abdominale. Si une fistule anastomotique se produit avec la présence d'une incision vaginale, le risque de fistule recto-vaginale est augmenté.

Les causes de la fistule recto-vaginale peuvent être séparés en facteurs iatrogènes et liés aux patients. Les facteurs iatrogènes sont les plus importants. Généralement, une localisation basse du cancer rectal, une traction chirurgicale et un champ visuel étroit conduisent à la fermeture de la paroi postérieure du vagin au contact de l'anastomose. Par conséquent, un champ chirurgical dégagé et la confirmation de l'emplacement de la paroi postérieure du vagin sont importants pour prévenir la fistule recto-vaginale. De plus, il convient de noter que la paroi postérieure du vagin et l'anastomose ne doivent pas être suturées ensemble. Certains auteurs proposent d'interposer le grand omentum entre les deux sutures pour diminuer le risque de fistulisation.

Bien que le taux de fistule recto-vaginale soit peu élevé, cette complication ne doit pas être méconnue. Le moment pour traiter chirurgicalement la fistule recto-vaginale postopératoire, en particulier la fistule recto-vaginale iatrogène, doit être soigneusement choisi; les chirurgies immédiates souhaitées par les patientes en urgence ne sont pas souhaitables. La chirurgie doit être effectuée une fois que l'inflammation locale et systémique sont réglées, que la cicatrice est devenue souple et au moins 3 mois après le début de la fistulisation ou de la plaie.

## 6    Occlusion intestinale

L'occlusion intestinale est une complication connue après une chirurgie abdominale. Les adhérences postopératoires, les hernies internes, les torsions et l'infection peuvent entraîner une occlusion intestinale. Les premiers symptômes concernant l'occlusion intestinale sont principalement un iléus paralytique. Une occlusion intestinale postopératoire précoce nécessite probablement une intervention chirurgicale rapide; rappelez-vous que l'opération pendant la période postopératoire peut être particulièrement difficile au cours des 3 à 5 premiers jours. L'occlusion intestinale postopératoire tardive est souvent causée par une adhérence intestinale ou une bande d'adhérences, qui se manifestent par une occlusion intestinale mécanique. L'occlusion intestinale mécanique peut également être due à un volvulus ou à une invagination.

Les principales manifestations sont des douleurs abdominales, une distension abdominale, des vomissements, l'arrêt des gaz et des matières entre autres. En fonction de la cause, du type, de l'emplacement et du degré d'occlusion intestinale, les manifestations cliniques sont différentes. En cas d'occlusion intestinale ischémique par strangulation d'anses intestinales, la maladie progresse rapidement et un choc apparaîtra. Par conséquent, l'apparition précoce de symptômes cliniques peut constituer un critère important pour le traitement d'urgence de l'occlusion.

Quant à la prévention de l'occlusion intestinale postopératoire, il faut éviter un épanchement du contenu intestinal en cas de geste chirurgical. Si cela survient, la cavité abdominale doit être soigneusement aspirée et lavée. Avant de fermer l'abdomen, il doit être soigneusement examiné pour s'assurer qu'aucun corps étranger n'est laissé dans la cavité abdominale, et l'intestin grêle est contrôlé minutieusement remis en place et recouvert par le grand omentum. Une déambulation précoce doit être encouragée pour réduire la survenue d'adhérences intestinales postopératoires.

L'occlusion intestinale est une complication connue de la chirurgie colorectale, et elle n'est pas difficile à diagnostiquer et à traiter. Le principe du traitement est de lever l'occlusion et de corriger les troubles métaboliques. Le choix de la méthode de traitement doit être basé sur la cause, la nature, la localisation, l'état général et la gravité des symptômes.

## 7    Volvulus intestinal

Une torsion intestinale peut survenir à la fois au début ou à la fin de la période postopératoire. Ce n'est généralement qu'un segment du côlon ou de l'intestin grêle et son mésentère qui tournent de 360° à 720° le long de l'axe du mésentère. Une occlusion intestinale et une ischémie se produiront; il s'agit donc de l'une des complications postopératoires la plus urgente et la plus grave.

Les adhérences intestinales et trop de contenu intestinal sont des facteurs potentiels pour la formation de volvulus. Un péristaltisme intestinal intense ou un changement de position entraînera un mouvement non synchronisé de la boucle intestinale, provoquant ainsi une torsion des boucles intestinales. La prévention du volvulus intestinal postopératoire doit compter sur une éducation postopératoire pour éviter la survenue d'un volvulus intestinal provoqué par une augmentation soudaine de la pression abdominale.

La torsion intestinale peut conduire à l'étranglement et à la nécrose rapidement; un traitement chirurgical en urgence de retournement de la boucle intestinale, réduira le taux de mortalité. Il peut également réduire le syndrome de l'intestin court en raison de la résection intestinale massive après nécrose. Pour les patients qui présentent des signes évidents de péritonite, de nécrose du côlon et de nécrose de la paroi intestinale (détectée par coloscopie), l'utilisation de « stents » souples peut permettre de lever l'obstruction de l'intestin par coloscopie et redresser les boucles intestinales, en évacuant une grande quantité de gaz et de matières fécales et restaurer ainsi l'intestin tordu. Cependant, une intervention chirurgicale est nécessaire si la paroi intestinale présente une nécrose partielle. Si des signes de péritonite sont évidents et/ou que le côlon est considéré comme nécrotique, un traitement chirurgical doit être effectué rapidement. Les traitements chirurgicaux sont la section de brides, d'adhérences, la résection des segments nécrosés et le repositionnement des anses intestinales après éventuelle vidange (« milking »).

## 8    Hernie interne abdominale

La hernie interne abdominale se produit lorsque l'intestin grêle passe dans une brèche péritonéale du péritoine viscéral congénital ou rétro-péritonéale secondaire au geste chirurgical. La hernie interne n'a pas de manifestation clinique immédiate évidente et n'est donc pas facilement diagnostiquée. La distension abdominale, la douleur et l'inconfort sont les principales manifestations de la hernie interne, et certaines sont accompagnés d'une occlusion intestinale chronique. Par conséquent, les examens d'imagerie post-opératoires sont la clé pour diagnostic rapide et guide le geste chirurgical éventuel. Afin d'éviter l'apparition d'une hernie abdominale, nous devons fermer les brèches interne du mésentère lors de l'opération.

L'examen radiologique ne montre que des

signes d'occlusion intestinale comme le niveau de liquide et la dilatation intestinale. Ainsi, la tomodensitométrie est généralement recommandée pour aider à déterminer l'emplacement, l'étendue et la taille de la hernie interne. Même si l'emplacement de la hernie est caché, la tomodensitométrie peut toujours fournir une référence précise pour le diagnostic. Une fois le diagnostic fait, un traitement chirurgical rapide est nécessaire pour éviter l'ischémie intestinale et la nécrose des anses intestinales herniées et des anses anastomosées. La prévention de la hernie intra-abdominale réside dans la fermeture des brèches péritonéales autant que possible. Les chirurgiens ne doivent pas être trop « confiants » et l'opération doit être soigneusement vérifiée pour éliminer les facteurs de risque.

## 9  Implantation tumorale des orifices de trocart et de l'incision vaginale

En raison de l'absence d'incision large de la paroi abdominale, les orifices de trocart et l'incision du vagin deviennent les lieux d'implantations potentiels des greffes tumorales. On a dit que la pression de dioxyde de carbone du pneumopéritoine pourrait provoquer la pulvérisation des cellules tumorales et favoriser les métastases tumorales. Les mesures préventives comprennent l'application d'un manchon plastique de protection stérile lors de l'extraction des échantillons pour isoler la tumeur et la traction douce vers l'extérieur à travers les trocarts des petits spécimens. À la fin de l'opération, les trocarts ne sont retirés que lorsque le gaz est évacué pour éviter l'effet de cheminée provoqué par l'échappement direct par les orifices de trocart.

Les mouvements de va-et-vient dans la paroi abdominale doivent être évités pour tous les trocarts. L'ancrage des trocarts dans la paroi avec filetage peuvent être utilisés. Une fois que la fuite d'air se produit autour des trocarts, les trocarts doivent être remplacés et leur fixation sécurisée dans la paroi pour assurer l'étanchéité du pneumopéritoine. De plus, afin de réduire l'incidence de l'implantation abdominale, « NOSES » n'est pas recommandé pour les patients au stade T4. L'auteur lave généralement la cavité abdominale et le vagin avec de l'iodophore et de l'eau distillée. L'eau distillée est hypo-osmotique et peut entraîner un gonflement, une rupture et donc une inactivation des cellules tumorales. La procédure aseptique stricte est non seulement l'exigence de base de « NOSES » mais également l'un des points clés pour améliorer le pronostic des patients.

# Chapitre 17

# Partage d'expérience dans « NOSES » en Chirurgie Colorectale

Leroy J, Bretagnol F, Nguyen D

Avec l'acceptation générale de la laparoscopie comme outil chirurgical pour traiter les maladies colorectales, les chirurgiens digestifs, au début des années 90, ont commencé à changer les stratégies des procédures chirurgicales. Par obligations, dues à un équipement peu adapté (seule l'agrafeuse circulaire ILS® existait, et aucun Endo-GIA® n'était disponible avant 1993 sur le marché français) (Fig.17.1), nous avons réalisé en novembre 1991 la première intervention au monde pour cancer du rectum avec exérèse totale du mésorectum (ETM/TME) associant une résection inter-sphinctérique (RIS) et l'extraction transanale de la pièce opératoire suivie d'une anastomose colo-anale manuelle.

Rapidement, nous avons effectué 12 résections rectales avec ETM/TME pour les cancers du rectum moyen et hauts, effectuant une dissection rectale et colique totalement laparoscopique suivie d'une division rectale distale transanale avant de tirer le rectum par voie transanale en utilisant la technique du pull-through (éversion) décrite par Toupet en procédure ouverte (1950) (Fig.17.2).

Voici les points techniques de notre première expérience « NOSES » pour cancer du bas rectum après traitement néo-adjuvant par RCT: Tout d'abord, après dissection laparoscopique colorectale avec ETM/TME, l'agrafeuse ILS® est introduite et ouverte dans le rectum. Une ligature est alors réalisée sous laparoscopie à l'extérieur autour du rectum libéré sur l'axe de la pince ILS® ouverte.

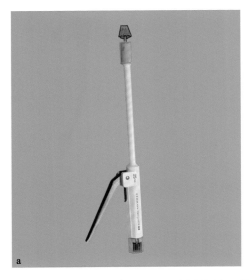

**Fig.17.1a**  *Agrafeuse ILS® de la société Ethicon™*.
L'enclume est fixée sur l'axe

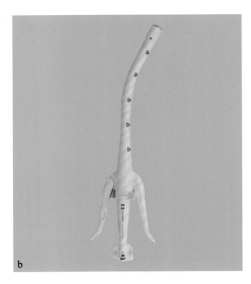

**Fig.17.1b**  *CEEA® Premium plus de Covidien™*

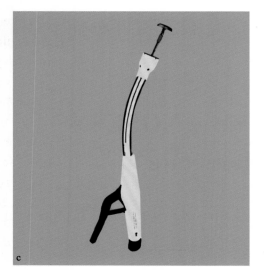

**Fig.17.1c** *PCEEA®* de la société Covidien™.
Produit à usage unique

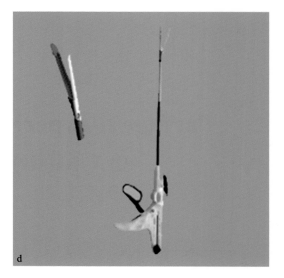

**Fig.17.1d** *Endo-GIA®* de Covidien™
Company. Cartouche à usage unique

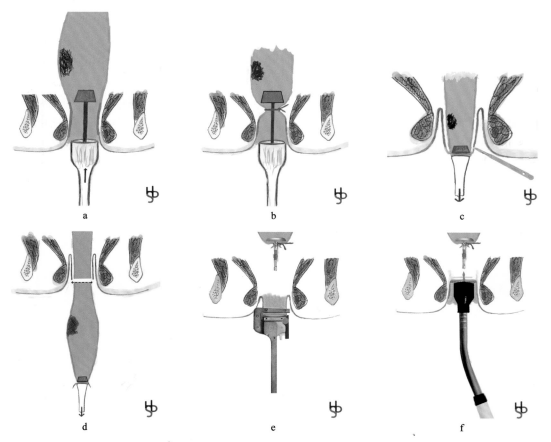

**Fig.17.2    RÉSECTION TRANSNALE RECTALE DU « NOSES »**

*Technique laparoscopique de Toupet modifié (Leroy 1992);*

*2a: ILS® est introduit et ouverte dans le recto-sigmoïde.*

*2b: La paroi rectale est ligaturée et emprisonnée autour de la tige ILS® par laparoscopie.*

*2c: Le rectum distal est inversé par traction sur ILS® fermé et la paroi rectale inversée est sectionnée.*

*2d: Le recto-sigmoïde est tiré à travers le moignon rectal inversé à travers l'anus.*

*2e: Colon proximal fermé sur l'enclume EEA® et moignon inversé distal fermé avec agrafeuse TA®.*

*2f: Anastomose mécanique circulaire en cours de réalisation.*

L'agrafeuse est ensuite fermée pour emprisonner la paroi rectale et tirer le rectum à travers l'anus (Fig.17.2b). Le moignon rectal distal, maintenant inversé, est sectionné et le recto-sigmoïde est tiré à l'extérieur par voie transanale (Fig.17.2c). L'enclume d'une pince EEA® est alors introduite dans le côlon proximal et fixée avec une bourse. Avant de réaliser l'anastomose, le moignon rectal distal a été inversé et fermé avec une agrafeuse linéaire TA® (Fig.17.2e, 2f). C'était donc une procédure « NOSES » sans savoir que je le faisais. Nous avons publié notre expérience et notre technique en 1994 (livre français).

Pour améliorer la morbidité postopératoire (particulièrement liée à la taille de l'incision abdominale comme l'infection de la plaie, les hernies incisionnelles, l'aspect cosmétique), les chirurgiens colorectaux laparoscopiques ont développé des procédures réduisant les incisions abdominales ainsi que le nombre et la taille des trocarts. Depuis le début de la laparoscopie, de nombreuses interventions chirurgicales ont été imaginées malgré un manque d'instruments adaptés.

Les procédures décrites dans ce chapitre sont le fait de notre imagination ou inspirées d'auteurs qui ont développé la chirurgie colorectale mini-invasive en réalisant et standardisant des procédures totalement laparoscopiques.

En 1993, **Franklin M.E** a décrit une sigmoïdectomie totalement laparoscopique réalisant une dissection complète par laparoscopie suivie de l'extraction du sigmoïde à travers l'anus via le rectum avant de réaliser une anastomose mécanique colorectale avec une agrafeuse ILS® (Fig.17.3a, 3b).

En 2008, **Palanivelu C**. introduit le concept de « NOSES » pour « Natural Orifice Specimen Extraction », utilisant l'extraction transvaginale des pièces opératoires après une procto-colectomie laparoscopique complète chez plusieurs patientes.

En fait, de nombreux chirurgiens colorectaux pratiquaient le « NOSES » sans le savoir.

Rapidement, nous avons compris que le « NOSES » n'était pas seulement une vue de l'imagination pour prélever une pièce opératoire, mais un véritable temps opératoire intégré dans les procédures de préparation de l'anastomose et, plus tard, pour exécuter des procédures chirurgicales totalement par les orifices naturels (« NOTES », Natural Orifice Transluminal Endoscopic Surgery).

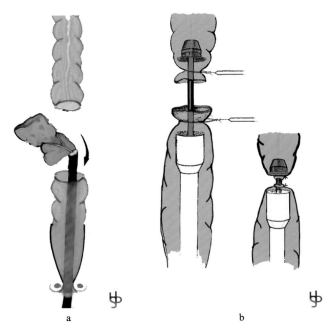

a                                                      b

Fig.17.3(a, b)  *Sigmoïdectomie avec « NOSES transrectal Type-A » (Franklin), technique intra péritonéale pure avec extraction du segment colique réséqué avec une pince endoscopique*

En chirurgie colo-rectale laparoscopique, le « NOSES » peut être réalisé par voie transrectale, transanale et transvaginale.

## 1. « NOSES » transrectale

Comme nous venons de le voir, c'est Morice Franklin qui le premier proposa le « NOSES transrectal » qu'il avait développé pour l'extraction de spécimens coliques à travers le rectum ouvert préservé intact complètement ou partiellement (Fig.17.3).

Nous avons publié dans BJS septembre 2011 notre technique et notre expérience de la sigmoïdectomie totalement laparoscopique (dans les maladies bénignes), avec « NOSES transrectal » (Fig.17.4).

Après avoir disséqué le sigmoïde par laparoscopie, le sigmoïde pourra être tiré à travers l'anus via le rectum en utilisant différentes solutions pour réaliser l'anastomose (Fig.17.7). La plus utilisée (Fig.17.4) consistait en cas sténose du

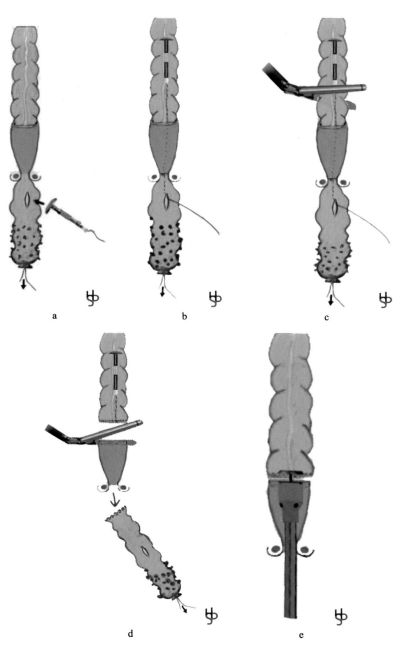

**Fig.17.4(a, b, c, d, e)**   *Sigmoïdectomie avec « NOSES transrectale Type-B » (Technique Personnelle, BJS 2011)*

colon extériorisé, d'introduire par une incision au-dessus de la sténose l'enclume d'une agrafeuse circulaire PCEEA® dans le côlon proximal qui sera ensuite sectionné sous laparoscopie (Fig.17.8c). Le moignon rectal est ensuite fermé avec une agrafeuse EndoGIA® 60 mm et une anastomose colorectale termino ou latéro-terminale

réalisée sous laparoscopie (Fig.17.8d). Quelques procédures ont été effectuées en faisant la dissection laparoscopique à travers un seul trocart trans-ombilical (Fig.17.9). Les autres techniques (Fig.17.5, Fig.17.6, Fig.17.8) sont également de réalisation régulière et leur choix dépend des conditions anatomiques.

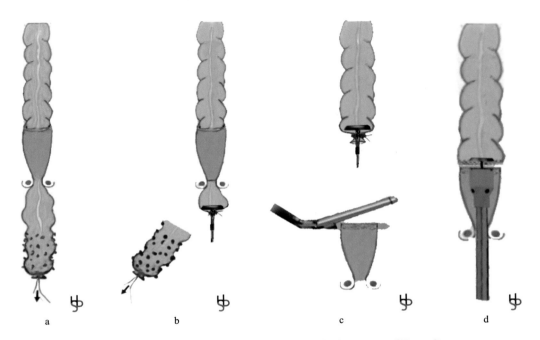

Fig.17.5(a, b, c, d)    *Sigmoïdectomie avec « NOSES transrectal Type-C »*

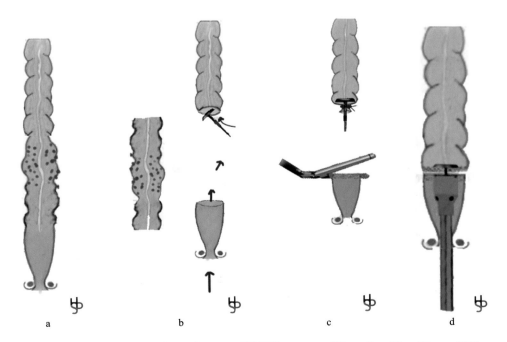

Fig.17.6(a, b, c, d)    *Sigmoïdectomie avec « NOSES transrectal Type-D » (Franklin modifié)*

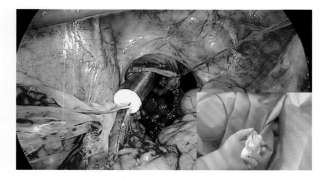

**Fig.17.7a**    Endocatch® II trans rectal (Covidien™)

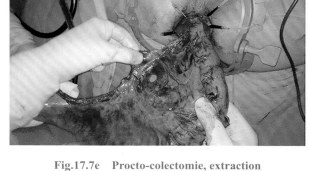

**Fig.17.7e**    Procto-colectomie, extraction transanale de la pièce opératoire

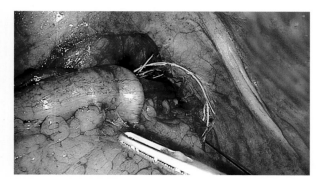

**Fig.17.7b**    Manchon en plastique stérile transrectal introduit par l'anus

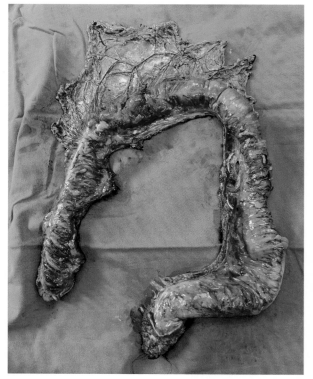

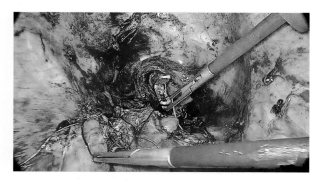

**Fig.17.7c**    Pince fenêtrée transrectale introduite à travers l'anus pour l'extraction du sigmoïde

**Fig.17.7f**    Procto-colectomie, pièce opératoire colorectale vue post-opératoire

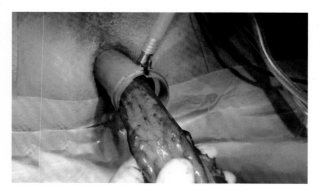

**Fig.17.7d**    TEO® (STORZ™), extraction du sigmoïde réséqué

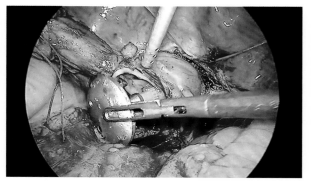

**Fig.17.8a**    Introduction de l'enclume circulaire PCEEA® par voie transrectale

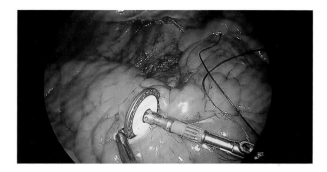

Fig.17.8b    Introduction de l'enclume PCEEA®
dans le colon par laparoscopie

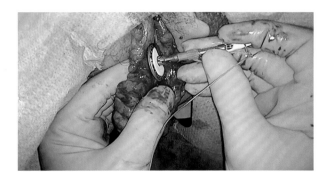

Fig.17.8c    Introduction de l'enclume PCEEA® à travers
une incision au-dessus de la sténose du sigmoïde extériorisé
par l'anus

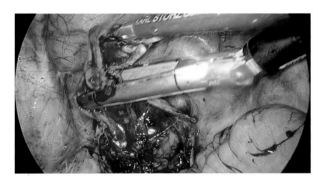

Fig.17.8d    Fermeture du moignon rectal avec
la pince EndoGIA® 60 mm

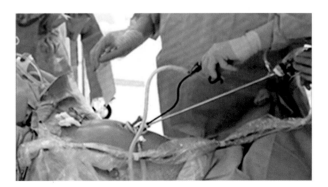

Fig.17.9a    SILS® ombilical pour
sigmoïdectomie laparoscopique

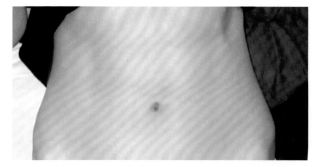

Fig.17.9b    Cicatrice ombilicale à J-8 après SILS®

## 2. « NOSES » Transanale

Le « NOSES » transanal est pratiqué depuis longtemps par les chirurgiens colorectaux lorsqu'ils ont réalisé une exérèse complète laparoscopique du rectum et de son méso (TME / ETM) pour cancer avec ou sans résection inter sphinctérienne (IRS) et après procto-colectomie. La pièce opératoire colorectale est récupérée par voie transanale et le côlon proximal (ou l'intestin grêle) est sectionné avec ou sans agrafeuse linéaire pour effectuer une suture manuelle ou mécanique termino-terminale ou latéro-terminale (Fig.17.10).

En mars 2013, nous avons publié la première taTME totalement transanale au monde (JAMA Surg). Mais la technique la plus pratiquée est la technique décrite en Septembre 2013 par Antonio Lacy (Surg Endosc) qui a réalisé les premières interventions rectales « hybrides NOTES » utilisant l'assistance vidéo pour la voie transanale première pour la dissection du rectum distal et la voie laparoscopique de haut en bas pour la dissection colorectale haute et vasculaire.

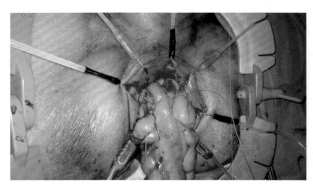

Fig.17.10a    Extraction recto-colique
par voie transanale

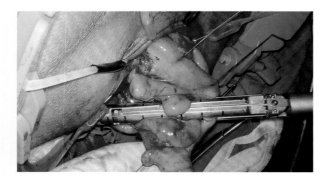

**Fig.17.10b    Division du colon extériorisé
avec EndoGIA® 60 mm**

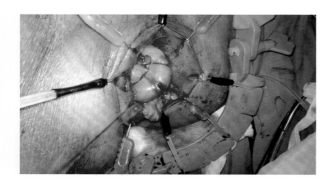

**Fig.17.10c    Anastomose colo-anale
latéro-terminale manuelle (préparation)**

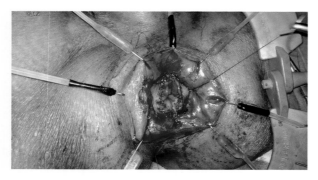

**Fig.17.10d    Anastomose colo-anale manuelle
latéro-terminale en cours**

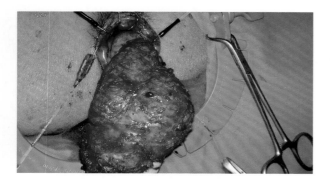

**Fig.17.10e    TME/ETM rectal, extraction transanale)**

### 3. « NOSES » transvaginale

Le « NOSES transvaginale » (Fig.17.11, Fig.17.12-Fig.17.14) dans les procédures laparoscopiques colorectales a été utilisé dans notre expérience pour les maladies gynécologiques bénignes (endométriose) avec atteinte colorectale. Nous avons imaginé de nombreuses procédures pour réaliser une anastomose associant les deux voies (trans rectale/vaginale). Certains auteurs ont proposé d'utiliser la voie transvaginale pour les grosses pièces opératoires comme le côlon droit. Il existe trois grands groupes de techniques schématisés ci-après. Ce sont les « NOSES Transvaginales **type E**, **F**, **G** » (Fig.17.12, Fig.17.13, Fig.17.14).

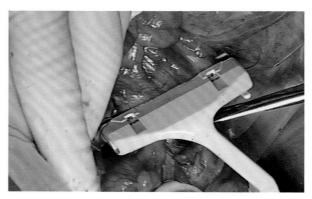

**Fig.17.11a    Extraction du sigmoïde
par voie transvaginale**

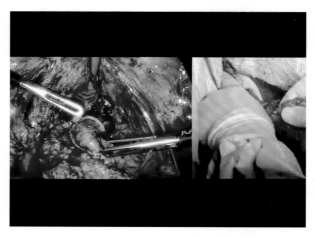

**Fig.17.11b    Extraction de la pièce opératoire
par voie transvaginale**

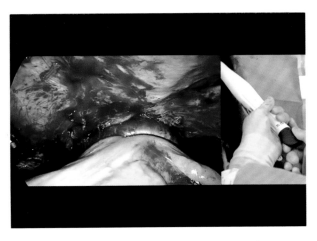

Fig.17.11c     Anastomose colo-rectale termino-
terminale mécanique avec PCEEA®

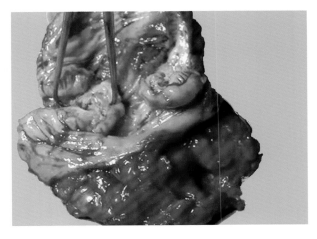

Fig.17.11d     Endométriose rectale antérieure:
nodule sténotique

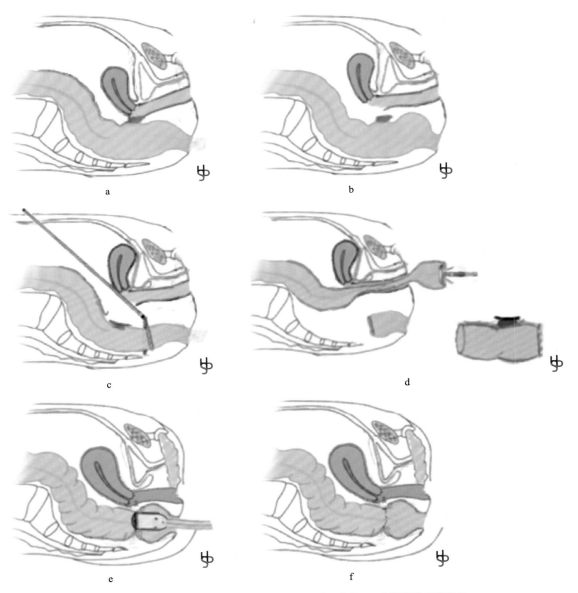

Fig.17.12     *Recto-Sigmoïdectomie pour endométriose « NOSES TYPE-E*
*Transvaginale » (mobilisation limitée du sigmoïde)*

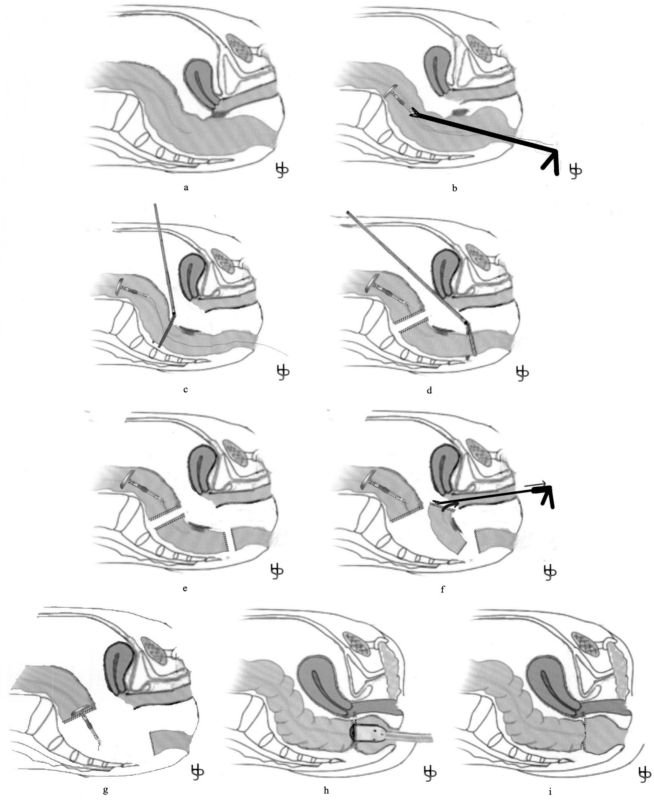

**Fig.17.13** *Recto-Sigmoïdectomie pour endométriose « NOSES TYPE-F Transvaginale »*
*(si pas de sténose colorectale, pas de mobilisation du sigmoïde nécessaire)*

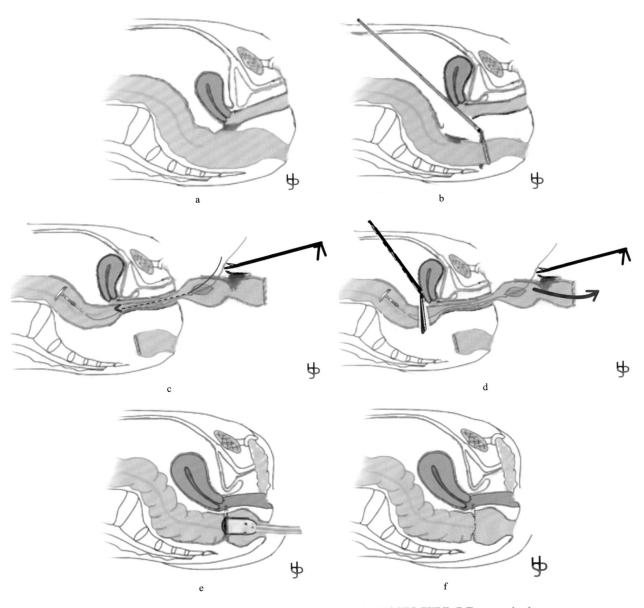

Fig.17.14    *Recto-Sigmoïdectomie pour endométriose « NOSES TYPE-G Transvaginale »*
*(en cas de sténose colorectale, mobilisation du sigmoïde limitée)*

## 4. Indications et contre-indications

Les avantages potentiels du « NOSES » pendant les procédures colorectales laparoscopiques sont un taux de complications plus faible, une récupération plus rapide et un séjour à l'hôpital plus court, mais il existe certaines limites aux indications:

• Les pièces opératoires trop volumineuses (diverticulite aiguë, obésité avec méso-colon volumineux, tumeurs rectales avancées) sont des critères d'exclusion spécifiques pour le « NOSES ».

• Les rétrécissements anaux ou vaginaux sont des contre-indications potentielles et l'extraction abdominale doit être préférée.

• Interventions en urgences pour infections et occlusions.

C'est pourquoi, préalablement au geste chirurgical, nous recommandons fortement de faire une analyse précise de l'imagerie pelvienne avec CT Scan et IRM pelvienne pour discuter de l'indication du « NOSES ».

Les inconvénients de cette approche sont les risques d'infection et de contamination des cellules cancéreuses dus à la compression et l'essorage de la pièce opératoire pendant l'extraction à travers un orifice étroit. Les auteurs ont rapidement proposé des solutions (trocarts de protection, TEO®, sac plastique comme Endocatch II®, manchon plastique (Fig.17.7, Fig.17.15)). Le lavage de l'intestin, associé à des antibiotiques oraux la veille de la chirurgie, est effectué systématiquement pour prévenir l'infection et faciliter l'exploration endo-luminale. Le moignon rectal est également lavé avec une solution diluée de Povidone iodée. Nous avons évalué la contamination abdominale bactérienne dans une étude prospective, elle n'était pas différente de la procédure laparoscopique classique avec prélèvement des pièces opératoires à travers une incision protégée de la paroi abdominale (juin 2012, Surg Endosc).

| NOSE TRANSANAL/TRANSRECTAL SPECIMEN EXTRACTION | |
| --- | --- |
| Trans-Rectal Pull-through | TOUPET (open technique), 1950 |
| Transanal traction (after TME with ISR) | LEROY Joël, 1991 |
| Laparoscopic Trans-Rectal Reverse | LEROY Joël, 1992 |
| Transrectal Sleeve | FRANKLIN Morice, 1992 |
| TEO® device | Michael LI, 2008 |
| Big Trocar | KNOL J, 2009 |
| Plastic Bag (Endocatch®, Covidien™) | LEROY Joël, 2009 |

Fig.17.15    Extraction NOSES Transanales/Transrectales, historique

Par rapport à la laparoscopie, la chirurgie « NOSES » réduit les douleurs post-opératoires et les complications liées aux plaies pariétales. La chirurgie du « NOSES » est aussi un pont entre la chirurgie « NOTES » et la chirurgie laparoscopique conventionnelle. Les procédures hybrides combinant la résection laparoscopique et la chirurgie « NOSES » jouent actuellement un rôle cosmétique important dans la chirurgie colorectale mini-invasive (Fig.17.9b, Fig.17.16). La faisabilité et les avantages du « NOSES » ont été démontrés dans la littérature. Tous les patients ne peuvent pas bénéficier de ces procédures et profiter pleinement de cette évolution de la chirurgie minimale-invasive colo-rectale.

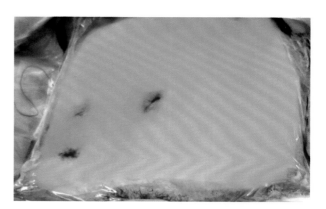

Fig.17.16    Technique laparoscopique à 3 Trocarts pour sigmoïdectomie avec « NOSES »

# Post-Scriptum

NOSES est une technologie révolutionnaire et n'est pas encore largement adoptée. À ce titre, une grande partie de cette monographie découle de l'expérience, quoique de volume important, d'un seul chirurgien. La plupart du texte de ce livre a été écrit par l'auteur pendant son temps libre dans l'avion ou en voyage d'affaires, et il a fallu près d'un an pour terminer ce livre. Ce livre adopte un langage facile à comprendre pour expliquer les expériences chirurgicales et les points techniques de « NOSES ». Le volume global de « NOSES » est faible en raison d'indications strictes et d'une expérience technique limitée. Dans certains cas particuliers, comme la colectomie totale « NOSES IX » et « NOSES X », le nombre de procédures chirurgicales n'était que de 3. Chaque photo peropératoire a été sélectionnée pour sa qualité et sa pertinence, bien que toutes les images ne soient pas en haute définition. Nous prévoyons que plus d'experts se joindront à nous pour la prochaine édition de ce manuel où nous aurons des expériences variées, des photos améliorées et potentiellement même des vidéos.

Bien que certains points puissent être perdus dans la traduction, j'espère que ce manuel est un point de départ pour des discussions académiques à travers le monde sur « NOSES ». Nous attendons avec impatience les suggestions et commentaires de nos estimés lecteurs.

# Lectures Suggérées

Awad ZT, Griffin R. Laparoscopic right hemicolectomy: a comparison of natural orifice versus transabdominal specimen extraction. Surg Endosc. 2014;28:2871–6.

Fuchs KH, Meining A, von Renteln D, et al. Euro-NOTES Status Paper: from the concept to clinical practice. Surg Endosc. 2013;27(5):1456–67.

Kang J, Min BS, Hur H, et al. Transanal specimen extraction in robotic rectal cancer surgery. Br J Surg. 2012;99:133–6.

Leroy J, Cahill RA, Perretta S, et al. Natural orifice translumenal endoscopic surgery (NOTES) applied totally to sigmoidectomy: an original technique with survival in a porcine model. Surg Endosc. 2009;23:24–30.

Leung AL, Cheung HY, Fok BK, et al. Prospective randomized trial of hybrid NOTES colectomy versus conventional laparoscopic colectomy for left-sided côlonic tumors. World J Surg. 2013;37:2678–82.

Moris DN, Bramis KJ, Mantonakis EI, et al. Surgery via natural orifices in human beings: yesterday, today, tomorrow. Am J Surg. 2012;204:93–102.

Nau P, Anderson J, Happel L, et al. Safe alternative transgastric peritoneal access in humans: NOTES. Surgery. 2011;149:147–52.

Rattner DW, Hawes R, Schwaitzberg S, et al. The Second SAGES/ ASGE White Paper on natural orifice transluminal endoscopic surgery: 5 years of progress. Surg Endosc. 2011;25:2441–8.

Sng KK, Hara M, Shin JW, et al. The multiphasic learning curve for robot-assisted rectal surgery. Surg Endosc. 2013;27:3297–307. Stipa F, Giaccaglia V, Santini E, et al. Totally double laparoscopic côlon resection with intracorporeal anastomosis and transvaginal specimens extraction. Int J Colorectal Dis. 2011;26:815–6.

Sylla P, Willingham FF, Sohn DK, et al. NOTES rectosigmoid resection using transanal endoscopic microsurgery (TEM) with transgastric endoscopic assistance: a pilot study in swine. J Gastrointest Surg. 2008;12:1717–23.

Wexner SD, Edden Y. NOTES/NOSES/NOSCAR/LATAS: what does it all mean? Tech Coloproctol. 2009;13:1–3.

Whiteford MH, Denk PM, Swanström LL. Feasibility of radical sigmoid colectomy performed as natural orifice translumenal endoscopic surgery (NOTES) using transanal endoscopic microsurgery. Surg Endosc. 2007;21:1870–4.

Wolthuis AM, de Buck van Overstraeten A, D'Hoore A. Laparoscopic natural orifice specimen extraction-colectomy: a systematic review. World J Gastroenterol. 2014;36:12981–92.